U0270857

全国高等医药院校规划教材

循证医学临床实践

顾　问　李幼平　黄元华

主　审　杨建军

初　审　李爱玲　杨敬源

主　编　黄海溶

副主编　李晓珍　李其富

编　者（以姓氏笔画为序）

　　　　孙早喜（海南医学院）

　　　　李其富（海南医学院）

　　　　李晓珍（海南医学院）

　　　　李海斌（新乡医学院）

　　　　杨天华（四川大学华西医院）

　　　　林　川（海南医学院）

　　　　钟　丽（海南医学院）

　　　　莫景富（海南医学院）

　　　　黄海溶（海南医学院）

秘　书　李晓珍（兼）

科学出版社

北　京

内 容 简 介

本书共四部分，各部分目的明确，通过各部分关键知识点的介绍，结合案例分析旨在医学生通过本课程学习，针对临床问题，掌握查证、用证、创证的方法和技能。本书汇集了编者一线积累的教学、实践、科研经验，紧扣李幼平教授的主编教材，借鉴了国际前沿的循证方法及标准，求真务实。

本书以医学生为主要使用对象，既可以作为本科生教材，也可以作为研究生的基础教材或参考书，还可以供一线教师教学科研、临床医务工作者循证实践、读者自学以及相关培训等参考。

图书在版编目（CIP）数据

循证医学临床实践 / 黄海溶主编. —北京：科学出版社，2016.6
全国高等医药院校规划教材
ISBN 978-7-03-048479-6

Ⅰ．①循… Ⅱ．①黄… Ⅲ．①临床医学 - 医学院校 - 教材
Ⅳ.①R4

中国版本图书馆 CIP 数据核字（2016）第 121782 号

责任编辑：杨鹏远 / 责任校对：张凤琴
责任印制：赵 博 / 封面设计：陈 敬

科 学 出 版 社 出版
北京东黄城根北街 16 号
邮政编码：100717
http://www. sciencep. com
三河市荣展印务有限公司 印刷
科学出版社发行 各地新华书店经销

＊

2016 年 6 月第 一 版　　开本：787×1092　1/16
2020 年 1 月第二次印刷　　印张：13
字数：307 000
定价：39.80 元
（如有印装质量问题，我社负责调换）

序

  1992 年，Gordon Guyatt 等在 *JAMA* 上发表第一篇循证医学（evidence-based medicine，EBM）文章，标志着循证医学的正式诞生。短短 24 年，循证医学以其独特的视角，科学的方法和跨学科、跨地域合作的创新模式，迅速传到 150 多个国家和地区的医疗卫生领域和医学教育，成为 20 世纪医学领域最具影响力的创新和革命之一。

  循证医学从临床问题出发，结合临床技能与当前可得最佳证据，同时考虑患者价值观、意愿及临床环境后做出最佳决策。强调循证临床决策的基础是临床技能，关键是最佳证据，实践必须考虑患者意愿和决策环境。

  循证医学引进中国已 20 年，其理念和基本思想已在医疗卫生领域逐渐得到普及。如何从在校教育抓起，培养医学生在临床实践中发现问题和解决问题的能力，成为终生的自我教育学者，学习和掌握循证医学的基本理论、基本方法和技能十分重要。本书在实现上述目标方面有如下特点：

  （1）该书以案例为导向，与我们主编的"十二五"普通高等教育本科国家级规划教材《循证医学》的理论知识相辅相成，是很好的配套教材。

  （2）全书按照循证临床实践的基本步骤，用实例诠释了从临床实践中提出和构建临床问题、针对问题检索证据和评价证据的方法，并介绍了生产最高级别证据系统评价的软件应用和统计方法。

  （3）评价研究证据部分，编者从研究证据的报告质量、偏倚风险及证据的真实性、临床重要性和适用性三方面全面进行评估，不仅帮助读者正确鉴别证据的优劣和合理应用证据，且有助于研究者明确现有证据的局限，改进今后研究的质量和报告规范。

  （4）书中案例来自编者在临床和教学实践的实例，经过一线教学的应用、反馈和完善，有助于加深读者理解和应用循证医学理论知识。

  相信本书的出版对从事循证医学临床实践和教学的一线医务人员十分有益，将进一步推动循证医学在我国的发展和应用。

李幼平 李 静

2016.4.5 于四川大学华西医院

中国循证医学中心

循证医学教育部网上合作研究中心

前　言

1999 年，世界医学教育委员会将循证医学教育作为全球医学生培养的最低标准。循证医学是一门实践性很强的朝阳学科，要求医学生不仅要掌握基本的理论知识，还要培养他们的实践能力和创新思维，造就素质良好的医学人才。编者认为循证医学的主要目的是解决临床问题，包括发病与危险因素→认识与预防疾病；疾病的早期诊断→提高诊断的准确性；疾病的正确合理治疗→应用有疗效的措施；疾病预后的判断→改善预后，提高生存质量。本书旨在教会医学生掌握"针对问题，查证用证创证"的方法和技能，参考国际前沿的方法、标准，紧扣李幼平教授主编的主干理论教材，强调科学性、规范性、实用性、系统性、创新性，以医学生为主要使用对象，可供一线教师教学科研、读者自学及相关培训等参考。

本书编排上主要贯穿循证医学实践的"五步骤"，采取每部分实践的目的、相关知识点、案例分析、实践内容相结合形式编写。全书共分四部分。

第一部分：提出循证临床问题。把握如何根据病例提出循证临床问题的原则，真实病例由内、外、妇、儿、肿瘤、传染病等类疾病组成，每类按病因、诊断、治疗、预后等问题提出。

第二部分：检索研究证据。根据第一部分中的案例详尽介绍 Summaries 类数据库和非 Summaries 类数据库中重要的常用的中外数据库检索过程。

第三部分：评价研究证据。根据国际前沿的各研究报告规范、偏倚风险评价工具、研究证据评价的真实性、重要性、适用性的标准，对参考引用的病因研究、诊断性研究、治疗性研究、预后研究、不良反应研究、临床经济学研究、系统评价或 Meta 分析、临床实践指南等进行评价。

第四部分：系统评价常用软件的应用。主要介绍文献管理软件 EndNote 和统计分析软件 RevMan 常用功能的应用。

本书的编者有来自一线循证医学、流行病学、卫生统计学教学的专业教师，有资深的临床医生，有丰富专业经验的文献检索专家，还有从事药物不良反应研究及卫生经济学专业的博士教师。在编审过程中，编审者汇集了一线积累的教学、实践、科研的经验，付出了辛勤的汗水。本教材相关内容引用了一些临床患者资料、国内外的数据库、网站资料、软件、教材、期刊、文献等，在此一并深表感谢！

本书获得了海南医学院出版基金的支持及学校领导的关心与指导，特别值得感谢与欣慰的是，本书在编审过程中得到了领导创建中国循证医学中心的李幼平教授、四川大学华西医院中国循证医学中心的李静教授、中国循证医学杂志社杜亮社长的悉心帮助和指点，并提出了有见地的宝贵意见，使编者获益匪浅！李幼平教授和李静教授还欣然为本书作序，在此编者表示衷心的感谢！

由于编者水平、时间有限，不妥之处在所难免，诚望兄弟院校的教师及读者提出宝贵的意见和建议，以期进一步完善，我们深表谢意！

黄海溶

2015 年 10 月 6 日于海口

目　　录

第一部分　提出循证临床问题

【目的】

掌握提出问题的方法和问题的基本结构；熟悉循证临床问题的种类；了解提出问题的重要性和问题的来源。

【知识点】

(1)临床问题的特点和常见来源。

(2)循证构建临床"前景"问题的PICO原则。

【案例分析】

循证构建回答临床问题时通常根据PICO原则，包括4个基本要素：①P——patient/problem，指患者或问题，包括患者的诊断及分类；②I/E——intervention/exposure，指干预措施，包括暴露因素、诊断试验、预后因素和治疗方法等；③C——comparison，指对比措施，与拟研究的干预措施进行对比的措施；④O——outcome，指结局指标，不同的研究选用不同的指标，如有效性、安全性等。下面以实际病例介绍如何根据PICO原则进行循证构建回答临床病因、诊断、治疗、预后问题。

患者，男性，68岁。主诉"右侧肢体乏力3小时"。患者3小时前无明显诱因出现右侧肢体无力，不能行走，不能持物，言语含糊不清，伴头晕，有恶心、呕吐，呈非喷射性，呕吐物为胃内容物，无头痛，无视物模糊、视物旋转，无意识障碍，无肢体抽动，无大小便失禁，无畏寒、发热。遂就诊某院急诊科，行头颅CT提示双侧放射冠、右侧小脑半球、脑桥左侧多发腔隙性脑梗死。既往史：高血压病史5年，最高血压180/100mmHg，未规律服用降压药物。查体：T36.5℃，P90次/分，R20次/分，BP190/102mmHg。双肺呼吸音粗。心率90次/分，心律齐，心脏各瓣膜听诊区未闻及杂音。腹平软，全腹无压痛、反跳痛，肝脾肋下未触及，肝肾区无叩击痛，双下肢无水肿。神经系统体征：嗜睡状态，言语含糊不清，右侧鼻唇沟变浅，伸舌居中，右侧肢体肌力3级，左侧肢体肌力正常，四肢肌张力正常，双侧Babinski征阳性。入院后医生告知目前诊断为"①急性脑梗死；②高血压3级，很高危组"。

1. 患者提出如下4个临床问题

(1)患者读报纸时看到"时间就是大脑"的说法，所以发病3小时就急诊入院，能否使用重组组织型纤溶酶原激活剂(rtPA)溶栓治疗，rtPA对3小时以内时间窗的急性脑梗死治疗是否有效？

(2)经过治疗患者右侧肢体肌力较前恢复，管床医师建议患者进一步完善头颅磁共振血管成像(MRA)了解颅内血管情况，但患者之前看报纸说全脑血管造影术(DSA)是脑血管检查的金标准，患者想知道MRA和DSA对脑血管狭窄检查哪一项更好？

(3)患者有高血压5年，但一直未规律服药，患者想知道高血压是不是本次脑梗死的高危因素？

(4)患者出院以后是否需要长期服用阿司匹林预防卒中再次发生？

2. 针对以上临床问题，根据PICO原则循证构建可回答的临床问题如下

(1)治疗问题：rtPA对时间窗<3小时的急性脑梗死治疗是否有效？

P—急性脑梗死患者

I—rtPA溶栓

C—不用rtPA溶栓

O—有效性

(2)诊断问题：MRA 和 DSA 对脑血管狭窄检查哪项更准确？

P—脑血管狭窄

I—MRA

C—DSA

O—准确性

(3)病因问题：患高血压的人是不是更容易患脑梗死？

P— 一般人群

I/E—高血压

C—不患高血压

O—脑梗死发病率

(4)预后问题：长期服用阿司匹林能否预防卒中再次发生？

P—脑梗死患者

I—阿司匹林

C—不服用阿司匹林

O—脑梗死复发率

【实践】

请把以下病例按 PICO 原则循证构建可回答临床问题。

(一)内科性疾病案例

1. 病例 1 患者，男性，45 岁。主诉"反复上腹痛 1 年，再发 1 周，呕血 5 小时"。患者于 1 年前开始无明显诱因出现上腹部疼痛，呈阵发性疼痛，与进食无明显关系，无放射痛，有时伴嗳气、反酸，多次在当地医院门诊就诊，经治疗症状可好转，但反复发作。1 周前无明显诱因上述症状再发，未予治疗。5 小时前患者突然出现呕血，为鲜红色血液，共呕吐 3 次，总量约 1000ml，伴头晕、乏力、胸闷、心悸，伴烦躁不安，无晕厥，无发热，无解黑便。既往史：否认肝炎病史，否认高血压、糖尿病、冠心病病史。查体：BP 75/45mmHg，神志清楚，重度贫血貌，面色苍白，四肢厥冷，皮肤无出血点及皮疹，浅表淋巴结无肿大，双肺无异常，心率 120 次/分，律齐，无杂音。腹平软，无压痛、反跳痛，肝脾肋下未触及，肠鸣音活跃。入院后医生告知目前主要诊断"上消化道出血"（消化性溃疡并出血）。临床问题如下：

(1)患者此次因呕血入院，家属了解到所用的主要止血药物是奥美拉唑，患者家属通过网上了解到奥美拉唑为质子泵抑制剂，主要抑制胃酸分泌，希望询问医生，质子泵抑制剂对消化性溃疡出血有效吗？

(2)患者反复上腹痛 1 年，当地医院医生多次建议胃镜检查，但患者害怕胃镜检查，通过医学科普书籍了解到上消化道钡餐亦可诊断胃十二指肠疾病，胃镜和上消化道钡餐检查对于消化性溃疡哪项更准确？

(3)患者诉近 2 年饮白酒，每天 100g 左右，患者想知道饮酒是不是消化性溃疡的危险因素？

(4)患者胃镜检查提示十二指肠球部溃疡，幽门螺杆菌(HP)检测呈阳性，治疗幽门螺杆菌感染是否可以预防溃疡的复发？

2. 病例 2 患者，男性，8 岁。主诉"反复发作愣神 2 年"。患者 2 年前开始无明显诱因出现愣神，表现为活动中动作突然停止，双眼凝视，呼之不应，有时手中持物会掉落，持续 6～10 秒后意识恢复，继续原来的动作，不能回忆刚才发生的事情。上述症状反复发作，每天数次到二十余次，发作时无肢体抽搐，无大小便失禁，无发热、头痛等。既往史：2 岁时有高热惊厥史，否认头外伤史，否认家族遗传史，生长发育正常。查体：内科系统及神经系统查体无阳性体征。

辅助检查：血常规（—），血生化（—），甲状腺功能正常；24 小时视频脑电图示失神发作期可见 3Hz 的棘慢复合波暴发。医生考虑诊断为："儿童失神癫痫"。临床问题如下：

(1)医生建议使用丙戊酸钠缓释片治疗，丙戊酸钠缓释片对儿童失神癫痫是否有效？

(2)医生建议患儿进一步行头颅磁共振(MRI)检查，头颅 MRI 检查是否比 CT 检查更好？

(3)患儿 2 岁时出现高热惊厥，高热惊厥是否为患儿发病的危险因素？

(4)医生介绍患者需要规律服用抗癫痫药物，完全不发作 2～3 年后方可停药，完全不发作 2 年后停药或 3 年后停药哪个更好？

3. 病例 3 患者，女性，23 岁。主诉"怕热、多汗、手抖、心悸、消瘦 1 个月"。患者 1 个月前无明显诱因出现怕热、多汗、手抖、心悸、消瘦，无口干、多饮、多尿，无咳嗽、咯血、胸痛。发病来体重减轻约 6 kg。既往体健。查体：P 120 次/分，BP 130/80mmHg。甲状腺 II 度肿大，未触及结节，可闻及血管杂音。双肺呼吸音清。心率 120 次/分，律齐，各瓣膜听诊区未闻及杂音。腹平软，全腹无压痛、反跳痛，肝脾肋下未触及，肝肾区无叩击痛，双下肢无水肿。双手细颤征 (+)。辅助检查：血常规示 WBC 7.08×10^9/L，N 3.62×10^9/L，Hb 135g/L。肝功能正常。甲状腺功能示 TSH 0.01mU/L(0.35～4.94)，FT_4 35.83pmol/L(9.01～19.05)，FT3 25.59pmol/L(2.63～5.7)，TRAb 254.05 U/ml(0～30)。目前诊断为"甲状腺功能亢进症"(甲亢，Graves 病)。临床问题如下：

(1)目前主要抗甲亢药物包括甲巯咪唑和丙硫氧嘧啶，选择哪种药物更有效？

(2)患者通过网上了解到甲亢可以行 I^{131} 治疗，药物治疗和 I^{131} 治疗哪种方法更有效？

(3)医生告知患者需要行进一步影像学检查，可以选择彩色多普勒超声和 CT 检查，哪一项检查对患者的病情诊断更有帮助？

(4)患者听说食用加碘盐可能对预防甲亢有重要意义，患者想知道加碘盐是否对甲亢有预防作用？

4. 病例 4 患者，女性，63 岁。主诉"发现血糖高 2 天"。患者 2 天前在某院体检查空腹血糖 7.16mmol/L，今就诊于该院内分泌科，行糖耐量试验(OGTT)，空腹血糖 7.34mmol/L，服糖后 2 小时血糖 16.68mmol/L，糖化血红蛋白(HbAlc)7.2%。发病来无口干、多饮、多尿、多食、消瘦。既往体健。查体：BP 120/80mmHg。双肺呼吸音清。心率 76 次/分，心律齐，心脏各瓣膜听诊区未闻及杂音。腹平软，全腹无压痛、反跳痛，肝脾肋下未触及，肝肾区无叩击痛，双下肢无水肿。辅助检查：①生化(2 天前)：空腹血糖 7.16mmol/L，TC 6.92 mmol/L，LDL-C 4.56mmol/L，TG 2.7mmol/L，肝肾功能正常。②OGTT：空腹血糖 7.34mmol/L，空腹胰岛素 108.2pmol/L(13.23～160.2)，服糖后 2 小时血糖 16.68mmol/L，服糖后 2 小时胰岛素 785.93pmol/L。HbAlc 7.2%。目前考虑诊断为："①2 型糖尿病；②高脂血症"。临床问题如下：

(1)患者听说糖尿病可以使用胰岛素皮下注射治疗和口服药物治疗，2 型糖尿病哪一种方法疗效更好？

(2)药物治疗方面，二甲双胍片和瑞格列奈片两者的降糖效果哪个更好？

(3)HbAlc 是反应患者最近 3 个月的血糖水平，患者想知道 HbAlc>6.5%对诊断糖尿病是否有意义？

(4)糖尿病是血管疾病的危险因素，患者想知道控制糖尿病是否能够减少缺血性卒中发生的风险？

5. 病例 5 患者，男性，30 岁。主诉"乏力、纳差 2 周，尿黄、身目黄染 5 天"。患者约 2 周前因饮酒后开始出现明显乏力，食欲下降、厌油、腹胀、恶心、呕吐胃内容物 2 次，无呕血，无发热、腹痛、腹泻，约 5 天前发现尿色变黄如浓茶，无尿痛、尿频，无腰痛，伴有眼睛、皮肤变黄，无明显皮肤瘙痒，无鼻出血、牙龈出血，大便正常。1 天前在当地社区医院就诊查肝功能示：ALT 3020 U/L，AST 2600 U/L，TBIL 180 μmol/L，DBIL 120μmol/L。既往史：有"HBeAg 阳性慢性乙型肝炎"病史约 10 余年，每年单位体检一次肝功能均正常，未规律诊治。查体：T 36.5℃，P 90 次/分，R 20 次/分，BP 120/70mmHg。神志清楚、定向力、计算力正常，皮肤巩膜中度黄染，无皮疹或出血点，无肝掌或蜘蛛痣，双肺呼吸音清粗，无啰音。心率 90 次/分，律齐，心脏各瓣膜听诊区未闻及杂音。腹平软，全腹无压痛、反跳痛，肝脾肋下未触及，肝肾区无叩击痛，双下肢无水肿。入院后医生告知目前诊断："慢性乙型病毒性肝炎"（活动期）。临床问题如下：

（1）患者了解到目前抗乙肝病毒治疗可以选择核苷类似物，恩替卡韦片和拉米夫定片比较哪一种更为有效？

（2）患者了解到干扰素也可以用于慢性乙型病毒性肝炎，干扰素和拉米夫定片比较哪一种更为有效？

（3）肝硬化是慢性乙型病毒性肝炎常见的合并症，彩色多普勒超声和腹部 CT 比较哪一种检查方法对诊断肝硬化更准确？

（4）患者了解到患有慢性乙型病毒性肝炎不宜饮酒，想知道此次发病是否与饮酒有关？

6. 病例 6 患者，男性，65 岁。主诉"发热、昏睡 2 日"。患者约 2 日前无明显诱因出现发热，最高 39℃，发热无明显规律，无明显畏寒、寒战，精神食欲下降明显，无咳嗽咳痰，无胸痛胸闷，无腹痛腹泻，无尿频尿痛，有轻度肌肉酸痛，无关节痛，发热时有轻度头痛，口服退热药物后随体温降低头痛可缓解，但数小时后体温仍又升高。在社区医院查尿常规提示白细胞计数升高、亚硝酸盐阳性。血常规提示：白细胞总数 12×10^9/L，中性粒细胞 80%。既往史及个人史：否认近期旅游史，否认药物过敏史（包括抗菌药物），否认糖尿病、心脑血管疾病及肝肾疾病史。查体：T 38.5℃，P 105 次/分，R 20 次/分，BP 100/50mmHg。轻度嗜睡状态，自主体位，无皮疹或皮肤破损，瞳孔等大等圆，对光反射灵敏，口唇对称。颈软，双肺呼吸音清粗，无啰音。心率 105 次/分，律齐，心脏各瓣膜听诊区未闻及杂音。腹平软，全腹无压痛、反跳痛，肝脾肋下未触及，肝肾区无叩击痛，双下肢无水肿。克氏征阴性。四肢肌力肌张力正常。辅助检查：尿常规示白细胞（3+），可见脓细胞。入院后医生告知目前诊断："①脓毒血症；②尿路感染"。临床问题如下：

（1）医生告知患者家属尿路感染，老年男性尿路感染患脓毒血症的风险是否增高？

（2）为明确诊断抽血送实验室检查（包括血培养）并行清洁中段尿镜检，目前临床上常用"降钙素原"作为脓毒血症重要的标志物，问"降钙素原"对脓毒血症是否有诊断价值？

（3）医生考虑病原来自尿路感染，在病原学检查结果及药敏报告结果出来前应经验性使用抗生素，选择左氧氟沙星注射液抗感染是否合适？

（4）患者目前血压偏低，精神状态极差，有发生感染性休克的风险，补液治疗是否能够预防感染性休克？

7. 病例 7 患者，男性，49 岁。主诉"发作性胸痛 2 年，加重 1 小时"。患者于 2 年前开始于剧烈活动后出现胸痛，呈烧灼样，位于胸骨中上段，向左肩及背部放射，伴有出汗、乏力，无心悸、气促，无头晕、黑矇、晕厥，无恶心、呕吐，持续 3～5 分钟，休息后可缓解，未予诊治。1 小时前无明显诱因胸痛再发，程度较前剧烈，有濒死感，伴气短、大汗、乏力、面色苍白，持续不能缓解，紧急拨打"120"送至我院急诊科。既往史：有"高血压"病史 4 余年，最高血压达170/100mmHg，未服药及监测血压。有"高脂血症"病史 10 余年。否认"糖尿病"、"甲亢"等病史。否认"肝炎"、"结核"等病史。否认食物及药物过敏史。个人史：有吸烟史 28 年，20 支/日。无酗酒史。查体：BP 120/80mmHg，神志清楚，颈静脉无怒张，双肺叩诊音清，双肺听诊呼吸音清，未闻及干、湿性啰音。心界不大，心率 84 次/分，心音低钝，律齐，各瓣膜听诊区未闻及杂音。腹平软，全腹无压痛、反跳痛，未触及包块，肝、脾肋下未触及，墨氏征阴性，肝区、双肾区无叩击痛，移动性浊音阴性，肠鸣音正常，4 次/分。双下肢无水肿。辅助检查：心电图Ⅱ、Ⅲ、aVF、V_3R-V_5R ST 段弓背向上抬高 0.1～0.25mV。考虑诊断："①急性心肌梗死；②高血压 3 级很高危；③高脂血症"。临床问题如下：

（1）患者及其家属被告知最好的治疗是再灌注治疗，有药物和急诊介入治疗两种方法，孰优孰劣？请你帮助选择治疗方案。

（2）患者及家属对冠脉介入治疗存在疑虑，冠脉介入治疗后可能出现支架狭窄，使用氯吡格雷和阿司匹林双联抗血小板聚集是否比单用一种抗血小板药物有效？

(3)患者及家属反复强调患者平素身体健康，只有高血压病史和高脂血症病史，高血压病史是急性心肌梗死的危险因素吗？

(4)患者急性期治疗后是否需要长期服用他汀类降脂药物稳定斑块，预防心肌梗死再发？

8. 病例 8 患者，男性，52 岁。主诉"血压升高 20 年，加重伴头晕半年"。患者 20 年前体检测血压 140～150∕90～95mmHg，无不适，未诊治。10 年前血压升高明显，最高至 180∕110 mmHg，开始服用降压药物，间断应用多种药物。近半年血压控制不佳，在三联用药情况下血压波动在 160～180∕100～110 mmHg，时感头晕，无视物旋转、头痛、肢体活动不利。1 个月前降压药调整为硝苯地平控释片 30mg/d，比索洛尔 5mg/d，厄贝沙坦氢氯噻嗪片 150mg/d，血压仍在 150∕100 mmHg左右。病程中无肢体麻木、乏力、夜尿增多、心慌、胸闷，饮食和睡觉佳，夜间打鼾明显。近 1年体重增加 5kg。既往史：否认糖尿病、肾脏疾病史。2005 年曾查出血脂升高，空腹血糖正常，具体不详。患者吸烟史 30 年，20 支/日；饮酒史 30 年，啤酒为主，500ml/d。母亲有高血压、糖尿病，同胞 3 人，2 人患高血压，1 人患糖尿病。查体：体温 36.5℃，脉搏 84 次/分，呼吸 18 次/分，血压 156/94 mmHg，身高 1.67m，体重 77kg，体质指数(BMI)27.61kg/m^2，腰围 102cm，臀围 92cm。心肺及腹部查体均无异常。实验室检查：三酰甘油(TG)5.44 mmol/L，总胆固醇(TC)5.96mmol/L，高密度脂蛋白胆固醇(HDL-C)1.43 mmol/L，低密度脂蛋白胆固醇(LDL-C)3.75mmol/L。24 小时尿蛋白定量结果为 200 mg/1.5 L。OGTT 正常。目前考虑诊断："①高血压病 3 级很高危；②高脂血症"。临床问题如下：

(1)针对患者血压升高的情况，钙离子拮抗剂是否比血管紧张素受体阻滞剂更有效？

(2)患者下一步检查将行心脏彩色多普勒检查和胸部平片，哪项检查对确诊更有意义？

(3)单用足量降压药物和小剂量联合降压哪一种效果更好？

(4)该患者发生心脑血管疾病的风险是否比没有高血压的人更高？

9. 病例 9 患者，男性，43 岁。主诉"左眼睑闭合不全伴口唇歪斜 6 小时"。患者受凉后晨起(6 小时前)觉左耳后疼痛，左眼睑闭合不全，同时家属发现其口角歪斜，无头痛，无头晕，无恶心、呕吐，无肢体活动障碍，无肢体麻木，无面部疼痛，无复视，无耳鸣，无听力下降，无发热，无意识障碍，遂来急诊。既往史：否认高血压史，否认糖尿病史。查体：神志清楚，左额纹浅，左侧皱额不能，左眼睑闭合不全，Bell 征(+)，左睑裂大于右睑裂，右侧皱额闭目正常，眼球活动正常，无眼震，左鼻唇沟浅，左鼓腮露齿差，伸舌居中，面部针刺觉对称，咽反射存在。双侧肌张力对称，四肢肌力 5 级，病理征(−)，针刺痛觉对称。辅助检查：急诊头颅 CT 未见明显异常。考虑诊断："左侧特发性面神经炎"。临床问题如下：

(1)患者处于面神经炎急性期，激素治疗是否有效？

(2)患者想知道目前抗病毒治疗是否有效？

(3)患者想知道早期使用甲钴胺注射液是否改善面神经炎预后？

(4)医生建议患者行肌电图检查了解面神经受损情况，患者想知道肌电图检查是在早期(<1 周)还是在 2 周后做更好？

10. 病例 10 患者，男性，40 岁。主诉"双侧眼睑下垂，视物成双 2 年"。2 年前无明显诱因出现双眼睑下垂，视物成双，晨轻暮重，逐渐累及四肢肌肉，感觉全身乏力，在劳动后及傍晚时更明显，清晨及休息后可以减轻，曾做新斯的明试验(+)，5 天前，患者上感发热，出现咳嗽无力、气急、呼吸困难、言语声低、吞咽困难。现来我院急诊。既往体健。体格检查：T 38℃，P 72次/分，R 30 次/分，BP 120/80mmHg。神志清楚，重病容，双侧眼睑下垂，睁目困难，伸舌居中，颈软，抬头无力，四肢肌张力减低，四肢肌力 3 级，双侧下肢病理征(−)，深浅感觉正常，深吸气后连续报数到"13"，患者音语声低，尚清晰，呼吸急促、浅弱，口唇及四肢末端有青紫。辅助检查：血常规白细胞(WBC)15.6×10^9/L，中性粒细胞(N)87%，淋巴细胞(L)11%。腾喜龙试验：予注射腾喜龙 4mg 后，患者呼吸好转。胸片：两侧肺纹理增多，右膈略抬高，心影大小正常，余未见异常影。考虑诊断："重症肌无力"。临床问题如下：

(1)医生建议使用大剂量激素冲击治疗，患者想知道该疗法对重症肌无力是否有效？

(2)患者了解到重症肌无力还可以用免疫球蛋白治疗，但其与大剂量激素冲击治疗孰优孰劣？

(3)部分重症肌无力的患者合并胸腺瘤，切除胸腺瘤后是否改善患者的生存质量？

(4)医生建议行重复电刺激检查，患者想知道重复电刺激阳性对重症肌无力的诊断价值？

11. 病例 11 患者，男性，34 岁。主诉"进行性四肢乏力 3 周，加重 4 天"。患者于入院前 3 周出现鼻塞、流涕及发热症状，体温波动于 38℃左右，口服退热片后体温于 5 天后恢复正常，但患者一直感觉四肢乏力，尚未影响生活、工作，入院前 4 天患者症状加重，上楼梯、解衣扣都有困难，并出现右上肢麻木感、胸闷、声音嘶哑、吞咽困难、进食呛咳，遂来本院诊治。既往体健。体格检查：神志清楚，呼吸平稳，声音嘶哑，双眼闭合差，眼球活动好，右侧额纹消失，右侧鼻唇沟浅，伸舌居中，四肢肌 5 级，肌张力降低，腱反射迟钝，四肢呈手套袜子样感觉减退，双下肢病理征(—)，眼底(—)。辅助检查：EEG 正常。ECG 窦性心律不齐。血常规：WBC11.2×10^9/L，N85%。血清钾、钠、氯正常。腰穿(入院后 3 天)：CSF 压力 100mmH$_2$O，蛋白质 1.9g/L，糖 3.6mmol/L，氯化物 125mmol/L，潘氏试验(+)，细胞总数 42×10^6/L，白细胞计数 2×10^7/L。考虑诊断："吉兰-巴雷综合征"。临床问题如下：

(1)患者想知道上呼吸道感染是否为吉兰-巴雷综合征的危险因素？

(2)使用激素治疗吉兰-巴雷综合征是否有效？

(3)脑脊液显示蛋白-细胞分离现象是诊断吉兰-巴雷综合征的重要依据，患者想知道是在 1 周时做腰穿检查还是在 3 周时做腰穿检查合适？

(4)患者想知道今后是否需要长期口服激素来预防吉兰-巴雷综合征复发？

12. 病例 12 患者，男性，48 岁。主诉"突起头痛、右侧肢体麻木无力伴言语不清 6 小时"。6 小时前患者正在做体力活动时突感左侧头痛，随即出现右侧肢体无力、麻木，站立不能，伴言语不清、口角流涎，无恶心、呕吐、抽搐和意识障碍，急送入当地医院，测血压为 190/95mmHg，急诊颅脑 CT 检查提示"左侧基底核区出血"收入院。起病以来患者精神差，未进食，无大小便失禁。既往无类似病史，否认高血压、糖尿病、高脂血症和心脏病史，有长期吸烟饮酒史。患者母亲有高血压，6 年前死于脑出血。入院查体：T 36.6℃，R 20 次/分，P 80 次/分，BP 190/95mmHg。发育正常，营养中等，自动体位，神志清楚、查体合作；双侧瞳孔等大等圆，直径 3mm，对光反射灵敏，眼球运动自如，无眼球震颤，双侧额纹对称，右侧鼻唇沟稍浅，口角左歪，伸舌向右偏斜；颈软；双肺未闻及干湿啰音。心率 80 次/分，律齐，各瓣膜区未闻及杂音。专科体格检查：运动性失语，眼底未见视乳头水肿，右侧肢体肌力 0~1 级、肌张力减低，腱反射消失，痛、温度觉较左侧减退，深感觉正常；左侧肢体肌力 5 级，肌张力、腱反射和痛、温度觉正常；病理反射未引出，克氏征、布氏征阴性。辅助检查：实验室检查 WBC 8.7×10^9/L、N 80%，血糖、血脂、肝肾功能、电解质均正常。颅脑 CT：左侧基底核脑出血，内囊受累。考虑诊断："①脑出血；②高血压病 3 级很高危"。

(1)对于脑出血急性期，在急诊检查选择头颅 CT 或是 MRI 哪个更合适？

(2)脑出血行手术治疗或是保守治疗效果哪个更好？

(3)在脑出血急性期，积极降压治疗是否能改善患者预后？

(4)医生考虑患者为脑血管畸形所致脑出血，全脑血管造影术(DSA)和 CT 血管造影，哪一种方法更好？

(李其富　杨天华)

(二)外科性疾病案例

1. 病例 1 患儿，男性，2 岁。代诉"左腹股沟可复性肿物 2 年余，不能回纳 1 天"。2 年前发现左侧腹股沟区有一肿物，逐渐增大的肿物于咳嗽、站立或行走时突出，平卧位可自行消失。1天前肿物不能回纳，无腹痛腹胀、无呕吐腹泻、无发热寒战，未予重视。今遂来我院就诊并收住院。　患儿足月顺产，按时添加辅食，生长发育如同龄人；按时按计划预防接种；否认特殊病史记载。体格检查及外科情况：生命体征正常，心、肺、腹无异常。左腹股沟区可见一约 4cm×4cm×3cm 的肿物，呈椭圆形，局部皮肤无红肿，皮温正常，表面光滑质软，无压痛，进入阴囊，不能回纳入腹腔，透光试验(−)，双侧睾丸存在。初步诊断"左侧腹股沟嵌顿性斜疝"。临床问题如下：

（1）根据上述病史及检查，该患儿疾患诊断为"左侧腹股沟嵌顿性斜疝"是否成立？

（2）儿童腹股沟嵌顿性斜疝治疗方法有手法复位、急需行传统的手术治疗。家属得知如果手法复位成功，患儿以后也需手术治疗。因此，家属建议此次急行手术治疗。请问家属的建议可取吗？

（3）手术方式有传统手术和微创手术。请问儿童斜疝应选择何种手术？

（4）手术并发症有腹股沟等神经、精索或输精管损伤及复发等并发症，家属对此十分关心，请问如何与家属沟通和预防？

2. 病例 2　患者，男性，57 岁。主诉上腹部疼痛 20 余天。患者自诉于 20 余天前无明显诱因出现上腹部疼痛，呈持续性胀痛，阵发性加剧，伴有轻度恶心、呕吐，无畏寒、发热，到当地医院就诊，考虑"急性胰腺炎"住院治疗（具体用药不详），经治疗后，腹痛有明显缓解，住院期间行腹部 B 超检查提示："急性胰腺炎，胰头区占位性病变待查"。遂到我院就诊并收住院。近期来患者体重下降约 5kg。否认手术、重大外伤史及特殊病史记载，否认家族遗传性疾病史，家族中无类似疾病患者。体格检查及外科情况：T 35.7℃、P 104 次／分、R 20 次／分、BP 150/106 mmHg；全身皮肤黏膜无苍白、黄染；腹部平坦，未见胃肠型及蠕动波，腹软，腹部无压痛及反跳痛，肝脾肋下未触及，墨氏征阴性，肝、肾、脾区无叩击痛，移动性浊音阴性，肠鸣音正常，无振水音及血管杂音。辅助检查：腹部 X 线提示胰头区团块异常信号，性质待查。血清肿瘤指标：AFP 5.93ng/L、CFA 21.41ng/L、CA19-9 314.40ng/L。初步诊断"①胰头区占位：胰头癌；②急性胰腺炎"。临床问题如下：

（1）根据上述病史及检查结果，诊断为"急性胰腺炎，胰头区占位：胰头癌"证据充分吗？

（2）从临床诊疗安全原则出发，在癌症患者诊疗过程中通常采取保护性措施，请问此患者在被诊断为"胰头癌"的前后，是否应向患者采取保密措施？

（3）急性胰腺炎，特别是重症急性胰腺炎是一种急性致死性疾病；胰腺癌是一种慢性致死性疾病，此患者既有急性胰腺炎，又有胰腺癌。请问在治疗上是先选择治疗急性胰腺炎，还是两种疾病同时进行治疗？

（4）此患者既有急性胰腺炎，又有胰头癌治疗，患者家属认为两种疾病的病死率都很高，治愈的希望不是太大，想放弃治疗。作为医师的你该如何建议？

3. 病例 3　患者，男性，44 岁。主诉"进行性皮肤黄疸 1 个月"。患者自诉于 1 个月前无明显诱因出现全身皮肤黏膜黄疸，进行性加重，无明显腹痛腹胀，无恶心呕吐、便血及畏寒发热。在当地医院诊治，予以护肝治疗，疗效欠佳，遂至我院门诊就诊并收住院。近期患者精神睡眠一般，饮食欠佳，大小便通畅，体重稍有下降。既往有"乙肝病毒携带 10 年，肝硬化病史多年，3 年前在我院行脾切除术"。否认高血压、冠心病、糖尿病病史，否认家族遗传病史。体格检查及外科情况：T 36.6℃、P 80 次／分、R 20 次／分、BP 120／80 mmHg；全身皮肤、黏膜、巩膜黄染，无出血点、皮疹；腹平坦，未见胃肠型蠕动波，左侧腹部可见陈旧性手术瘢痕。腹软，全腹无压痛及反跳痛，肝脾未触及，墨菲征(−)，肝肾区无叩击痛，移动性浊音阴性，肠鸣音 3 次/分。肛门指检：未触及明显肿物，指套无血迹。初步诊断"①黄疸查因；②肝硬化失代偿期；③乙肝病毒携带；④脾切除术后"。临床问题如下：

（1）黄疸分为外科性黄疸、内科性黄疸及传染病性黄疸，在治疗上有本质不同。因此，黄疸类型的确定及性质的区分十分重要。病史、体检、血生化检查、影像学检查等可区分黄疸性质与确定黄疸类型。请问如何使用上述手段对此患者"黄疸"的类型及性质进行确定？

（2）乙型肝炎反复发作可引起肝硬化，继而引起黄疸和肝功能失代偿。此患者"乙肝病毒携带10年"与初步诊断中"黄疸查因、肝硬化失代偿期"是否存在因果关系？

（3）家属从网上发现，"黄疸查因、肝硬化失代偿期、乙肝病毒携带"的治疗有保守治疗和肝移植治疗，作为主管医师的你建议做何种治疗？

（4）选用保守治疗或手术治疗，患者的预后如何？

4. 病例4 患者，男性，22岁。主诉"右下腹疼痛2天"。患者诉2天前无明显诱因出现右下腹疼痛，呈阵发性发作，无放射痛，无恶心呕吐，无畏寒发热，无尿急尿痛、无肉眼血尿。发病后曾到某医院诊疗（具体不详），腹痛无减轻，腹胀有加重。急来我院诊疗，并收住院。发病以来，患者精神食欲、睡眠差，大便未解，尿少而色黄。体格检查及外科情况：T 37.0℃、P 108次/分、R 20次/分、BP 133/77 mmHg；全腹平坦，未见胃肠型及蠕动波。右下腹肌紧张，压痛、反跳痛，以麦氏点为甚，全腹未触及明显包块，肝脾肋下未触及，墨菲征(−)，肝、肾、脾肾区无叩击痛，移动性浊音阴性，肠鸣音 0～1 次/分。腰大肌试验、闭孔内肌试验阴性。辅助检查：血常规提示 WBC 20.81×10^9/L、N 83.3%、RBC 6.62×10^{12}/L、HGB 193g/L；血生化示 K^+ 3.1mol/L、TBIL 40μmol/L、DBIL 12μmol/L、IBIL 30μmol/L；腹部平片提示中腹部小肠积气、无明显扩张及气液平，结肠内容物较多。初步诊断"①急性阑尾炎；②局限性腹膜炎"。临床问题如下：

（1）家属听说彩色"B"超是急性阑尾炎诊断的一个辅助检查，家属想知道根据患者的病史、现有检查结果，是否需要做彩色"B"超？

（2）根据患者右下腹疼痛病史；右下腹肌紧张，压痛、反跳痛，以麦氏点为甚；WBC 20.81×10^9/L、N% 83.3%的辅助检查结果，"急性阑尾炎、局限性腹膜炎"诊断是否成立？

（3）目前，急性阑尾炎的治疗有微创手术治疗和传统剖腹手术治疗，家属不知道选择何种手术治疗，作为主管医师的你建议家属采用何种手术治疗？

5. 病例5 患者，女性，67岁。主诉右乳肿物5个月。患者诉5个月前无明显诱因发现右乳肿物，约核桃大小，偶有疼痛。患者遂就诊于当地医院，彩超提示：右乳腺实性肿块，病理性质待定；右侧腋窝淋巴结增大，活检提示：转移性乳腺癌。给予新辅助化疗，化疗过程顺利，未出现明显的化疗毒副作用。现患者遵医嘱来我院行手术治疗。病程中无畏寒发热，无咳嗽咳痰及咯血胸痛。有高血压病史4年（最高血压达170/95mmHg），口服硝苯地平片治疗；有冠心病3年，口服单硝酸异山梨酯及阿司匹林治疗，有青霉素过敏史；家族中无类似患者。体格检查及外科情况：T 37.0℃、P 79次/分、R 20次/分、BP 130/70 mmHg；双侧胸廓运动对称，触觉语颤对称，双肺叩诊清音，双肺听诊呼吸音清，无乳头溢血溢液，局部皮肤无溃破、红肿及橘皮样改变，无乳头凹陷；脊柱无畸形，棘突无压痛。全身浅表淋巴结未触及肿大；右腋下可见一长约10cm陈旧性手术瘢痕；双侧腋窝未触及明显肿大淋巴结。初步诊断"①右乳腺癌并右腋窝淋巴结转移；②冠状动脉粥样硬化性心脏病；③高血压病"。临床问题如下：

（1）根据乳腺癌临床、病理分期指标，上述病历资料能说明"右乳腺癌并右腋窝淋巴结转移"病程到了晚期吗？

（2）"冠状动脉粥样硬化性心脏病;高血压病"等非肿瘤性慢性病是手术患者常见的危险因素，患者家属想知道患者目前的慢性疾病对患者进行手术治疗有多大影响？

（3）乳腺癌作为实体性肿瘤，手术是根治的主要手段，化疗、靶向治疗、生物治疗、放疗或中医药治疗只是一种辅助性治疗，家属想知道此患者除了手术治疗，是否还需要辅助性治疗？如果需要，如何选择辅助性治疗？

（4）放化疗是较传统的辅助性治疗手段，生物治疗或靶向治疗是比较新的辅助性治疗，请问两者的疗效如何？

6. 病例6 患者，女性，50岁。主诉声音嘶哑5年，左颈前肿物1周。患者自诉约5年前无明显诱因出现声音嘶哑，无咽喉颈部疼痛，未予重视。于1周前无意间发现左颈前有两肿物，大小各约 1.5cm×1.0cm、20cm×1.5cm，颈部疼痛，无皮肤红肿、无畏寒发热、无盗汗消瘦、无心悸手抖、无易饥多食、无呼吸困难、无吞咽困难，在我院门诊就诊，查甲状腺彩超示"甲状腺术后：残余甲状腺左侧叶多发结节；残余甲状腺下方、气管前方实性团块。右侧颈部多发结构异常淋巴结声像；左侧颈部多发增大淋巴结声像"。门诊拟以"左颈前肿物性质待查"收住院诊疗。曾因甲状腺右叶肿瘤在某医院行两次手术，第一次术式不详，第二次术式为甲状腺右叶全切、左叶大部分切除术，病理结果不详，术后口服左旋甲状腺素钠治疗；否认家族性遗传病、精神病、传染病及肿瘤病史；末次月经 2014-06-09，平素月经规律。体格检查及外科情况：T 36.5℃、P 72 次 / 分、R 18 次 / 分、BP 140/90 mmHg；颈前见一长约 8cm 的弧形手术瘢痕，颈软，颈静脉无怒张，气管居中，甲状腺右叶缺如，原左叶处可触及两个肿物，大小各约 1.5cm×1.0cm、2.0cm×1.5cm，质韧、边界欠清、无压痛、可随吞咽上下移动，未闻及血管杂音。入院诊断"①左颈筋肿物性质待查：结节性甲状腺肿？②甲状腺右叶肿瘤术后"；修正诊断"①甲状腺右叶乳头状瘤术后复发；②残余甲状腺左叶结节性甲状腺肿"。临床问题如下：

(1)患者家属了解到，颈部肿块的最后确认是要经过手术后的病理检查或免疫组化检查。因此，家属想知道患者的修正诊断"①甲状腺右叶乳头状瘤术后复发；②残余甲状腺左叶结节性甲状腺肿"是否经历了上述两种检查？

(2)甲状腺乳头状瘤术后复发、残余甲状腺结节性肿的治疗有手术治疗、放化疗、生物治疗及中医治疗等多种治疗方法，请根据患者的情况及可选择的多种治疗方法，给患者选定治疗方案？

(3)家属了解到颈部肿块最好的治疗方法是手术切除，患者已经历了两次手术治疗，想知道这次手术治疗时神经损伤等并发症如何预防？

(4)患者经历了多次治疗和复发的痛苦，想知道此次治疗后是否会复发？

7. 病例 7 患者，女性，40 岁。主诉颈部肿物 6 个月余。患者自诉 6 个月前自觉右颈部一大小约大豆样的无痛性肿物，无多食多饮，无多汗，无畏寒发热，无胸闷气短、心慌，无声音嘶哑，无吞咽及呼吸困难。遂就诊于当地医院行彩色 B 超示：考虑甲状腺肿物，未予处理。患者自服中药，症状未见好转，肿物进行性增大，为进一步诊治，遂来我院就诊。门诊拟"甲状腺肿物性质待查"收住院。既往有 2 次剖宫产史，否认特殊病史记载。体格检查及外科情况：T 36.8℃、P 92 次 / 分、R 20 次 / 分、BP 140/81mmHg；颈软，无抵抗，气管居中，颈静脉无怒张，右叶甲状腺可触及一约 3.0cm×2.5cm 肿物，左叶甲状腺可触及一结节，大小约 3.0cm×2.8cm，质中，表面尚光滑，边界清，可随吞咽动作上下移动，未闻及明显血管杂音，区域淋巴结无肿大。辅助检查：彩色 B 超示"考虑甲状腺囊肿"。初步诊断"甲状腺肿物性质待查"，最后诊断"甲状腺乳头状癌"。临床问题如下：

(1)家属听说癌症的诊断是十分慎重的，对于实体肿块诊断为癌需要病理学检查。家属想知道仅凭体检及彩色 B 超是否可以得出"甲状腺乳头状癌"的诊断？

(2)家属了解到颈部实性肿块最好的处理方法就是手术，手术不仅切除了肿块，同时，切下的肿块还可以做病理学检查。患者家属想知道此患者最好的治疗方案是手术吗？

(3)甲状腺乳头状癌与甲状腺右叶乳头状瘤术后复发比较，哪一种情况治疗的效果好？

(4)家属了解到，癌症治疗效果中 5 年生存率是一个指标，家属想知道患者可以生存 5 年吗？

8. 病例 8 患者，男性，33 岁。主诉颈前肿大 4 年。患者自诉 4 年前无明显诱因的情况下发现颈前肿大，在某院住院查甲功五项考虑为甲亢，间断服用甲巯咪唑等对症处理，症状控制可(具体不详)。为求进一步诊治，今来我院门诊要求手术治疗，门诊给予口服卢氏液半个月后以"甲状腺功能亢进"收入住院。病程中患者无多汗、乏力、消瘦、手抖及脾气暴躁等高代谢症状，无突眼及胸闷心慌、心悸，无畏寒发热及头昏头痛，无声音嘶哑及饮水呛咳，无呼吸、吞咽困难等不适。否认特殊病史记载，家族中无类似疾患者。体格检查与外科情况：T 36.7℃、P 88 次 / 分、R 19 次 / 分、BP 125/80mmHg；全身浅表淋巴结未触及肿大；甲状腺双侧叶增大，左侧叶大小 5cm×3cm×2cm，右侧叶大小约 6cm×3cm×3cm，质地中等，表面光滑，可随吞咽上下移动；未触及异常肿物；区域淋巴结未见异常，未闻及血管杂音。初步诊断"原发性甲状腺功能亢进"。

临床问题如下：

(1) 上述诊治依据，可以对此患者给出"原发性甲状腺功能亢进"的诊断吗？

(2) 患者了解到甲状腺功能亢进的治疗首先是药物保守治疗，在严格的药物治疗效果不佳而且严重影响工作生活时需要手术治疗。因此，患者想知道他的疾病目前适合手术治疗吗？

(3) 对此患者实施手术治疗的风险有近期并发症，如血肿导致窒息、神经损伤引起声音嘶哑或失声等，患者十分担心，你是如何避免此类并发症的，并让患者放心手术治疗。

(4) 患者获知，原发性甲状腺功能亢进手术治疗有一定复发率，但并不是每一个人都会复发。因此，患者想知道，如果他实施手术治疗会复发吗？如何防止复发？

9. 病例 9 患者，女性，47 岁。主诉体检发现宫颈病变 3 个月余。患者自诉 3 个月前到某院体检：查 CT 示：HSIL，遂行阴道镜及宫颈活检术，活检病检提示：宫颈 9 点、11～1 点上皮内瘤变Ⅱ级，局灶 CNTU 级，累及腺体；宫颈 3～4 点上皮内瘤变Ⅰ级。于 2014-04-04 在门诊行 LEEP 刀宫颈环形切除术，术后病检提示"宫颈前唇、宫颈后唇、宫颈管 CINⅢ，累及腺体。宫颈后唇灶性高级别腺上皮内瘤变"。并收住院诊疗。既往无特殊记载。月经规律，13 岁初潮，经期 4 天，周期 28～30 天，量中，无痛经。孕足月顺产分娩 2 男活婴、1 活女婴，现均体健。否认家族遗传病史。体格检查与妇科情况：T 36.4℃、P 82 次／分、R 20 次／分、BP 140／79 mmHg。外阴：发育正常，阴毛呈女性分布，已婚已育型。阴道：通畅、壁光滑，见少量白色分泌物，无异味；宫颈：轻度糜烂，正常大小，质中，无接触性出血。子宫：前位，大小正常，质中，活动可，无压痛；附件：双侧附件区未触及包块。辅助检查见体检结果。初步诊断"CINⅢ累及腺体"，最后诊断"①子宫颈中分化腺癌；②子宫平滑肌瘤"。临床问题如下：

(1) 根据上述病史及检查分析，患者经历了门诊的 CT 检查、阴道镜及宫颈活检术、LEEP 刀宫颈环形切除术与术后病理检查，得出的诊断结果为"CINⅢ累及腺体"，而最后诊断为：①子宫颈中分化腺癌；②子宫平滑肌瘤。请问最后诊断的依据是什么？

(2) 根据最后诊断结果"①子宫颈中分化腺癌；②子宫平滑肌瘤"，你推断患者经历了什么治疗和检查？

(3) "①子宫颈中分化腺癌；②子宫平滑肌瘤"手术治疗后 5 年生存率有多高，此患者能存活多少年？

10. 病例 10 患者，女性，35 岁。主诉取卵术后 1 天腹痛腹胀半天。患者自诉因输卵管原因在某生殖中心行 IVF-ET，予短方案先调节后促排卵取卵。术后 1 天，患者无明显诱因出现腹痛、腹胀，呈阵发性闷痛。遂来就诊并收住院。曾行腹腔镜检术（具体不详）。否认特殊病史记载及家族遗传病史；28 岁结婚，配偶体健，精液正常。12 岁月经初潮，平素月经规律，周期 30 天，经期 3 天，量中，偶有痛经，能耐受，无药物治疗。体格检查与妇科情况：T 36.7℃、P 80 次/分、R 20 次／分、BP 111／61 mmHg。外阴：外阴发育正常，阴毛呈女性分布，已婚未产型。阴道：通畅，未见异常分泌物。宫颈：稍光滑，质软，有举痛，顶口闭。子宫：中位，质软，宫体有压痛。双侧附件区：有轻压痛及反跳痛，未触及包块。腹部 B 超示未见异常；阴道 B 超示盆腔积液，子宫、右侧卵巢未见明显异常；血常规示 WBC18.99×10^9/L、HCT 39.8%、NE88.5%。初步诊断"①急性盆腔炎；②卵巢过度刺激综合征"。临床问题如下：

(1) 根据患者取卵术后 1 天腹痛腹胀半天，宫颈举痛、宫体压痛，双侧附件有轻压痛及反跳痛，阴道 B 超示盆腔积液，血常规示 WBC18.99×10^9/L 等资料，能诊断"急性盆腔炎、卵巢过度刺激综合征"吗？

(2) 如患者既有急性盆腔炎，又有卵巢过度刺激综合征。在这种情况下如何选择治疗方案，需要手术治疗吗？

(3) 如果此次患者经手术治疗，或非手术治疗，治愈后患者的受孕机会有多少？

11. 病例 11 患者，女性，93 岁。主诉上腹部疼痛 3 天，加重 6 小时。患者自诉 3 天前无明显诱因出现上腹痛，呈阵发性，以饥饿痛为主，进食后可缓解，无恶心呕吐，无胸闷气促，无畏寒发热，6 小时前突发腹痛加重，呈刀割样持续性疼痛，有恶心呕吐，呕吐 2 次，呕吐物为胃内容物，每次约 10ml；在当地医院考虑"消化道穿孔"，给予胃肠减压后转入某院继续治疗。既往有股骨头粉碎性骨折史，否认高血压、糖尿病及类似病史。已婚已育，丧偶。体格检查与外科情况：T37.0℃、P98 次/分、R18 次/分、BP127/70mmHg。腹部平坦，未见胃肠型、无蠕动波、未见腹壁静脉曲张，全腹肌稍紧张，压痛、反跳痛明显，以上腹部为主，肝脾触诊不满意，未触及腹部包块，肝浊音界变小，移动性浊音(—)，肝、肾、脾区无叩击痛，肠鸣音 0～1 次/分。辅助检查：胸、腹部平片"①符合气腹征；②主动脉弓迂曲钙化：右上纵隔增宽"。初步诊断"①消化道穿孔"；②急性弥漫性腹膜炎。临床问题如下：

(1)上腹部疼痛 3 天，呈阵发性，以饥饿痛为主，进食后可缓解；加重 6 小时，呈刀割样持续性疼痛；全腹肌稍紧张，压痛、反跳痛明显，肝浊音界变小；腹部平片提示气腹征等资料能作为此患者疾病诊断依据吗？

(2)患者为 93 岁高龄女性，诊断"①急性弥漫性腹膜炎；②消化道穿孔"是比较明确的。此次发病时间为 3 天，突然加重 6 小时。家属从网上了解到，消化道穿孔时间短以保守治疗为主；而对于高龄患者又担心存在癌症，因此又主张手术治疗，作为主管医师的您为患者的治疗方案如何进行选择。

(3)高龄患者与青壮年患者的消化道穿孔并发急性弥漫性腹膜炎，其治疗方案有一些差异，请问其差异是什么？

12. 病例 12　患者，女性，40 岁。主诉腹痛、腹胀伴肛门停止排便 2 天。患者自诉 2 天前无明显诱因出现腹胀、腹痛，腹痛呈持续性胀痛、阵发性加重，伴肛门停止排气、排便，有恶心、呕吐胃内容物，呕吐后腹痛可缓解，无畏寒、发热，无胸痛、胸闷，无皮肤黄染，于某医院就诊，考虑为肠梗阻，予抗炎、解痉、禁食等处理，效果差。之后来我院就诊，并收住院。曾行右卵巢巧克力囊肿手术，子宫肌瘤切除术。否认其他病史记载。初潮 14 岁，每次持续 6～7 天，周期 28～30 天，未育。体格检查与外科情况：T 36.1℃、P 109 次/分、R 20 次/分、BP 129/84mmHg。腹稍隆起，下腹部可见约 20cm 陈旧性手术瘢痕，腹肌软，下腹部有压痛，无反跳痛，全腹未触及明显包块，肝脾肋下未触及，肝、肾、脾区无叩击痛，移动性浊音(—)，肠鸣音约 2 次/分。腹部平片提示小肠不完全性梗阻。初步诊断"粘连性肠梗阻"，修正诊断"①粘连性肠梗阻；②小肠部分扭转坏死；③切口感染"。临床问题如下：

(1)家属认为，从第 1 次就诊到初步诊断为"粘连性肠梗阻"，再到修正诊断"小肠部分扭转坏死"说明此疾病诊治过程中存在一定问题，主要是治疗观察过程中不认真所致，作为主管医师的你是如何看待这个问题的。

(2)粘连性肠梗阻治疗观察过程中应重点注意什么？

(3)家属从网上了解到"粘连性肠梗阻治疗有保守治疗和手术治疗，重点是保守治疗"，作为医师的你认为对吗？

(4)"粘连性肠梗阻并小肠部分扭转坏死"实施手术治疗，通常是将坏死、失活的肠管切除，有些患者由于坏死、失活肠管过多而切除过多的肠管，继而导致短肠综合征。作为主管医师的你是如何认识过多肠管被切除的后果？

(孙早喜　李海斌)

第二部分　检索研究证据

【目的】

掌握循证医学证据检索的基本原则和步骤；掌握常用数据库的检索方法；了解常见的证据来源（数据库）及其特点。

【知识点】

(1) 证据检索步骤。

(2) Summaries 类数据库与非 Summaries 类数据库的特点及具体包含哪些数据库。

(3) UpToDate 的检索方法及检索结果的查阅。

(4) 美国国立指南库的检索方法及检索结果的查阅。

(5) 中国生物医学文献数据库的检索方法及检索结果的查阅。

(6) PubMed 的检索方法及检索结果的查阅。

(7) Embase 的检索方法及检索结果的查阅。

【案例分析】

循证医学证据检索的步骤有：①明确临床问题及其类型；②选择适用的数据库；③根据所选数据库制定检索策略；④评估检索结果，调整检索策略；⑤证据应用及管理。

本部分重点阐明上述第②、③步。

在循证医学证据资源检索中，一般遵循 "6S" 模型中的等级结构，即优先选择 Systems 类数据库，再依次逐级选择 Summaries、Synopses of Syntheses、 Syntheses 、Synopses of Studies 和 Studies。但在实际的检索应用中，"6S" 模型中的 Systems 极少也不够完善，故通常在其他 "5S" 模型中进行检索。因为 Summaries 通常是高度整合的循证医学知识库，可以独立检索，其他的 "4S" 模型中所包含的内容往往零散地发表在期刊上，通过检索 PubMed、Embase 等数据库可以获得相关内容。因此，选择数据库时可简单划分为 Summaries 类和非 Summaries 类数据库。

根据第一部分案例分析的第 (1) 个问题，即重组组织型纤溶酶原激活剂 (rtPA) 溶栓治疗对 3 小时以内时间窗的急性脑梗死是否有效？下面以 UpToDate、美国国立指南库为例讲解 Summaries 类数据库的检索方法，以 CDSR、CBM、PubMed、Embase 为例讲解非 Summaries 类数据库的检索方法。

(一) Summaries 类数据库（循证医学知识库）的检索

Summaries 类数据库的特点是针对临床问题，整合当前可得的最佳证据，直接给出相关背景知识、专家推荐意见、推荐强度和证据级别。这类数据库快捷易用，更新及时，检索方法趋于 "傻瓜化" 和 "人性化"，只需简单的关键词即可获得相应的结果。但这类数据库的覆盖面小、主题面窄、大多需收费且费用较高。

1. UpToDate (www.uptodate.com) 是一个提供循证医学及临床医疗信息的数据库，也被称为基于循证医学原则的临床决策支持系统。对于国内用户，它除了提供英文检索词也提供中文检索词进行检索，但在检索结果中只有患者教育信息 (Patient) 的全文是免费的，其他内容的全文是收费的，见图 2-1、图 2-2、图 2-3。

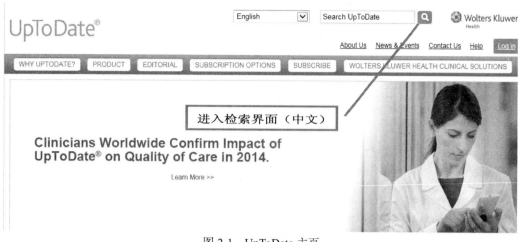

图 2-1　UpToDate 主页

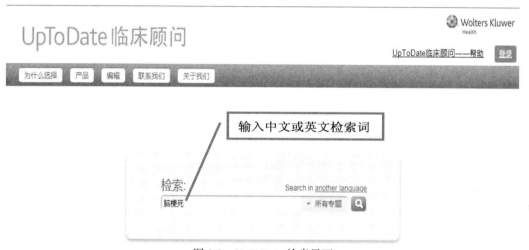

图 2-2　UpToDate 检索界面

返回检索结果，见图 2-3。

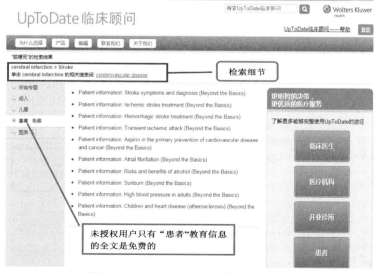

图 2-3　UpToDate 检索结果页面(概要)

　　检索结果界面的左侧分为成人、儿童、患者、图表 4 类，点击某项可以精炼检索结果。如果购买了使用权的用户，可以查看所有全文。检索界面的中间是检索结果列表，供用户逐条浏览，点击可进入该主题的详细内容，见图 2-4；鼠标滑过第一条的标题，其右侧将出现该结果的内容大纲，可以点击某项要点直接跳转到该具体内容，见图 2-5。

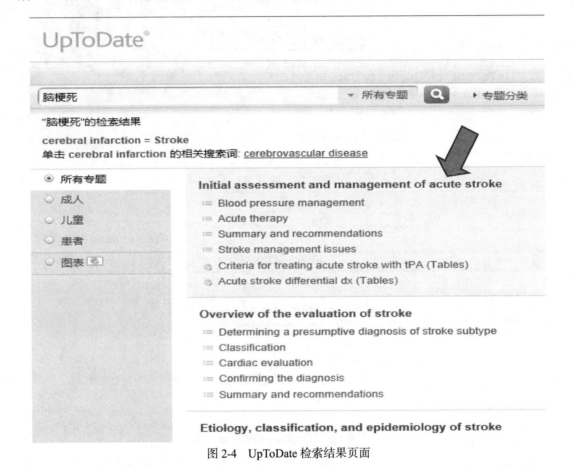

图 2-4　UpToDate 检索结果页面

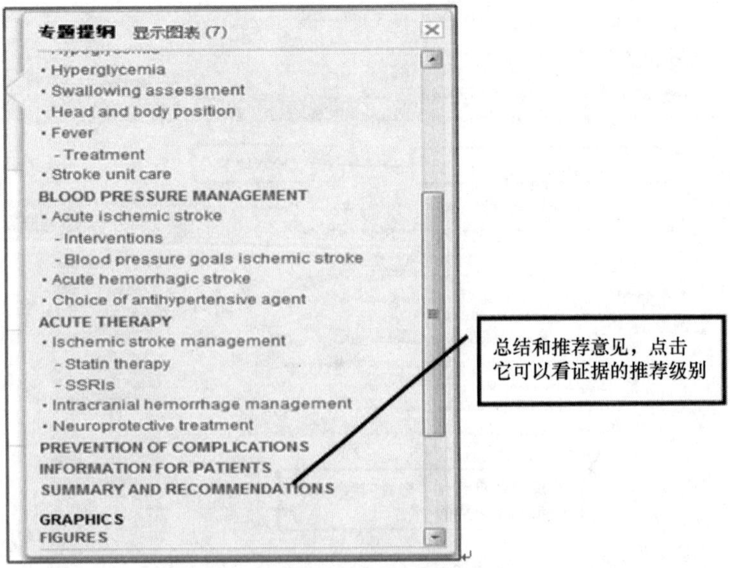

图 2-5　UpToDate 检索结果页面（详细）

案例中治疗性问题：rtPA 对 3 小时以内时间窗的急性脑梗死治疗是否有效？在 UpToDate 中，可以输入多个关键词检索，见图 2-6～图 2-8。

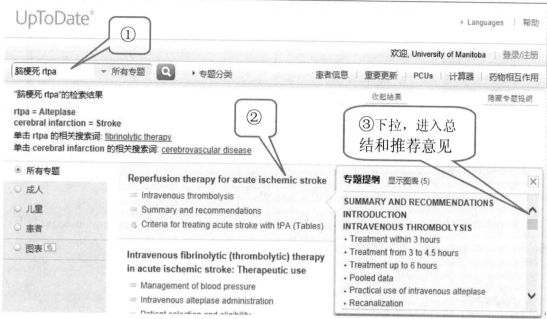

图 2-6　UpToDate 检索举例(1)

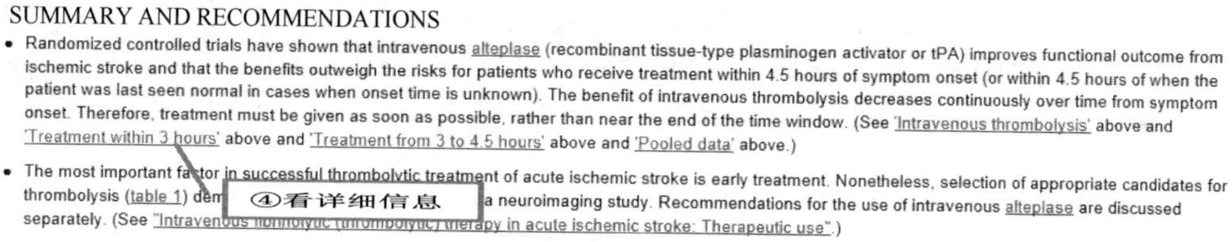

SUMMARY AND RECOMMENDATIONS

- Randomized controlled trials have shown that intravenous alteplase (recombinant tissue-type plasminogen activator or tPA) improves functional outcome from ischemic stroke and that the benefits outweigh the risks for patients who receive treatment within 4.5 hours of symptom onset (or within 4.5 hours of when the patient was last seen normal in cases when onset time is unknown). The benefit of intravenous thrombolysis decreases continuously over time from symptom onset. Therefore, treatment must be given as soon as possible, rather than near the end of the time window. (See 'Intravenous thrombolysis' above and 'Treatment within 3 hours' above and 'Treatment from 3 to 4.5 hours' above and 'Pooled data' above.)

- The most important factor in successful thrombolytic treatment of acute ischemic stroke is early treatment. Nonetheless, selection of appropriate candidates for thrombolysis (table 1) dem...　④看详细信息　a neuroimaging study. Recommendations for the use of intravenous alteplase are discussed separately. (See "Intravenous fibrinolytic (thrombolytic) therapy in acute ischemic stroke: Therapeutic use".)

图 2-7　UpToDate 检索举例(2)

- Intra-arterial thrombolysis for acute ischemic stroke should not preclude treatment with intravenous alteplase for otherwise eligible patients. However, intra-arterial thrombolysis is a reasonable treatment option for select patients who have contraindications to intravenous thrombolysis. (See 'Intra-arterial thrombolysis' above.)

  - For patients who are ineligible for intravenous thrombolysis with angiographically demonstrated acute middle cerebral artery occlusion and associated stroke symptoms but no signs of major early　⑤推荐级别　MRI scan, we suggest intra-arterial alteplase therapy or mechanical thrombectomy with a newer-generation stent retriever, provided that treatment can be started within 6 hours of clearly defined symptom onset at centers with appropriate expertise (Grade 2C). (See 'Intra-arterial thrombolysis' above and 'Middle cerebral or basilar occlusion' above.)

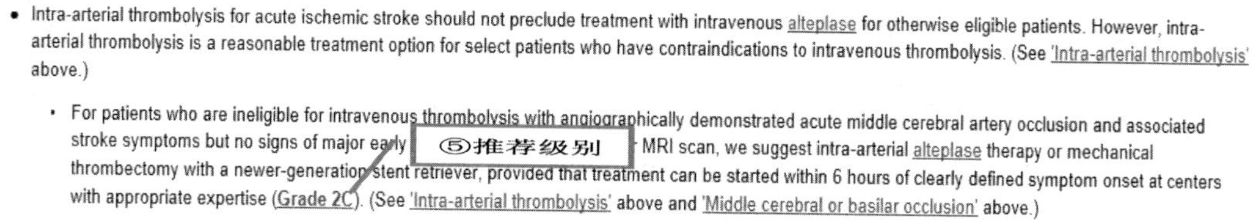

图 2-8　UpToDate 检索举例(3)

2. 美国国立指南库（**www.guideline.gov**）　美国国立指南库 (National Guideline Clearinghouse，NGC)提供了浏览(Guidelines)、基本检索(Search)、高级检索(Advanced Search)等功能，均可免费查阅，见图 2-9。

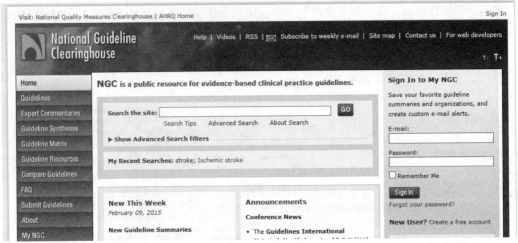

图 2-9　NGC 主页

点击主页左侧 "Guidelines" 进入浏览方式，可以选择从 Topic、Organizations、Guideline Index、Guidelines Archive、Related NQMC Measures 等入口浏览相应的指南内容，见图 2-10。

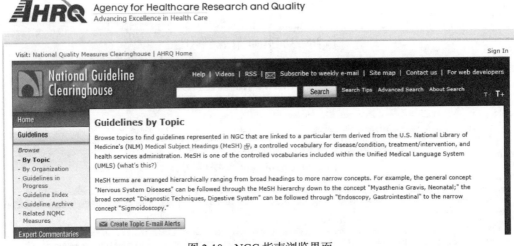

图 2-10　NGC 指南浏览界面

NGC 的首页上端提供了基本检索方式，支持布尔逻辑运算符检索（AND、OR、NOT），可使用括号提升逻辑符的运算级别，可使用引号进行词组检索，也可根据需要使用截词符 "*" 置于词尾进行截词检索。输入 "stroke" 检索，见图 2-11。

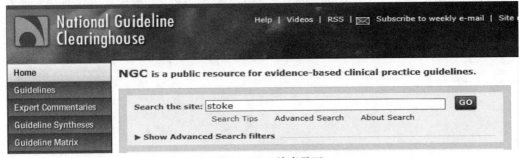

图 2-11　NGC 检索界面

　　可以在检索结果页面进行检索策略的调整及查看检索结果，见图 2-12。点击一条指南标题，查看详细信息（免费），见图 2-13。图 2-14 的推荐意见中给出了证据的级别。

　　本案例中问题：rtPA 对 3 小时以内时间窗的急性脑梗死治疗是否有效？选择 ischemic stroke，在 Search within 框中输入"tpa"检索，并选择相关度（Relevance）排序，见图 2-15。

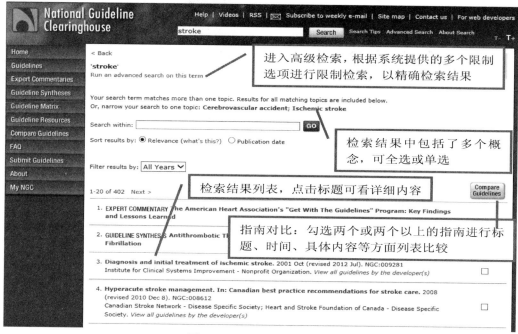

图 2-12　NGC 检索结果页面

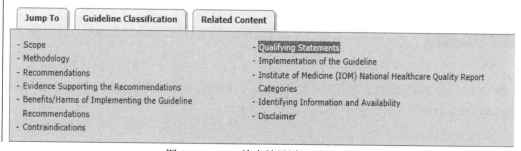

图 2-13　NGC 检索结果详细页面(1)

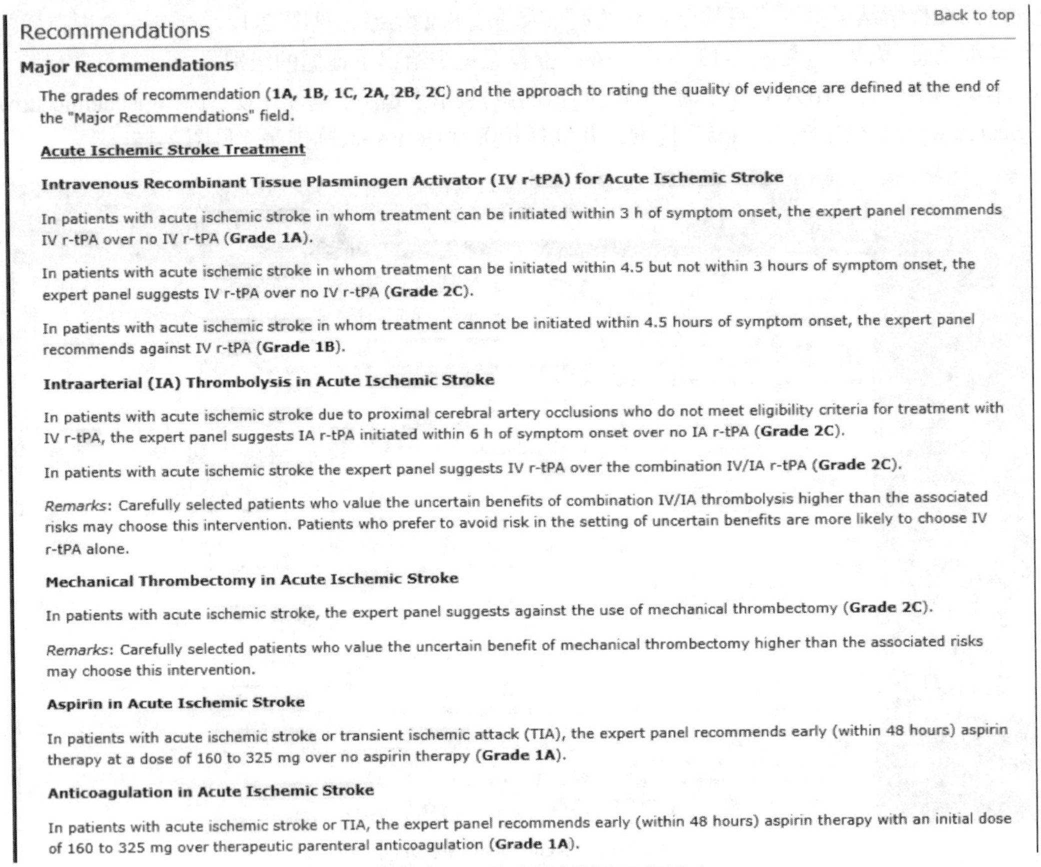

Back to top

Recommendations

Major Recommendations

The grades of recommendation (**1A, 1B, 1C, 2A, 2B, 2C**) and the approach to rating the quality of evidence are defined at the end of the "Major Recommendations" field.

Acute Ischemic Stroke Treatment

Intravenous Recombinant Tissue Plasminogen Activator (IV r-tPA) for Acute Ischemic Stroke

In patients with acute ischemic stroke in whom treatment can be initiated within 3 h of symptom onset, the expert panel recommends IV r-tPA over no IV r-tPA (**Grade 1A**).

In patients with acute ischemic stroke in whom treatment can be initiated within 4.5 but not within 3 hours of symptom onset, the expert panel suggests IV r-tPA over no IV r-tPA (**Grade 2C**).

In patients with acute ischemic stroke in whom treatment cannot be initiated within 4.5 hours of symptom onset, the expert panel recommends against IV r-tPA (**Grade 1B**).

Intraarterial (IA) Thrombolysis in Acute Ischemic Stroke

In patients with acute ischemic stroke due to proximal cerebral artery occlusions who do not meet eligibility criteria for treatment with IV r-tPA, the expert panel suggests IA r-tPA initiated within 6 h of symptom onset over no IA r-tPA (**Grade 2C**).

In patients with acute ischemic stroke the expert panel suggests IV r-tPA over the combination IV/IA r-tPA (**Grade 2C**).

Remarks: Carefully selected patients who value the uncertain benefits of combination IV/IA thrombolysis higher than the associated risks may choose this intervention. Patients who prefer to avoid risk in the setting of uncertain benefits are more likely to choose IV r-tPA alone.

Mechanical Thrombectomy in Acute Ischemic Stroke

In patients with acute ischemic stroke, the expert panel suggests against the use of mechanical thrombectomy (**Grade 2C**).

Remarks: Carefully selected patients who value the uncertain benefit of mechanical thrombectomy higher than the associated risks may choose this intervention.

Aspirin in Acute Ischemic Stroke

In patients with acute ischemic stroke or transient ischemic attack (TIA), the expert panel recommends early (within 48 hours) aspirin therapy at a dose of 160 to 325 mg over no aspirin therapy (**Grade 1A**).

Anticoagulation in Acute Ischemic Stroke

In patients with acute ischemic stroke or TIA, the expert panel recommends early (within 48 hours) aspirin therapy with an initial dose of 160 to 325 mg over therapeutic parenteral anticoagulation (**Grade 1A**).

图 2-14　NGC 检索结果详细页面(2)

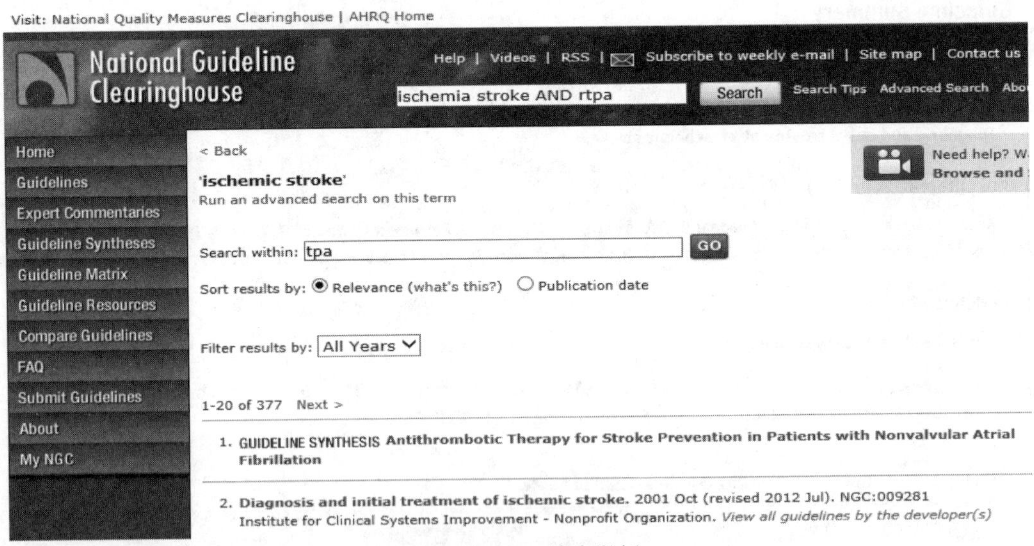

图 2-15　NGC 检索举例

图 2-16、图 2-17 演示了“指南对比”功能，在指南后的方框内勾选两个或两个以上，点击“Compare Guidelines”，并进一步勾选，点击“Compare”。

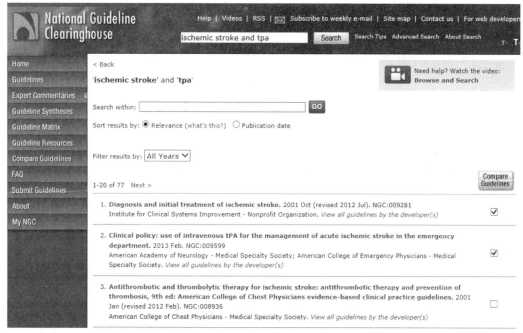

图 2-16 NGC 指南对比(1)

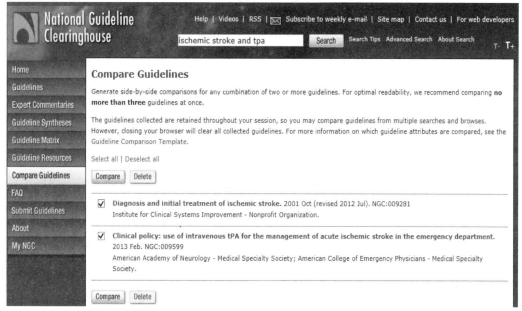

图 2-17 NGC 指南对比(2)

两个或多个指南对比后，对比内容列表见图 2-18、图 2-19 所示。

(二)非 Summaries 类数据库的检索

如果 Summaries 类数据库不能解决问题，可以使用非 Summaries 类数据库检索证据摘要、系统评价及原始研究。

Compare Guidelines >

Guideline Comparison

Guideline Title	Diagnosis and initial treatment of ischemic stroke.	Clinical policy: use of intravenous tPA for the management of acute ischemic stroke in the emergency department.
Date Released	2001 Oct (revised 2012 Jul)	2013 Feb
Adaptation	Not applicable: The guideline was not adapted from another source.	Not applicable: the guideline was not adapted from another source.
Guideline Developer (s)	Institute for Clinical Systems Improvement - Nonprofit Organization	American Academy of Neurology - Medical Specialty Society American College of Emergency Physicians - Medical Specialty Society

图 2-18　NGC 指南对比结果(1)

Guideline Objective(s)	• To increase the percentage of patients age 18 and over presenting in time for intravenous (IV) tissue plasminogen activator (tPA) to be initiated within 3 hours, or up to 4.5 hours for patients meeting selected criteria of stroke onset, who are evaluated within 10 minutes of arriving in the emergency department • To increase the percentage of patients age 18 years and over at high risk for stroke presenting with transient ischemic attack (TIA) symptoms within 24 hours who are admitted to the hospital inpatient or observational unit or undergo identical assessment in an expedited outpatient program • To increase the percentage of patients age 18 years and over receiving appropriate thrombolytic and antithrombotic therapy for ischemic stroke (use of tPA and aspirin, other antiplatelet agents or an anticoagulant) • To increase the percentage of tPA non-recipients who have hypertension appropriately managed in the first 24 to 48 hours of hospitalization or until neurologically stable • To increase the percentage of stroke patients age 18 years and over who receive stroke unit care during the initial 24 to 48 hours including prevention and management of complications such as:	To derive evidence-based recommendations to help clinicians answer the following critical questions: • Is intravenous tissue plasminogen activator (tPA) safe and effective for acute ischemic stroke patients if given within 3 hours of symptom onset? • Is intravenous tPA safe and effective for acute ischemic stroke patients treated between 3 to 4.5 hours after symptom onset?

图 2-19　NGC 指南对比结果(2)

1. 证据摘要类(Synopses)的循证医学资源　证据摘要类循证医学资源是对系统评价或原始研究证据的简要总结，往往有专家对证据质量、证据结论做简要点评和推荐意见，通常以期刊的形式出版，这一类资源的易用性好，但分布零散不够系统，且更新机制不佳。

(1) ACP Journal Club (http：//www.acpjc.org)：ACP Journal Club 是由美国内科医师学会出版的电子期刊，1991 年创刊，双月刊，其摘要资源可以免费查看，但全文需付费获取。该刊通过筛选临床方面的 100 多种主要期刊，选取符合循证医学要求的论著，对其进行详细评论。

进入其页面后，根据需要，点击最新一期(Current Issue)或往期(Past Issues)进行浏览，见图 2-20；也可以输入一个或多个检索词使用其简单的检索功能(Search)进行检索，见图 2-21，点击题名即可显示检索结果具体内容。

(2) Evidence-Base Medicine (http：//ebm.bmj.com)：Evidence-Base Medicine (EBM) 由英国医学会下属的 BMJ 出版集团出版，1995 年创刊，双月刊，用户可免费注册，免费获取创刊至 2006 年的文献全文，2007 年起的文献全文需付费。

EBM 可以对最新一期(Current issue)或往期(Archive)进行浏览，也可以在“Search this site”框内输入检索词检索。国内高校图书馆如果是 CALIS(中国高等教育文献保障系统)成员馆，则享有使用其全文资源的权限，见图 2-22。

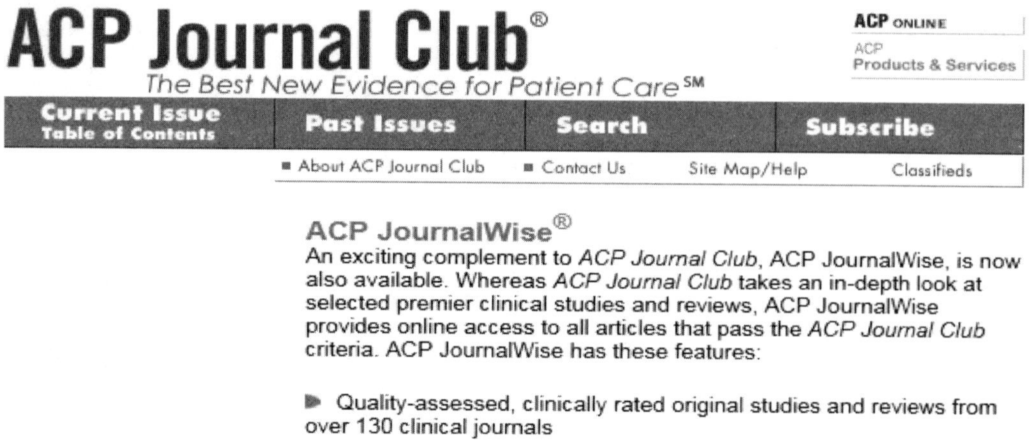

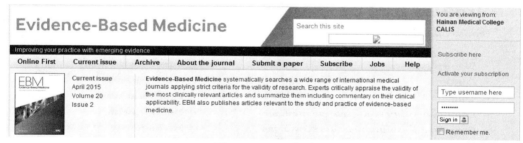

图 2-20　ACP Journal Club 主页

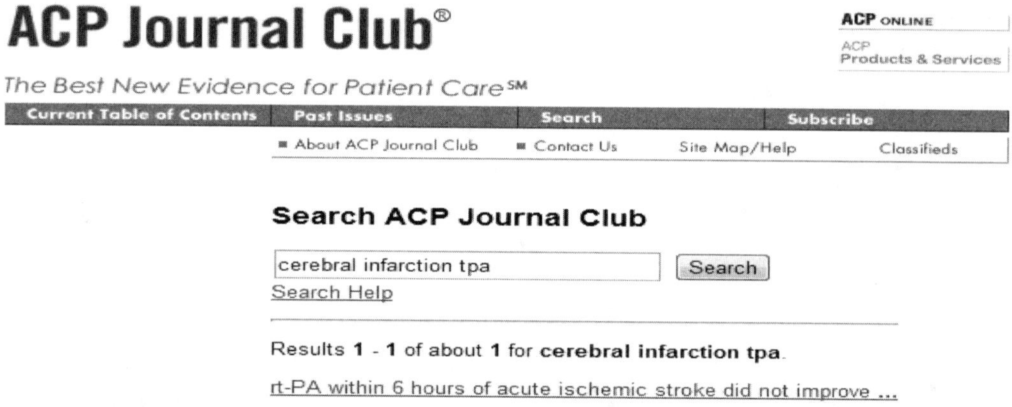

图 2-21　ACP Journal Club 检索结果(简要)

图 2-22　EBM 主页

2. 系统评价类(Syntheses)**循证医学资源**　系统评价类资源是对原始研究的系统评价，这类资源数量较多，易用性不佳，相关报告较冗长，质量参差不齐，需使用者自己判断其质量，且更新也难以保障。

(1)CDSR(Cochrane Library 系统评价库)：Cochrane Library 由国际 Cochrane 协作网开发，是一个提供高质量科学证据的数据库，向互联网用户提供题录、文摘免费检索功能，获取全文需付费。它包含多个独立数据库，CDSR(Cochrane Database of Systematic Reviews)就是其中收录系统评价的单库。

Cochrane Library 网址为 http://www.cochranelibrary.com，见图 2-23，其中 "Cochrane Reviews" 即为系统评价库。

Cochrane Library
Trusted evidence.
Informed decisions.
Better health.
Search title, abstract, keyword
Advanced Search | Search Manager | MeSH
Cochrane Reviews
Trials
More Resources
About
Help

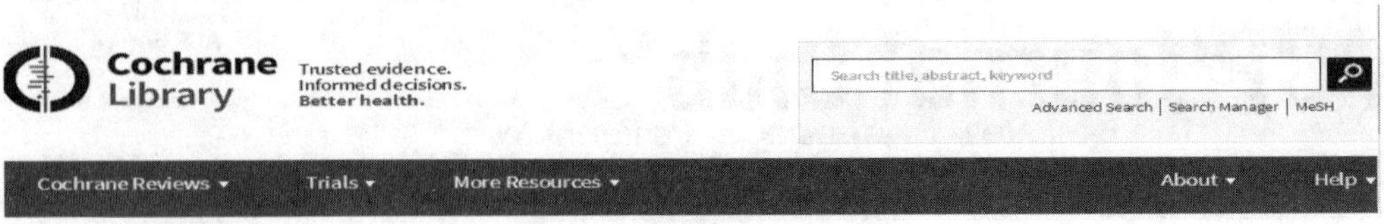

图 2-23　Cochrane Library 主页

CDSR(Cochrane Reviews)提供了按主题(Topic)、系统评价专业组(Review Group)等方式进行浏览，以主题(Topic)为例，见图 2-24、图 2-25。

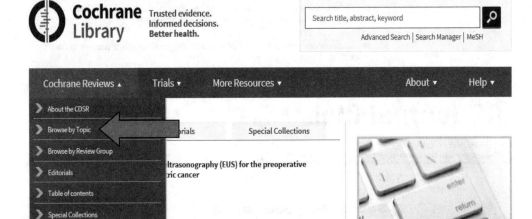

Cochrane Library
Trusted evidence.
Informed decisions.
Better health.
Search title, abstract, keyword
Advanced Search | Search Manager | MeSH
Cochrane Reviews
Trials
More Resources
About
Help
About the CDSR
Browse by Topic
Browse by Review Group
Editorials
Table of contents
Special Collections
Cochrane Supplements
Special Collections
S Vedula, Michael Marrone, Gina Sleilati, Barbara S

图 2-24　按主题浏览 CDSR(1)

Cochrane Reviews
Trials
More Resources
Browse by Topic
Browse the Cochrane Database of Systematic Reviews by Topic...
Blood disorders
Cancer
Child health
Complementary & alternative medicine
Consumer & communication strategies
Dentistry & oral health
Developmental, psychosocial & learning problems
Diagnosis
Ear, nose & throat
Effective practice/health systems
Endocrine & metabolic
Eyes & vision
Gastroenterology
Genetic disorders
Gynaecology
Health & safety at work
Heart & circulation
Infectious disease
Kidney disease
Lungs & airways
Mental health
Methodology
Neonatal care
Neurology
Orthopaedics & trauma
Pain & anaesthesia
Pregnancy & childbirth
Public health
Rheumatology
Skin
Tobacco, drugs & alcohol
Urology
Wounds

图 2-25　按主题浏览 CDSR(2)

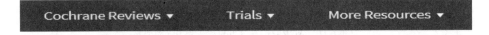

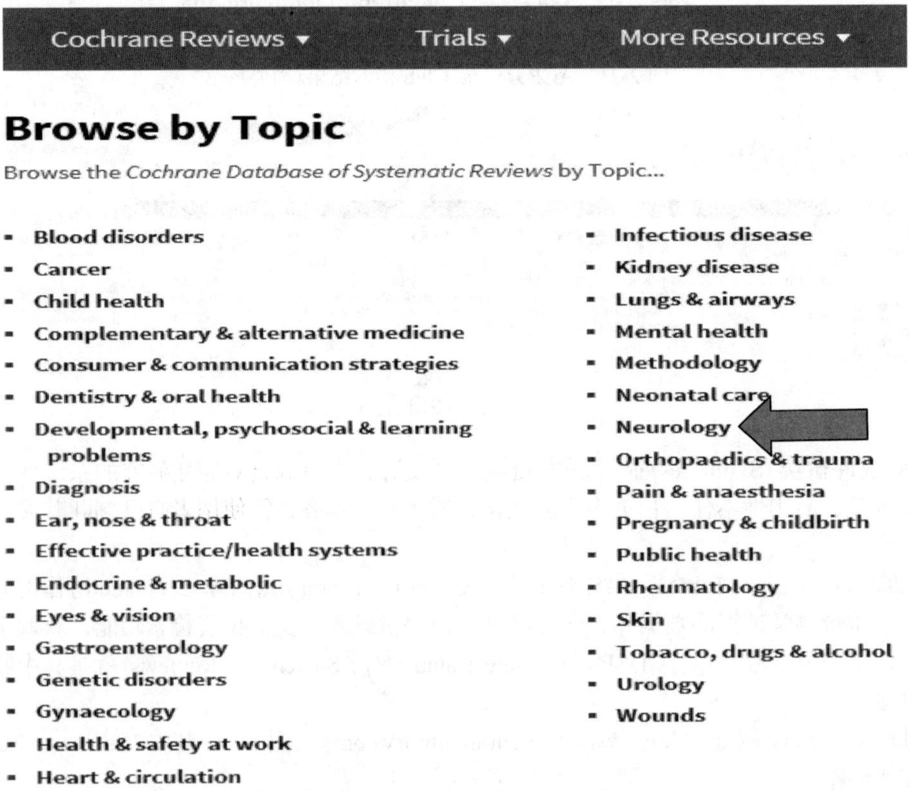

　　在页面左侧，逐级找到所关注的主题，见图 2-26，页面右侧是相应的系统评价列表，点击标题可查看摘要信息，见图 2-27，点击 "Get access to the full text of this article" 可获取全文，需付费，见图 2-28、图 2-29。

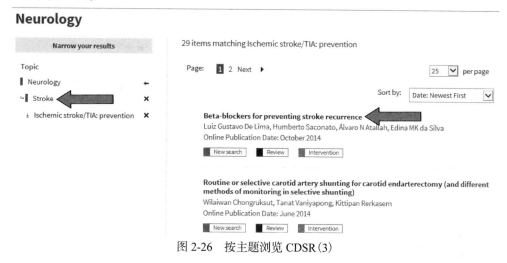

图 2-26　按主题浏览 CDSR（3）

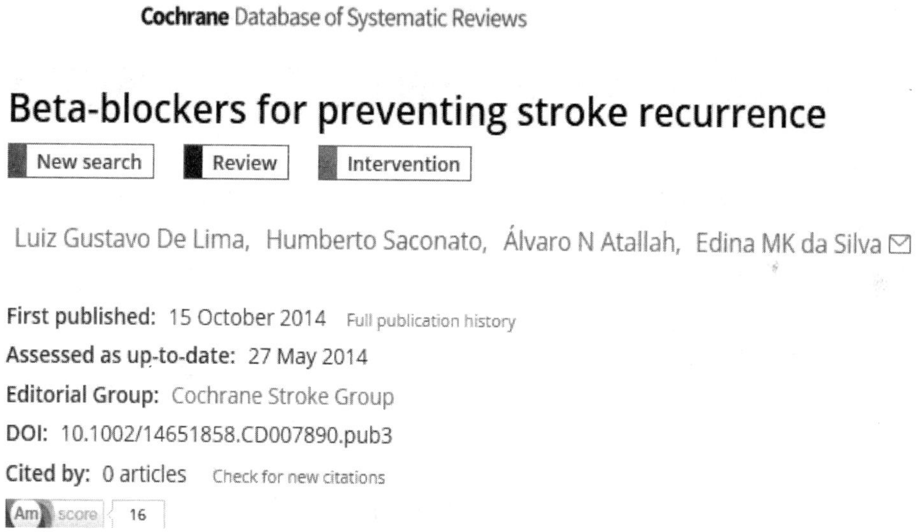

Cochrane Database of Systematic Reviews

Beta-blockers for preventing stroke recurrence

New search　Review　Intervention

Luiz Gustavo De Lima, Humberto Saconato, Álvaro N Atallah, Edina MK da Silva ✉

First published: 15 October 2014　Full publication history

Assessed as up-to-date: 27 May 2014

Editorial Group: Cochrane Stroke Group

DOI: 10.1002/14651858.CD007890.pub3

Cited by: 0 articles　Check for new citations

Am score 16

图 2-27　按主题浏览 CDSR（4）

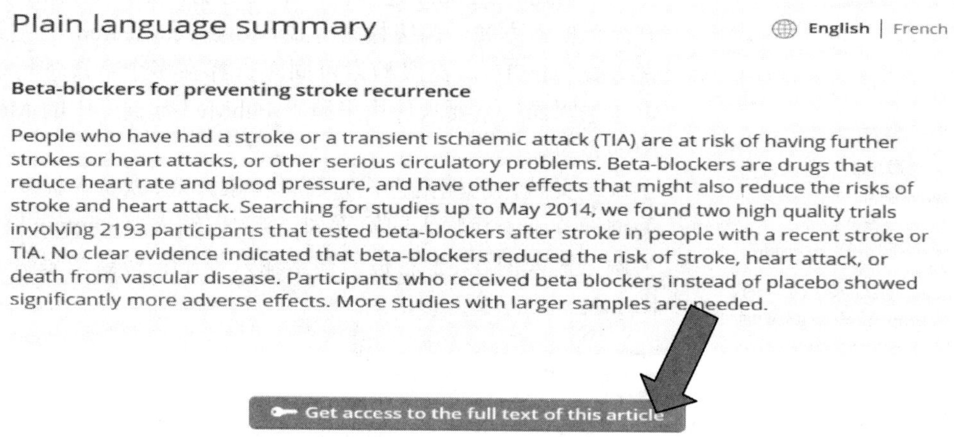

Plain language summary

🌐 English | French

Beta-blockers for preventing stroke recurrence

People who have had a stroke or a transient ischaemic attack (TIA) are at risk of having further strokes or heart attacks, or other serious circulatory problems. Beta-blockers are drugs that reduce heart rate and blood pressure, and have other effects that might also reduce the risks of stroke and heart attack. Searching for studies up to May 2014, we found two high quality trials involving 2193 participants that tested beta-blockers after stroke in people with a recent stroke or TIA. No clear evidence indicated that beta-blockers reduced the risk of stroke, heart attack, or death from vascular disease. Participants who received beta blockers instead of placebo showed significantly more adverse effects. More studies with larger samples are needed.

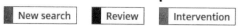

Get access to the full text of this article

图 2-28　CDSR 全文获取（1）

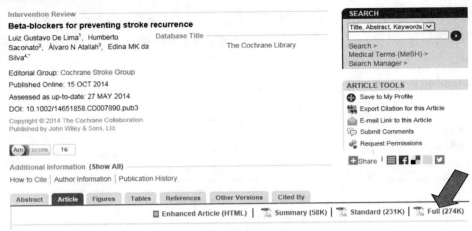

图 2-29　CDSR 全文获取(2)

CDSR 中可使用系统评价专业组(Review Group)进行浏览，见图 2-30。

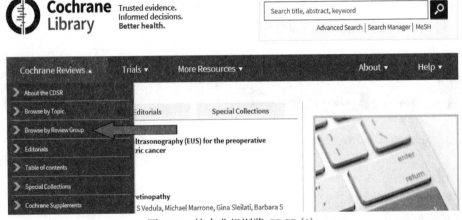

图 2-30　按专业组浏览 CDSR(1)

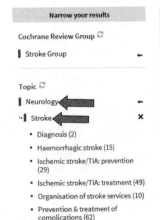

图 2-31　按专业组浏览 CDSR(2)

结合本例，查找"Stroke Group"专业组，进一步点击"Neurology"，选择合适的主题继续点击，页面的右侧即可呈现相应的系统评价列表，见图 2-31。

Cochrane Library 还提供了检索功能，在其主页的右上端。有简单检索方式、高级检索方式(Advanced Search)、主题词检索方式(MeSH)。高级检索可同时选择在多个字段进行逻辑检索，主题词检索要求使用来源于 PubMed 数据库中的 MeSH 主题词表。

主页默认的检索方式为简单检索方式，默认在标题、摘要、关键词范围查找输入的检索词。本例以输入"Ischemic Stroke"为例，输入图 2-32 右边的检索输入框中，检索结果页面，见图 2-33。

图 2-32　Cochrane Library 主题检索(1)

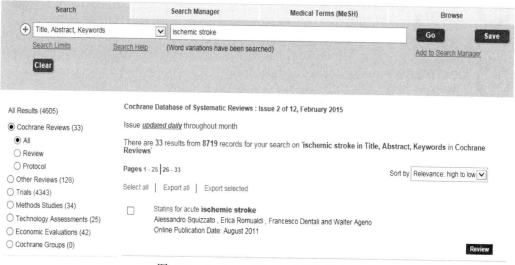

图 2-33 Cochrane Library 主题检索(2)

图 2-33 页面的左侧说明该检索词在 Cochrane Library 中共有 4605 条结果,其下选择的选项即为右侧结果的类型,如"Cochrane Reviews"(Cochrane 系统评价)共有 33 条结果,见图 2-34,其中又包括了"Review"(已完成的系统评价)和"Protocols"(研究方案)。如选择"Review"则右面显示了 28 条结果,每条结果右侧有相应的图标来显示系统评价的状态,如 Review 表明有完整的结果、讨论、数据分析和图表等, Cm 表明含有评论或批评, Wd 表明被撤销, Ns 表明最近对其检索、结论有更新,具体说明,鼠标划过即可获得相关说明。

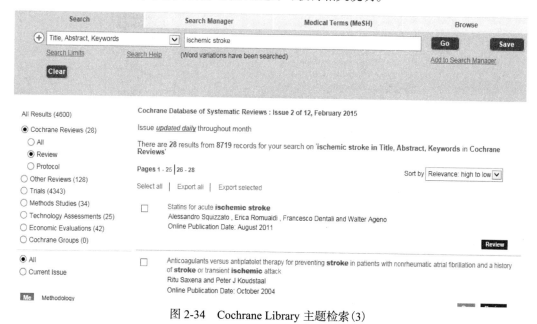

图 2-34 Cochrane Library 主题检索(3)

主题词检索要求使用美国国立医学图书馆的 MeSH 词表中的主题词[详见中国生物医学文献数据库(CBM)的介绍]。本例以第一部分提供的案例分析中问题(4)举例,即"急性脑梗死患者经过急性期治疗,出院以后是否需要长期服用阿司匹林预防卒中再次发生?",在此以使用

"Stroke"、"Brain Infarction"、"Aspirin"主题词进行检索为例，见图 2-35～图 2-37。

图 2-35　Cochrane Library 主题检索(4)

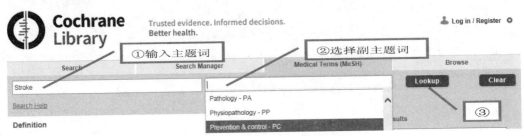

图 2-36　Cochrane Library 主题检索(5)

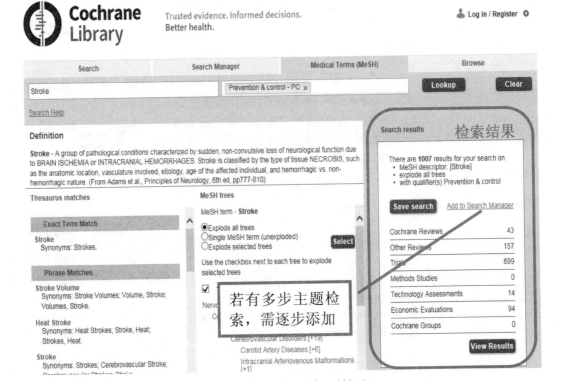

图 2-37　Cochrane Library 主题检索(6)

如果需要进行多个主题词检索并进行逻辑组合检索，需点击每步检索结果中的"Add to Search Manager"。继续使用相同方法检索"Aspirin"，见图 2-38。

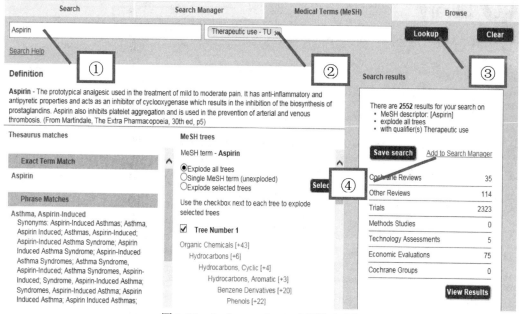

图 2-38　Cochrane Library 主题检索(7)

同样的方法，检索"Brain infarction"这个主题词及副主题词，见图 2-39。

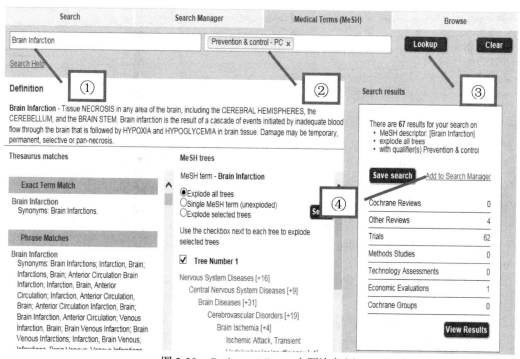

图 2-39　Cochrane Library 主题检索(8)

打开检索管理器，对操作过的检索步骤进行逻辑组合，见图 2-40。

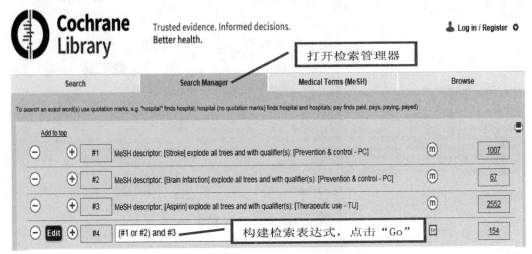

图 2-40　Cochrane Library 主题检索（9）

检索结果页面，见图 2-41。

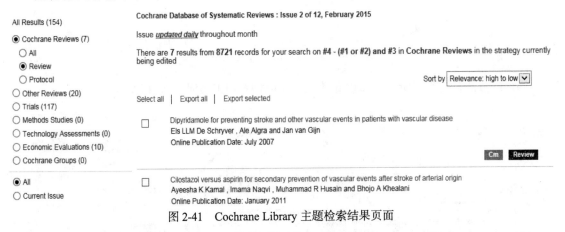

图 2-41　Cochrane Library 主题检索结果页面

（2）PubMed 的 Systematic Review：PubMed（http：//www.ncbi.nlm.gov/pubmed）是生物医学领域权威性很高的数据库，由美国国立医学图书馆下属的国家生物技术信息中心研发，可通过互联网免费访问。其详细的检索方法，在后续"3（3）"中介绍，此处仅介绍如何在检索结果中筛选出系统评价类的文献。

以"ischemic stroke"检索为例（图 2-42），在其检索结果页面左侧过滤器第一项"Article type"（文献类型）中点击"Customize"（自定义），在弹出的菜单选项中按字母顺序找到"Systematic Reviews"，并点击"Show"按钮。

在"Article type"下点击"Systematic Reviews"即可获得有关"ischemic stroke"系统评价的文献，见图 2-43。

3. 原始研究证据的检索　原始研究（Studies）证据类资源的特点是信息量大，证据质量参差不齐，干扰信息较多，当检索结果不能满足需求时，需调整检索策略。

在同一个数据库内调整检索策略，主要是围绕检索词与检索技术这两个核心点。检索词方面，尽可能找全与该主题相关的关键词，含其同义词、近义词、简称、全称等。检索技术则是在遇到多个主题或复杂的查询条件时，需要使用的复杂的组合方法和数据查询技术。

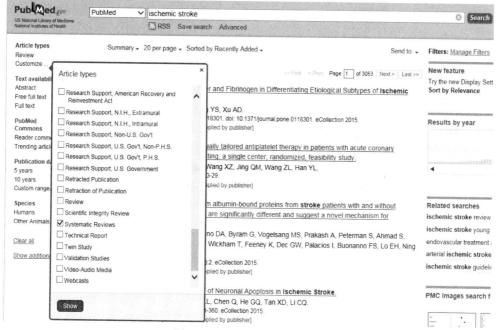

图 2-42　PubMed 的限定检索

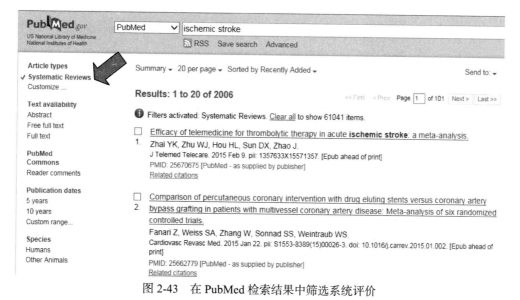

图 2-43　在 PubMed 检索结果中筛选系统评价

（1）常用的检索技术

1）布尔逻辑检索：使用布尔逻辑运算检索符（AND、OR、NOT）连接多个检索词（词与运算符之间要有空格），从而达到扩大或缩小检索范围的目的。不同的数据库对逻辑与（AND）、逻辑或（OR）、逻辑非（NOT）处理的优先级不一样，有的按从左至右、先来后到次序处理，有的处理的次序为：NOT＞AND＞OR，如果有括号出现，都会优先处理括号内的逻辑运算。

2）截词检索：常用于具有词根相同、单复数变化、词尾变化的一系列词的一次性输入进行检索，用于扩大检索范围。不同的数据库，采用的截词符号和使用规则不同，如有的数据库使用"？"为单字通配符，用以代表 0～1 个字符，如"boy？"一次输入，可以检索出含有"boy"、"boys"词语的文献，有的数据库使用"＊"作无限截词符，可以代表 0～n 个字符，如"med＊"，可以检索出含有"medical"、"medicine"、"medicus"等词的文献。

3)字段检索：将检索词限定在某个或某些字段中检索，可用于有针对性地剔除不相关文献，提高查准率。一般情况下，数据库默认的检索字段范围是在全部字段中检索相关检索词，如果查询结果太多，可以使用特定的字段来限定检索结果，如关于某主题内容的检索词，可以使用题名字段、关键词字段、摘要字段等进行检索。

4)模糊检索/扩展检索/智能检索：该项技术不但检索直接输入的检索词，还检索该检索词意思相同或相近或从属于该检索词的其他检索词，可用于扩大检索范围，提高查全率。

5)精确检索/短语检索：即命中的检索结果中相应的字符串与检索词完全等同，有些数据库使用半角双引号作为精确检索或短语检索的运算符，括起相应的词或词组。

6)加权检索：仅检索出"重点论述"该主题内容的文献，剔除"仅仅提到"或"一般论述"该主题内容的文献，是一种缩小检索范围、提高查准率的方法。

上述技术在不同的数据库中使用方法、表现形式略有不同，使用前如果查阅数据库的在线帮助文档，将受益匪浅。

如果在一个数据库内从检索词和检索技术方面进行检索策略的调整后仍不能满足需求时，则需重新审视检索课题的需要，选择其他适用的数据库。

4. 数据库　数据库提供的检索操作方法有一步构建法、分步构建法等。一步构建法，即一次性构建好检索表达式进行检索，方便快捷，但如有策略调整则需推倒重来，而且有些检索技术在一步构建法中会失效。分步构建法，则先将复杂的检索需求化整为零，逐一检索，最后按不同的需要进行组合，此法操作步骤较繁琐，但有利于各种检索技术的灵活运用，也方便灵活调用各步骤进行检索策略的调整。

(1)中国生物医学文献数据库(CBM)：是由中国医学科学院医学信息研究所研发，是国内常用的综合型生物医学文献数据库之一，中心网站为：http：//www.sinomed.ac.cn，检索需购买权限，见图 2-44 中，点击"中国生物医学文献数据库"进入。

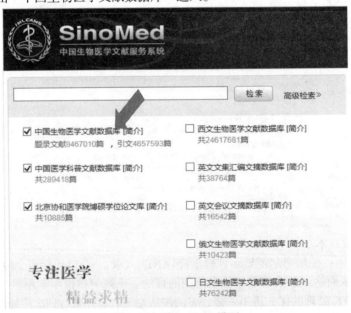

图 2-44　进入 CBM 界面

结合第一部分的案例，以案例分析中问题(1)作为一个检索课题实例，介绍 CBM 的使用。

检索课题：查找有关重组组织型纤溶酶原激活剂对 3 小时以内时间窗的急性脑梗死治疗的文献。

1)分析课题：本例检索课题提供了所要查找文献的内容信息(内容特征)，从内容信息中可以提取主要概念有：急性脑梗死、重组组织型纤溶酶原激活剂、时间窗。

CBM 提供了快速检索、高级检索、主题检索、分类检索等可以从内容特征查找文献的检索方式。每种检索方式所使用的检索词不同，如快速检索、高级检索可以使用关键词等表达专业概念的名词、术语，主题检索必须使用规范化的主题词、副主题词，分类检索须使用分类号、类名。下面分别使用快速检索、高级检索、主题检索 3 种检索方式来进行检索举例。

2) 选择检索方式：快速检索。

结合 CBM 提供的检索功能，对本例课题的分析进行细化。

A. 初步提取关键词作为检索词：急性脑梗死、重组组织型纤溶酶原激活剂、时间窗。

B. 优化关键词：基于循证医学理念，查找原始研究证据对查全率的要求较高，因此，可以考虑将减少一些过于专指的概念或限定，如"急性"、"时间窗"，同时，表达某个概念的关键词的同义词、近义词尽可能考虑。经如此优化，本例可使用的以下关键词。

查找"脑梗"这概念可使用的关键词：脑梗死、脑梗塞、脑梗、脑中风、脑卒中、脑栓塞、脑血栓、缺血性中风、缺血性卒中。

查找"重组组织型纤溶酶原激活剂"这个概念可使用的关键词：组织型纤溶酶原激活剂/物/因子、组织型纤维蛋白溶解酶原激活剂/物/因子、组织型纤维蛋白溶解酶原激活剂/物/因子、rtpa、rt-pa、ttpa、tpa、t-pa。

C. 检索技术

a. 布尔逻辑检索："脑梗"与"rtpa"两个概念之间使用逻辑与(AND)，同一概念的同义词、近义词之间使用逻辑或(OR)。

b. 截词检索：可以使用通配符"？"，如"脑梗？"，可以一次性检索出含有"脑梗死"、"脑梗塞"、"脑梗阻"、"脑梗"的文献。

c. 智能检索：智能检索即自动实现检索词、检索词对应主题词及该主题词所含下位词的同步检索。

CBM 支持一次性构建完整检索表达式的一步构建法，也支持将检索词逐步检索的分步构建法，建议使用分步构建法。

在 CBM 默认的快速检索方式下操作演示，见图 2-45、图 2-46。

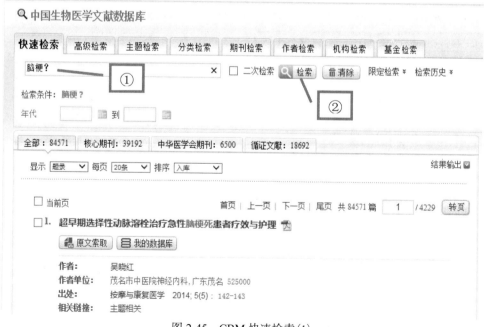

图 2-45　CBM 快速检索(1)

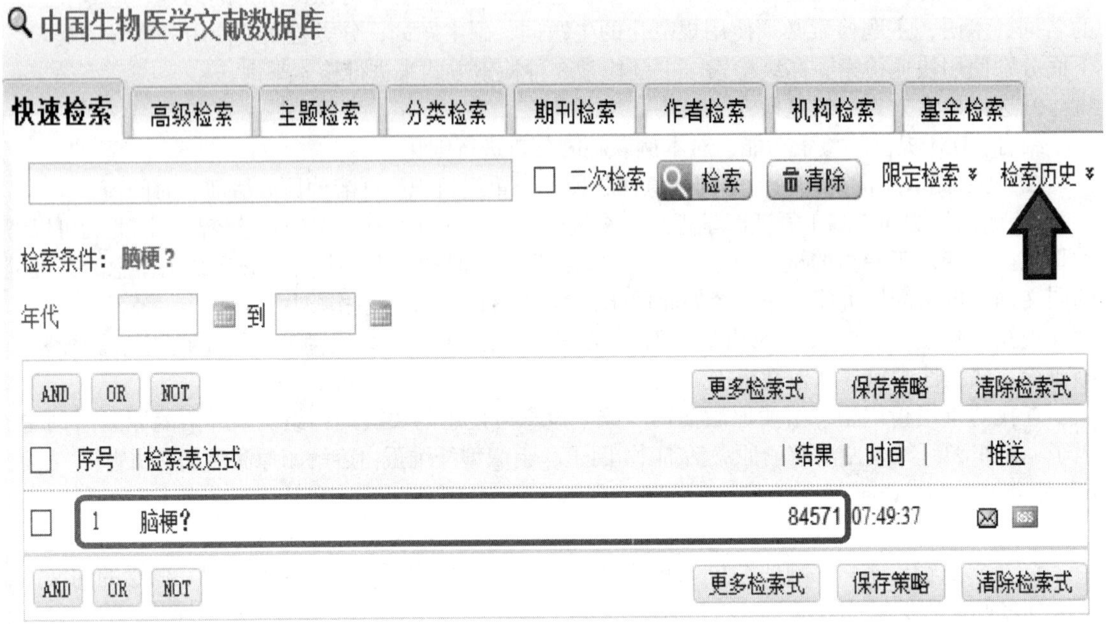

图 2-46 CBM 快速检索(2)

　　使用相同方法,在快速检索方式下,分别输入"脑中风"、"脑卒中"、"缺血性中风"、"缺血性卒中"进行检索后,点击"检索历史"即可看到已操作的步骤,这时可以对"脑梗"这个概念的各个检索词的检索结果进行逻辑或(OR)运算,得到图 2-47 中序号为 8 的检索步骤。

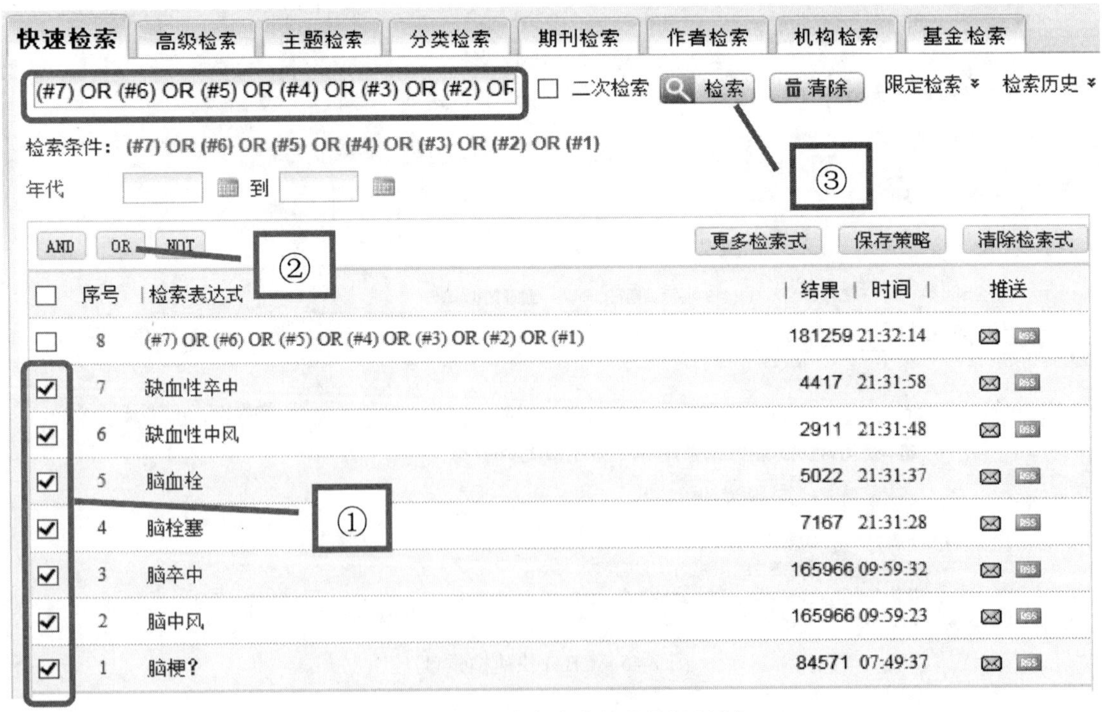

图 2-47 CBM 检索步骤的逻辑组配(1)

根据课题分析中优化的"重组组织型纤溶酶原激活剂"这个概念可使用的关键词，按上述步骤，将关键词分别输入进行分步检索，并在检索历史中对各步的检索结果进行逻辑或(OR)检索，得到图 2-48 中序号为 17 的检索步骤。

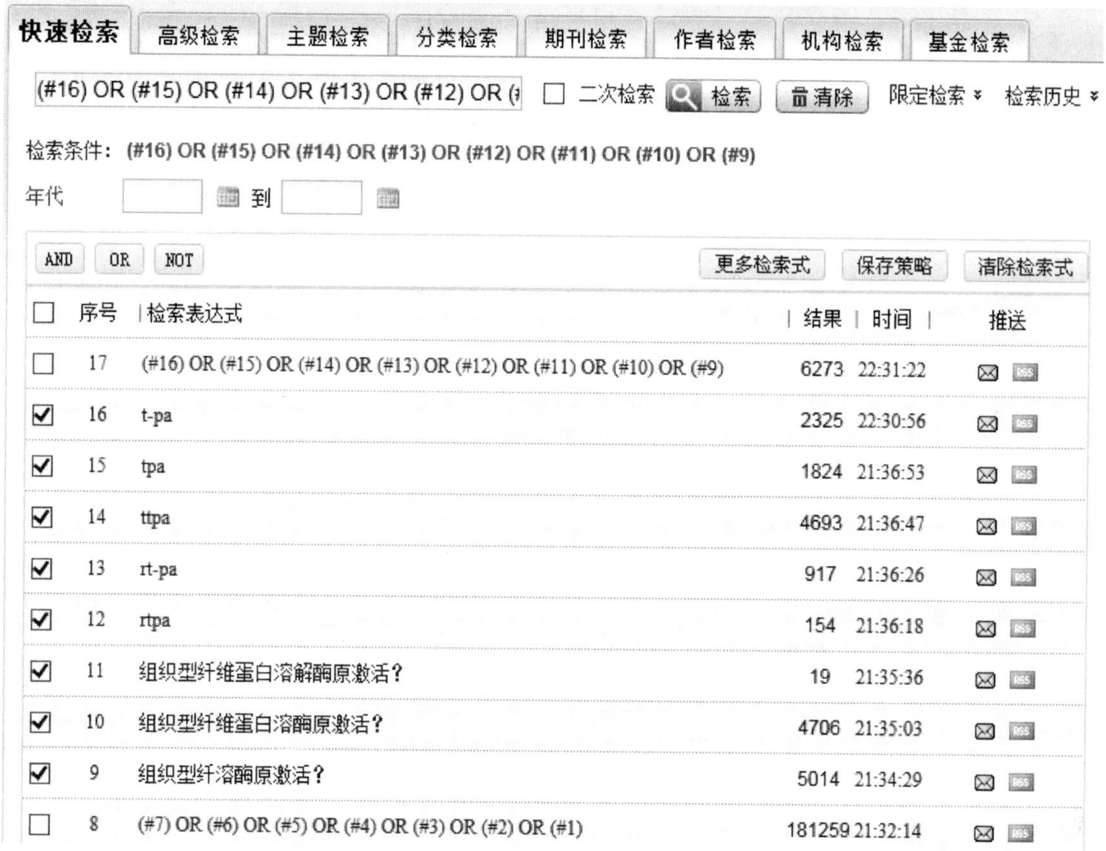

图 2-48　CBM 检索步骤的逻辑组配(2)

检索历史默认显示最新 10 条检索步骤，如需查看更多，点击右侧"更多检索式"即可查看全部的检索步骤，见图 2-49。

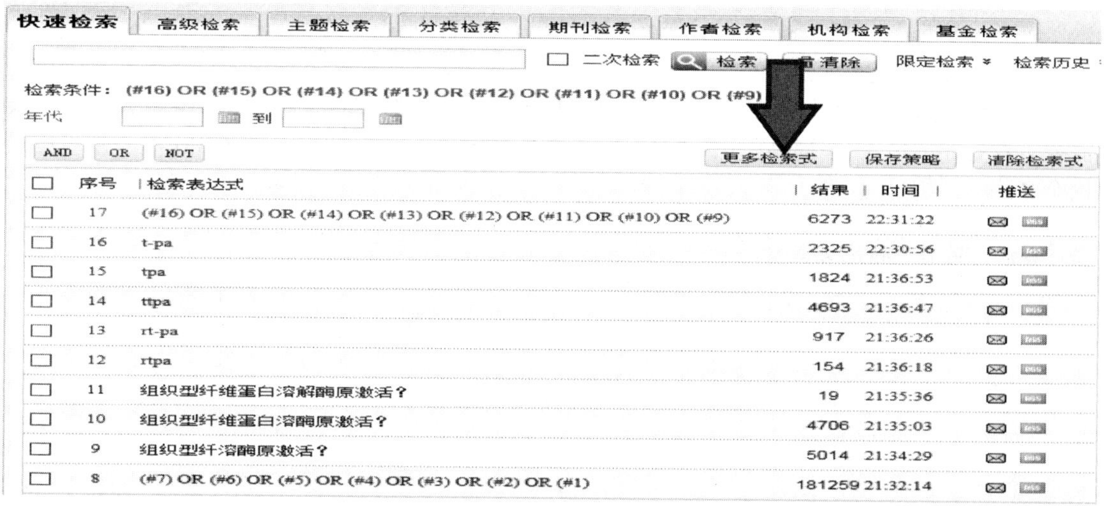

图 2-49　CBM 的检索历史(1)

最后,将"脑梗"与"重组组织型纤溶酶原激活剂"这两个概念的检索结果进行逻辑与(AND)运算,见图2-50。

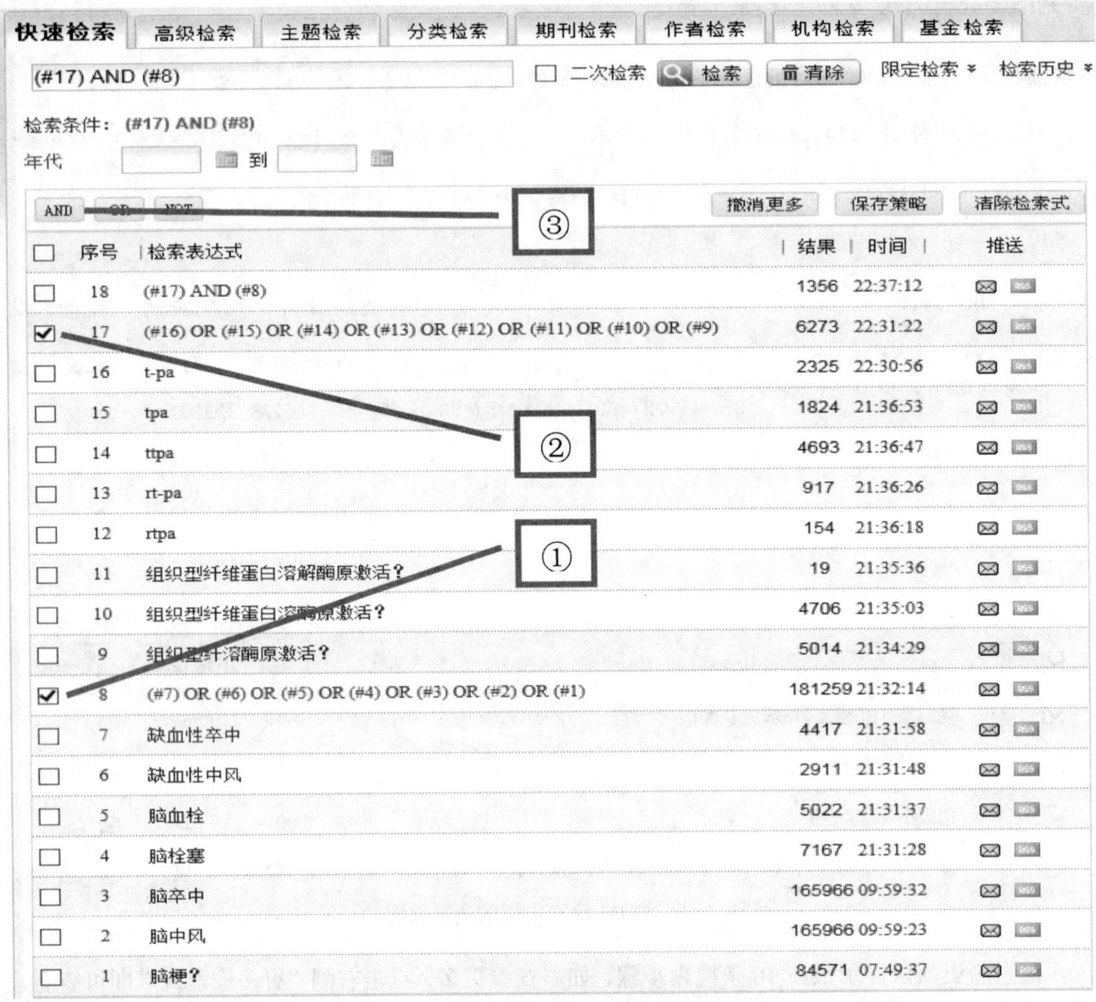

图 2-50　CBM 检索步骤的逻辑组配(3)

将页面往下拉,即可查看当前步骤的检索结果,也可以点击"检索结果"这一列下的具体数字显示其中该步骤的检索结果。

检索结果默认显示的格式是文献的题录,见图2-51,即只提供了标题、作者和出处,如果需要查看更详细信息(如摘要),点击某篇文献的标题即可,见图 2-52,但 CBM 本身不直接提供全文。

如果需要对检索结果进行输出,如打印、保存,可点击页面中的"结果输出"按钮,根据需要进行输出订制,见图2-53。

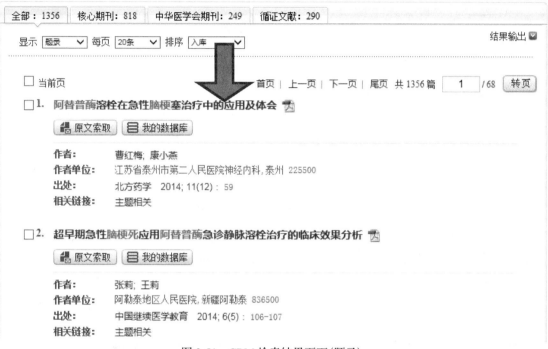

图 2-51　CBM 检索结果页面(题录)

🔍 中国生物医学文献数据库

阿替普酶溶栓在急性脑梗塞治疗中的应用及体会 📄

[🔒 原文索取] [📑 保存到本地] [🖨 打印] [✉ 电子邮件] [📑 保存到我的空间] [📄 创建引文追踪器]

流水号:	2015174263
作者:	曹红梅; 康小燕
作者单位:	江苏省泰州市第二人民医院神经内科,泰州 225500
出处:	北方药学 2014; 11(12):59
ISSN:	1672-8351
国内代码:	15-1333/R
关键词:	阿替普酶溶栓; 急性脑梗塞; 临床应用及体会
摘要:	目的:探讨阿替普酶溶栓治疗急性脑梗塞的方法,改善患者的预后。方法:对18例急性脑梗塞患者运用阿替普酶溶栓治疗,并进行护理干预,运用NIHSS进行效果评价。结果:15例效果理想,3例不理想。结论:运用阿替普酶溶栓治疗急性脑梗塞时在溶栓前、中、后进行科学的护理干预可以促进患者康复。
学科分类号:	R345.63;R453.9;*R743.33;R973.2;R977.2
主题词[机]:	急性病 ;*脑梗死 ;评价研究 ;*血栓溶解疗法 ;预后 ;*组织型纤溶酶原激活物
特征词:	人类

图 2-52　CBM 检索结果页面(详细)

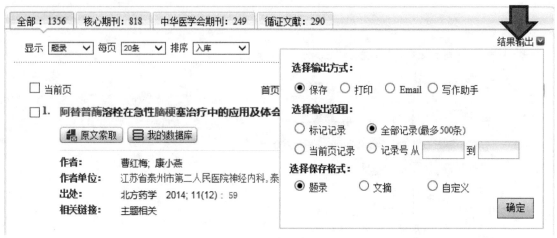

图 2-53　CBM 检索结果的输出

　　如果需要将这检索策略保存，以便随时调用，可使用 CBM 提供的"我的空间"提供的检索策略、检索结果保存和订阅、检索内容主动推送及短信、邮件提醒等个性化服务，用户只需注册即可使用，见图 2-54。

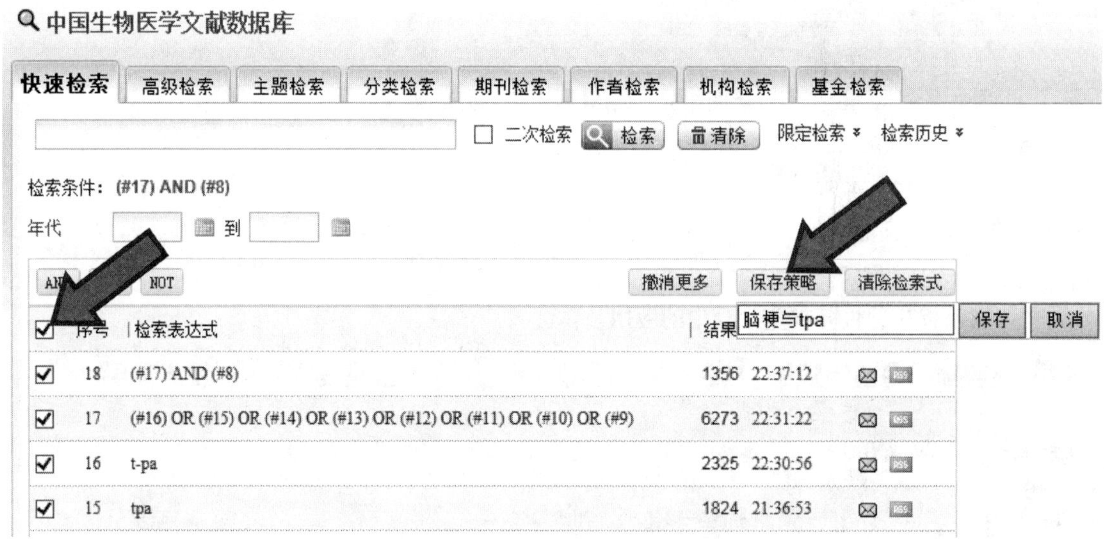

图 2-54　CBM 检索策略的保存

　　3）选择检索方式：高级检索。

　　快速检索是将检索词在全部字段范围去检索，如果觉得检索结果太多或太泛，希望将检索词限定在某个或某些字段中检索，CBM 高级检索方式可以方便地实现。

　　CBM 高级检索方式可在字段选择列表中选择适用的字段，将检索词限定该字段范围内出现，其中"常用字段"是指中文标题、关键词、摘要、主题词的组合字段，见图 2-55。

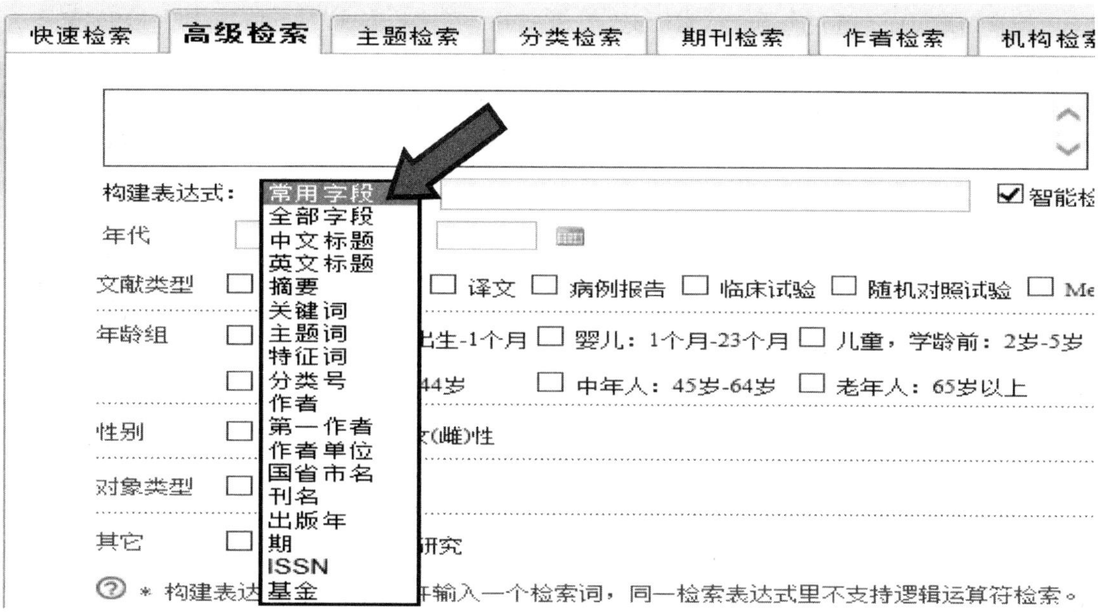

图 2-55 CBM 高级检索界面

本例如果使用高级检索方式，检索操作过程，见图 2-56、图 2-57。

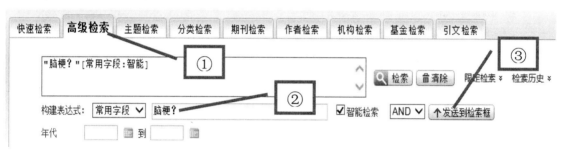

图 2-56 CBM 高级检索举例(1)

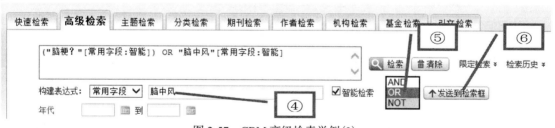

图 2-57 CBM 高级检索举例(2)

以此类推，输入其他关键词发送到检索框，最后点击"检索"按钮，见图 2-58。

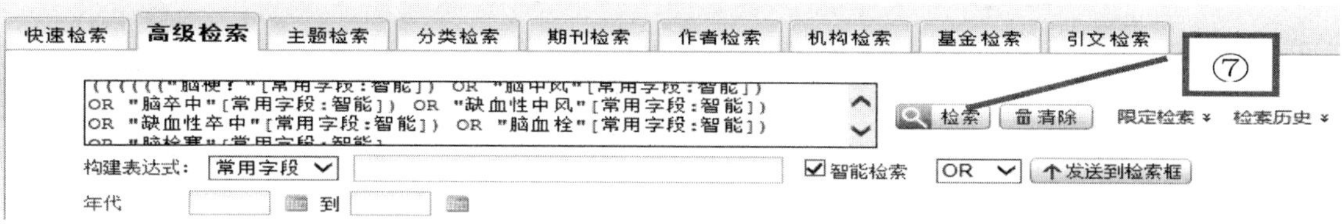

图 2-58 CBM 高级检索举例(3)

检索结果页面，通过查看"检索历史"，并打开"更多检索式"，试对比快速检索（序号 8）和高级检索（序号 19）的检索结果，见图 2-59、图 2-60。

快速检索默认将检索词在全部字段中执行智能检索，所以得到结果数量多些，查全率较高，高级检索中选择常用字段（即在中文标题、摘要、关键词、主题词字段）来检索，查准率比快速检索要高些。

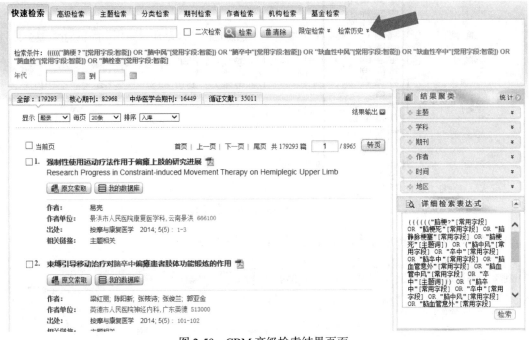

图 2-59　CBM 高级检索结果页面

	序号	检索表达式	结果	时间
☐	19	((((((("脑梗？"[常用字段:智能]) OR "脑中风"[常用字段:智能]) OR "脑卒中"[常用字段:智能]) OR "缺血性中风"[常用字段:智能]) OR "缺血性卒中"[常用字段:智能]) OR "脑血栓"[常用字段:智能]) OR "脑栓塞"[常用字段:智能]	179293	22:46:20
☐	18	(#17) AND (#8)	1356	22:37:12
☐	17	(#16) OR (#15) OR (#14) OR (#13) OR (#12) OR (#11) OR (#10) OR (#9)	6273	22:31:22
☐	16	t-pa	2325	22:30:56
☐	15	tpa	1824	21:36:53
☐	14	ttpa	4693	21:36:47
☐	13	rt-pa	917	21:36:26
☐	12	rtpa	154	21:36:18
☐	11	组织型纤维蛋白溶解酶原激活？	19	21:35:36
☐	10	组织型纤维蛋白溶酶原激活？	4706	21:35:03
☐	9	组织型纤溶酶原激活？	5014	21:34:29
☐	8	(#7) OR (#6) OR (#5) OR (#4) OR (#3) OR (#2) OR (#1)	181259	21:32:14
☐	7	缺血性卒中	4417	21:31:58
☐	6	缺血性中风	2911	21:31:48
☐	5	脑血栓	5022	21:31:37
☐	4	脑栓塞	7167	21:31:28
☐	3	脑卒中	165966	09:59:32
☐	2	脑中风	165966	09:59:23
☐	1	脑梗？	84571	07:49:37

图 2-60　CBM 的检索历史（2）

本例使用高级检索方式的完整检索步骤，见图 2-61。

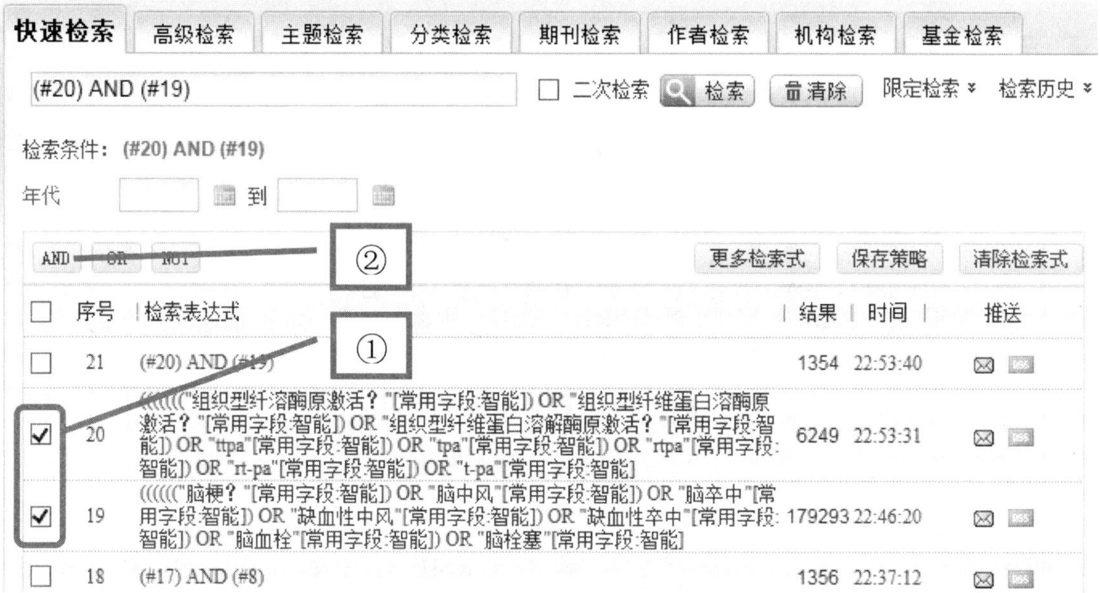

图 2-61　CBM 高级检索举例(4)

如果还想将检索范围缩小，可以单选某个字段，如"中文标题"字段、"关键词"字段，见图 2-62，使用上述同样方法，将检索范围进一步缩小，提高查准率。

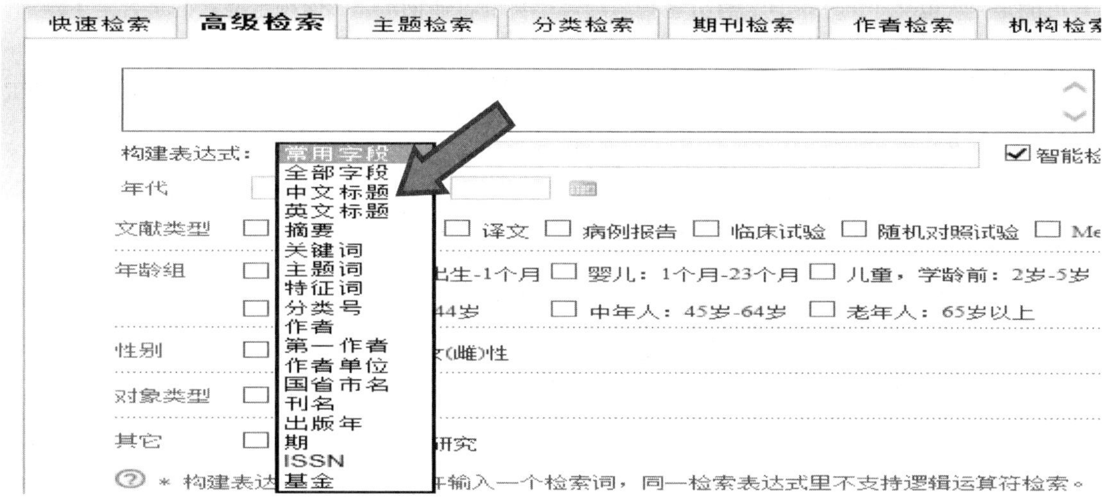

图 2-62　CBM 高级检索界面

同样的方法，使用"中文标题"字段检索的检索历史，见图 2-63。

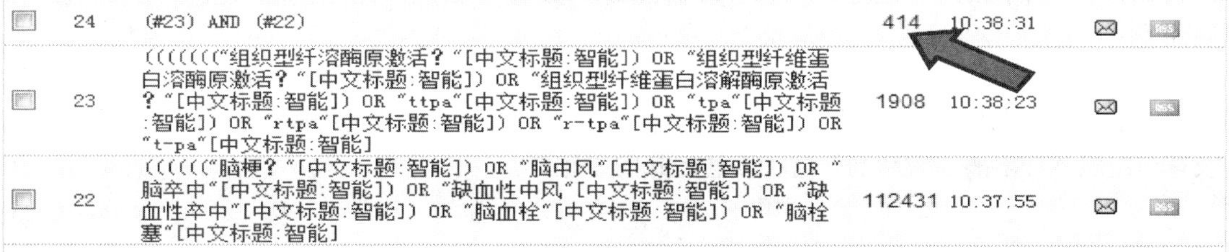

图 2-63　CBM 的检索历史(3)

同样的方法，使用"关键词"字段检索的检索历史，见图 2-64。

	序号	检索表达式	结果	时间		推送
☐	27	(#26) AND (#25)	157	10:41:26		✉ RSS
☐	26	(((((((("组织型纤溶酶原激活？"[关键词:智能]) OR "组织型纤维蛋白溶酶原激活？"[关键词:智能]) OR "组织型纤维蛋白溶解酶原激活？"[关键词:智能]) OR "ttpa"[关键词:智能]) OR "tpa"[关键词:智能]) OR "rtpa"[关键词:智能]) OR "r-tpa"[关键词:智能]) OR "t-pa"[关键词:智能]	1094	10:41:06		✉ RSS
☐	25	((((((("脑梗？"[关键词:智能]) OR "脑中风"[关键词:智能]) OR "脑卒中"[关键词:智能]) OR "缺血性中风"[关键词:智能]) OR "缺血性卒中"[关键词:智能]) OR "脑血栓"[关键词:智能]) OR "脑栓塞"[关键词:智能]	51118	10:40:07		✉ RSS

图 2-64　CBM 的检索历史(4)

4) 选择检索方式：主题检索。

CBM 的主题检索是要求使用规范化的医学主题词及副主题词来查找文献。这些主题词和副主题词来自美国国立医学图书馆编制的《医学主题词表(MeSH)》的中译本、中国中医科学院中医药信息研究所编制的《中国中医药学主题词表》。

医学主题词表对生物医学领域的词汇进行规范化，保证了一个主题词只代表一个概念，一个概念在主题词表中只有一个主题词来表示它。

使用 CBM 主题检索的难点在于如何确定主题词。从检索课题中提取出来的检索词(关键词)，有可能是经规范化了的主题词，有可能是未经规范化的普通词汇，如何确定检索词是否是主题词，以下 2 种方法供参考。

A.直接法：从检索课题中提取了关键词之后，将这个关键词输入到主题检索的检索输入框中进行"查找"，即在《医学主题词表》或《中国中医药学主题词表》中查找这个关键词是否是主题词。例如：输入关键词"脑梗死"进行查找，见图 2-65。

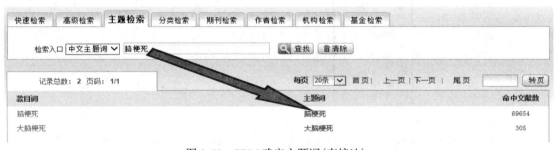

图 2-65　CBM 确定主题词(直接法)

图 2-65 中的款目词一列是主题词的同义词、近义词、相关词，主题词一列是《医学主题词表》或《中国中医药学主题词表》中的主题词，因此，"脑梗"这个概念对应的主题词是"脑梗死"。

B.间接法：这种方法适用于直接法找不到主题词的情况。例如，输入关键词"组织型纤溶酶原激活剂"，提示找不到，见图 2-66，说明在《医学主题词表》或《中国中医药学主题词表》中没有"组织型纤溶酶原激活剂"这种表达形式的主题词。

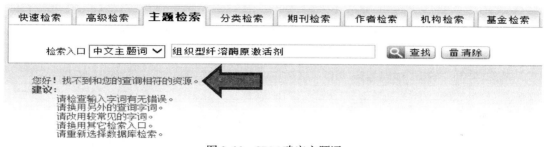

图 2-66　CBM 确定主题词

此种情况，可以选择间接法来确定主题词。

间接法是利用其他检索方式（如快速检索）的检索结果来获取主题词的一种方法。操作方法见图 2-67、图 2-68。

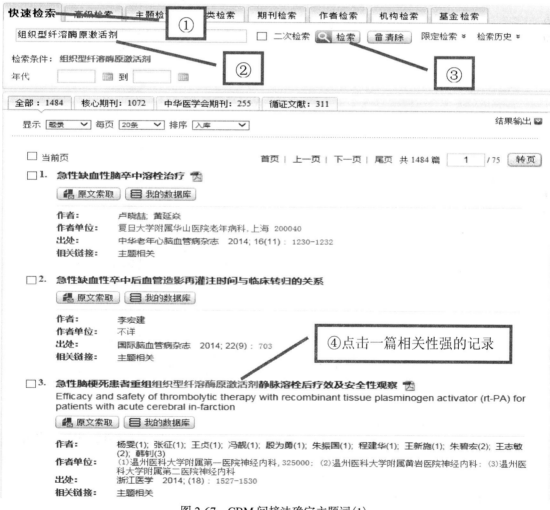

图 2-67　CBM 间接法确定主题词（1）

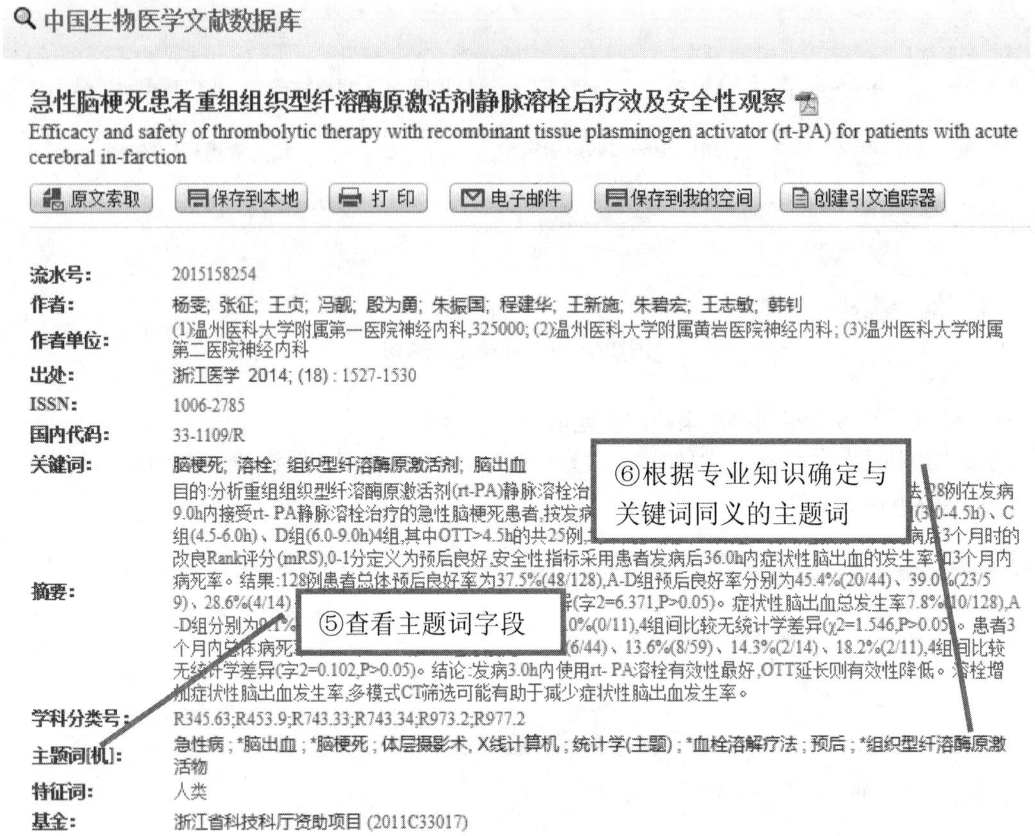

🔍 中国生物医学文献数据库

急性脑梗死患者重组组织型纤溶酶原激活剂静脉溶栓后疗效及安全性观察 📄
Efficacy and safety of thrombolytic therapy with recombinant tissue plasminogen activator (rt-PA) for patients with acute cerebral in-farction

[📚 原文索取] [💾 保存到本地] [🖨 打 印] [✉ 电子邮件] [💾 保存到我的空间] [📄 创建引文追踪器]

流水号:	2015158254
作者:	杨雯; 张征; 王贞; 冯靓; 殷为勇; 朱振国; 程建华; 王新施; 朱碧宏; 王志敏; 韩钊
作者单位:	(1)温州医科大学附属第一医院神经内科,325000; (2)温州医科大学附属黄岩医院神经内科; (3)温州医科大学附属第二医院神经内科
出处:	浙江医学 2014; (18): 1527-1530
ISSN:	1006-2785
国内代码:	33-1109/R
关键词:	脑梗死; 溶栓; 组织型纤溶酶原激活剂; 脑出血
摘要:	目的:分析重组组织型纤溶酶原激活剂(rt-PA)静脉溶栓治疗...法28例在发病9.0h内接受rt-PA静脉溶栓治疗的急性脑梗死患者,按发病...(3.0-4.5h), C组(4.5-6.0h), D组(6.0-9.0h)4组,其中OTT>4.5h的共25例...病后3个月时的改良Rank评分(mRS),0-1分定义为预后良好,安全性指标采用患者发病后36.0h内症状性脑出血的发生率和3个月内病死率。结果:128例患者总体预后良好率为37.5%(48/128),A-D组预后良好率分别为45.4%(20/44)、39.0%(23/59)、28.6%(4/14)...(字2=6.371,P>0.05)。症状性脑出血总发生率7.8%(10/128),A-D组分别为...0%(0/11),4组间比较无统计学差异(χ2=1.546,P>0.05)。患者3个月内总体病死...(6/44)、13.6%(8/59)、14.3%(2/14)、18.2%(2/11),4组间比较无统计学差异(字2=0.102,P>0.05)。结论:发病3.0h内使用rt-PA溶栓有效性最好,OTT延长则有效性降低。溶栓增加症状性脑出血发生率,多模式CT筛选可能有助于减少症状性脑出血发生率。
学科分类号:	R345.63;R453.9;R743.33;R743.34;R973.2;R977.2
主题词[机]:	急性病; *脑出血; *脑梗死; 体层摄影术, X线计算机; 统计学(主题); *血栓溶解疗法; 预后; *组织型纤溶酶原激活物
特征词:	人类
基金:	浙江省科技厅资助项目 (2011C33017)

⑥根据专业知识确定与关键词同义的主题词

⑤查看主题词字段

图 2-68　CBM 间接法确定主题词(2)

通过上述方法找到主题词后,需要进一步选择该主题词所要组配的副主题词。

副主题词又称为限定词,它是对同一主题词下不同研究方面进行限定,使查找的内容更为专指,目前共有 83 个副主题词。例如,"脑梗死"这个主题词下选择"药物疗法"这个副主题词一起组配来查找文献,表明查到的文献是使用药物治疗脑梗的文献,与之无关的文献就被排除。因此,主题词之后选择副主题词组配来检索,在某种程度上可以帮助使用者更加精确地查找文献。

在 CBM 主题检索方式下,找到合适的主题词,点击进入,才能选择副主题词。

每个副主题词都有自身特定的使用范畴和功能,这些使用规定可以在副主题词对话框中点击某个具体的副主题词即可获得。例如,"治疗"这个副主题词的注释中是这样规定的:"与疾病主题词组配,表明对疾病的治疗,不包括药物疗法、饮食疗法、放射疗法及外科学,因已有相应的副主题词,但可用于涉及综合疗法的文献和书籍"。因此,"治疗"这个副主题词可以在疾病主题词中使用,适用于某种疾病的综合治疗或不明确具体哪种治疗方式的情形,特别要指出的是,如果涉及具体的治疗方式如药物治疗、膳食治疗、放射治疗、手术治疗等,就要相应地选择"药物疗法"、"膳食疗法"、"放射疗法"、"外科学"等这些具体的副主题词。

例如:查找有关应用药物治疗脑梗的文献,在"脑梗死"这个主题词之下选用副主题词"药物疗法"比副主题词"治疗"更准确,见图 2-69、图 2-70。

想查找有关使用重组组织型纤溶酶原治疗疾病的文献,则在主题词"组织型纤溶酶原激活物"下选择副主题词"治疗应用"则表明查到的文献是使用组织型纤溶酶原激活剂治疗各种疾病的文献,见图 2-71。

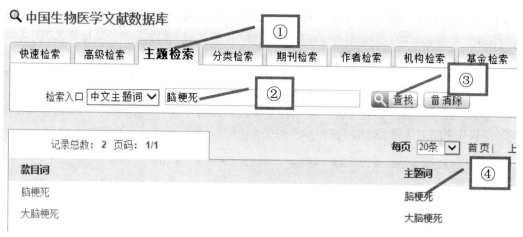

图 2-69　CBM 主题词、副主题词的选择(1)

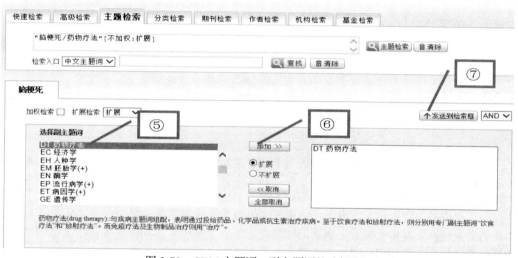

图 2-70　CBM 主题词、副主题词的选择(2)

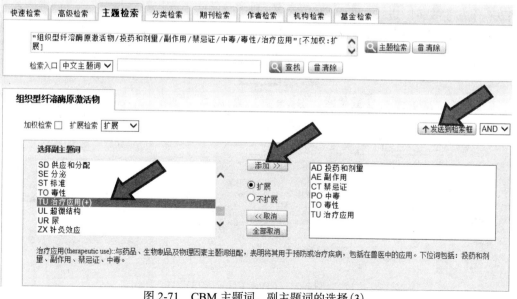

图 2-71　CBM 主题词、副主题词的选择(3)

副主题词必须与主题词进行组配才能使用。副主题词的选择原则主要有两点：首先选用准确的副主题词；其次，在没有准确的副主题词时通常选用"全部副主题词"来扩展检索范围，要 CBM 不选任何一个副主题词，表明使用"全部副主题词"来组配该主题词进行检索。例如：查找有关全脑血管造影术对脑血管检查的意义，"脑血管造影术"这个主题词之下没有合适的副主题词，这种情况下选择"全部副主题词"，在主题检索操作中，不勾选任何一个副主题词，直接点击"发送到检索框"即可，见图 2-72。此外，还要注意一点，CBM 中同一个主题词之下勾选了多个副主题词，则这几个副主题词之间是"逻辑或"的关系。

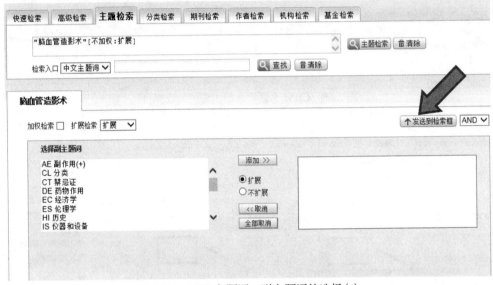

图 2-72 CBM 主题词、副主题词的选择(4)

结合 CBM 主题检索的要求，对本例题分析进行细化。

A.初步提取的关键词作为检索词：脑梗死、组织型纤溶酶原激活剂。

B.确定主题词：直接法确定了主题词"脑梗死"、"卒中"，间接法确定了主题词"组织型纤溶酶原激活物"、"颅内栓塞和血栓形成"。

C.副主题词：分别进入主题词"脑梗死"、"卒中"、"颅内血栓形成"、"颅内栓塞"，均选择"药物疗法"作为副主题词；进入主题词"组织型纤溶酶原激活物"，选择"治疗应用(+)"作为副主题词。

一步完整的主题检索操作步骤，见图 2-73、图 2-74。

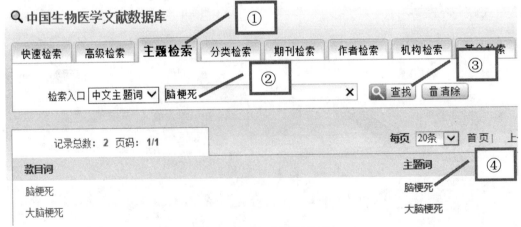

图 2-73 CBM 主题检索(1)

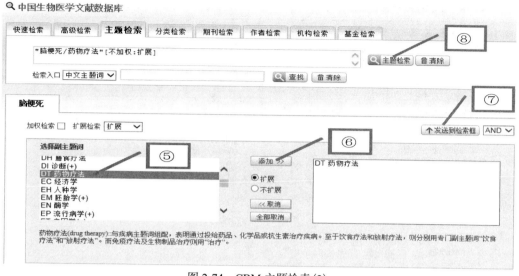

图 2-74 CBM 主题检索(2)

　　同样的方法，分别操作"卒中"、"颅内血栓形成"、"颅内栓塞"这几个主题词及其副主题词"药物疗法"组配的主题检索步骤，见图 2-75～图 2-80 。

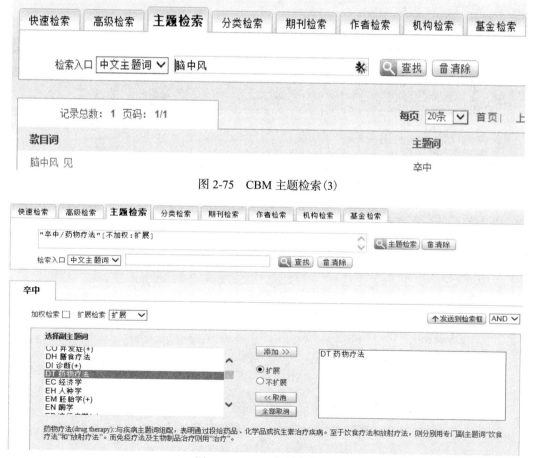

图 2-75 CBM 主题检索(3)

图 2-76 CBM 主题检索(4)

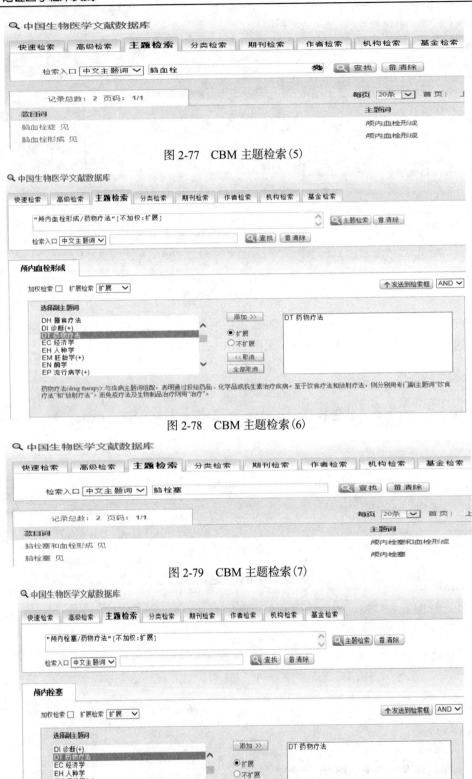

图 2-77　CBM 主题检索(5)

图 2-78　CBM 主题检索(6)

图 2-79　CBM 主题检索(7)

图 2-80　CBM 主题检索(8)

　　同样的方法，操作主题词"组织型纤溶酶原激活物"及其副主题词"治疗应用(+)"组配的主题检索步骤，见图 2-81、图 2-82 。

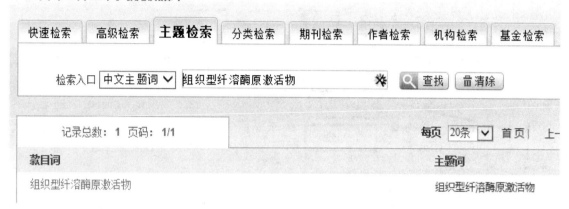

图 2-81　CBM 主题检索(9)

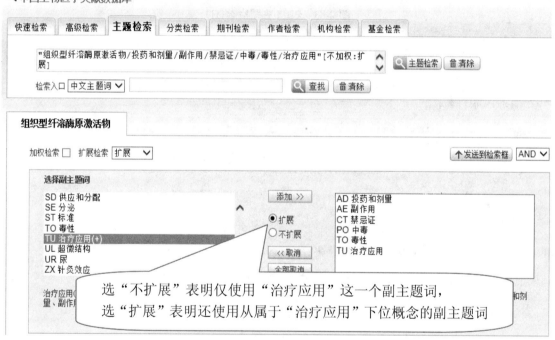

图 2-82　CBM 主题检索(10)

　　将"脑梗"这个概念的主题检索步骤与"重组组织型纤溶酶原激活剂"这个概念的主题检索步骤进行逻辑组配检索，见图 2-83。

　　在 CBM 的主题检索方式下，有一个很重要的缩小检索范围、提高查准率的检索技术，即"加权检索"。使用该技术仅检索出"重点论述"某主题内容的文献，而剔除"仅仅提到"或"一般论述"该主题内容的文献，见图 2-84。

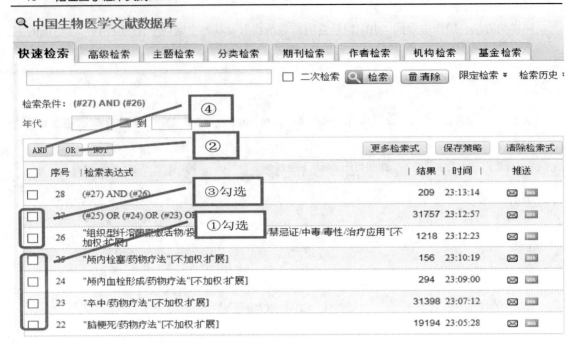

图 2-83　CBM 主题检索(11)

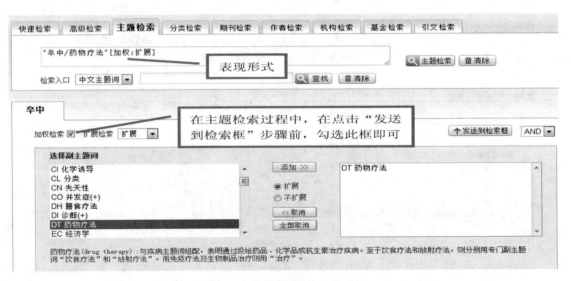

图 2-84　CBM 主题检索(12)

对本例题执行加权检索后的检索历史,见图 2-85。

在 CBM 的主题检索方式下,还可以通过不选择特定副主题词,即使用全部副主题词来扩大范围,操作方法见图 2-86。

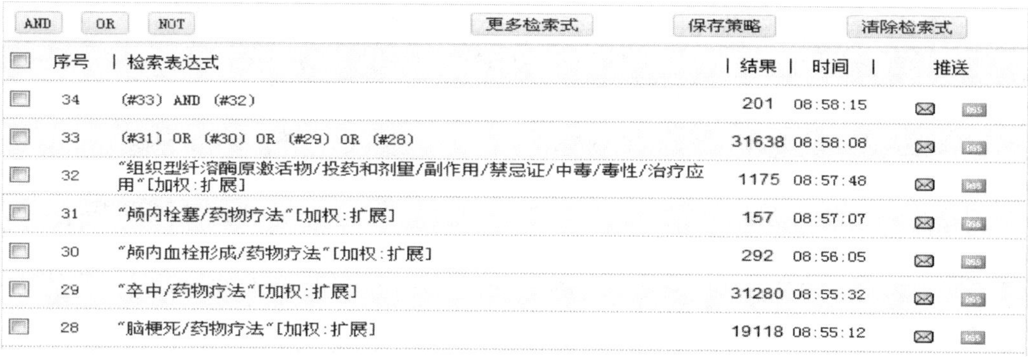

AND　OR　NOT　更多检索式　保存策略　清除检索式

序号	检索表达式	结果	时间	推送
34	(#33) AND (#32)	201	08:58:15	
33	(#31) OR (#30) OR (#29) OR (#28)	31638	08:58:08	
32	"组织型纤溶酶原激活物/投药和剂量/副作用/禁忌证/中毒/毒性/治疗应用"[加权:扩展]	1175	08:57:48	
31	"颅内栓塞/药物疗法"[加权:扩展]	157	08:57:07	
30	"颅内血栓形成/药物疗法"[加权:扩展]	292	08:56:05	
29	"卒中/药物疗法"[加权:扩展]	31280	08:55:32	
28	"脑梗死/药物疗法"[加权:扩展]	19118	08:55:12	

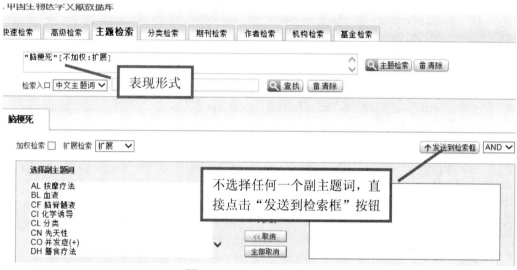

图 2-85　CBM 主题检索的检索历史(1)

图 2-86　CBM 主题检索(13)

本例所有主题词均选择“全部副主题词”进行主题检索的检索历史，见图 2-87。

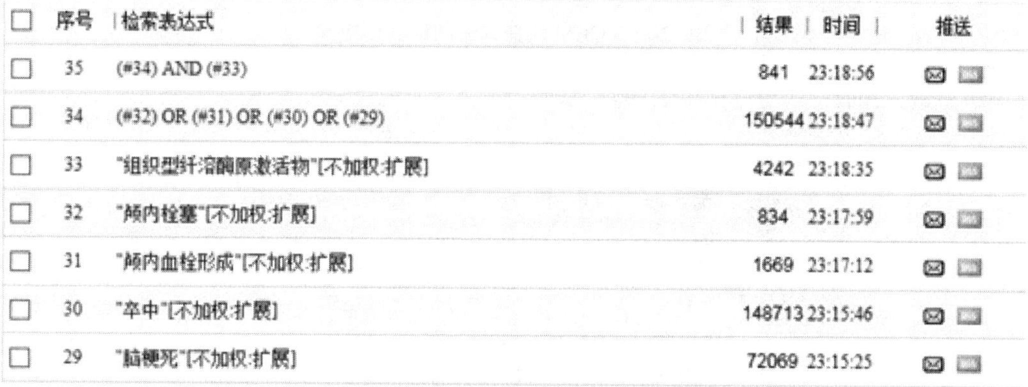

序号	检索表达式	结果	时间	推送
35	(#34) AND (#33)	841	23:18:56	
34	(#32) OR (#31) OR (#30) OR (#29)	150544	23:18:47	
33	"组织型纤溶酶原激活物"[不加权:扩展]	4242	23:18:35	
32	"颅内栓塞"[不加权:扩展]	834	23:17:59	
31	"颅内血栓形成"[不加权:扩展]	1669	23:17:12	
30	"卒中"[不加权:扩展]	148713	23:15:46	
29	"脑梗死"[不加权:扩展]	72069	23:15:25	

图 2-87　CBM 主题检索的检索历史(2)

5) 多种检索方式的组合：在 CBM 可以将多种检索方式的检索结果进行组合。以本案例为例，快速检索方式检索历史，见图 2-88。

	18	(#17) AND (#8)	1356	22:37:12
☐	18	(#17) AND (#8)	1356	22:37:12
☐	17	(#16) OR (#15) OR (#14) OR (#13) OR (#12) OR (#11) OR (#10) OR (#9)	6273	22:31:22
☐	16	t-pa	2325	22:30:56
☐	15	tpa	1824	21:36:53
☐	14	ttpa	4693	21:36:47
☐	13	rt-pa	917	21:36:26
☐	12	rtpa	154	21:36:18
☐	11	组织型纤维蛋白溶解酶原激活？	19	21:35:36
☐	10	组织型纤维蛋白溶酶原激活？	4706	21:35:03
☐	9	组织型纤溶酶原激活？	5014	21:34:29
☐	8	(#7) OR (#6) OR (#5) OR (#4) OR (#3) OR (#2) OR (#1)	181259	21:32:14
☐	7	缺血性卒中	4417	21:31:58
☐	6	缺血性中风	2911	21:31:48
☐	5	脑血栓	5022	21:31:37
☐	4	脑栓塞	7167	21:31:28
☐	3	脑卒中	165966	09:59:32
☐	2	脑中风	165966	09:59:23
☐	1	脑梗？	84571	07:49:37

图 2-88　CBM 快速检索的检索历史

高级检索方式的检索历史见图 2-89。

☐	21	(#20) AND (#19)	1354	22:53:40
☐	20	(((((("组织型纤溶酶原激活？"[常用字段:智能]) OR "组织型纤维蛋白溶酶原激活？"[常用字段:智能]) OR "组织型纤维蛋白溶解酶原激活？"[常用字段:智能]) OR "ttpa"[常用字段:智能]) OR "tpa"[常用字段:智能]) OR "rtpa"[常用字段:智能]) OR "rt-pa"[常用字段:智能]) OR "t-pa"[常用字段:智能]	6249	22:53:31
☐	19	(((((("脑梗？"[常用字段:智能]) OR "脑中风"[常用字段:智能]) OR "脑卒中"[常用字段:智能]) OR "缺血性中风"[常用字段:智能]) OR "缺血性卒中"[常用字段:智能]) OR "脑血栓"[常用字段:智能]) OR "脑栓塞"[常用字段:智能]	179293	22:46:20

图 2-89　CBM 高级检索的检索历史

主题检索的检索历史见图 2-90。

□	35	(#34) AND (#33)	841	23:18:56
□	34	(#32) OR (#31) OR (#30) OR (#29)	150544	23:18:47
□	33	"组织型纤溶酶原激活物"[不加权:扩展]	4242	23:18:35
□	32	"颅内栓塞"[不加权:扩展]	834	23:17:59
□	31	"颅内血栓形成"[不加权:扩展]	1669	23:17:12
□	30	"卒中"[不加权:扩展]	148713	23:15:46
□	29	"脑梗死"[不加权:扩展]	72069	23:15:25
□	28	(#27) AND (#26)	209	23:13:14
□	27	(#25) OR (#24) OR (#23) OR (#22)	31757	23:12:57
□	26	"组织型纤溶酶原激活物/投药和剂量/副作用/禁忌证/中毒/毒性/治疗应用"[不加权:扩展]	1218	23:12:23
□	25	"颅内栓塞/药物疗法"[不加权:扩展]	156	23:10:19
□	24	"颅内血栓形成/药物疗法"[不加权:扩展]	294	23:09:00
□	23	"卒中/药物疗法"[不加权:扩展]	31398	23:07:12
□	22	"脑梗死/药物疗法"[不加权:扩展]	19194	23:05:28

图 2-90　CBM 主题检索的检索历史

为扩大检索范围，提高查全率，可将多种检索结果进行“逻辑或”运算，见图 2-91。

□	序号	检索表达式	结果	时间
□	36	(#35) OR (#21) OR (#18)	1359	23:25:26

图 2-91　CBM 多种检索方式的组配(1)

也可以先分别将这两个概念在不同检索方式的检索结果“逻辑或”(OR)运算，再执行“逻辑与”运算，见图 2-92。

AND　OR　NOT　　　更多检索式　保存策略

□	序号	检索表达式	结果	时间
□	39	(#38) AND (#37)	1360	23:28:08
□	38	(#33) OR (#20) OR (#17)	6273	23:27:59
□	37	(#34) OR (#19) OR (#8)	182128	23:27:40

图 2-92　CBM 多种检索方式的组配(2)

请对比并思考，追求查全率，哪些方法可供选择，追求查准率，哪些方法可供选择，根据课题需要，有取有舍，灵活运用，即为检索策略合理构建与调整。

（2）PubMed：由于 CBM 与 PubMed 具有良好的兼容性，因此，强烈建议熟悉上述"CBM"的内容。在理解和掌握了 CBM 的检索方法基础上，掌握 PubMed 更容易。

常用的 PubMed 检索方式有基本检索、高级检索和主题检索。在 PubMed 的任一界面，点击 ![PubMed.gov] 或 "PubMed Home" 均可返回 PubMed 首页，可在首页上进入需要使用的检索方式。

PubMed 基本检索方式与 CBM 的快速检索类似，它的智能化程度更高，见图 2-93。

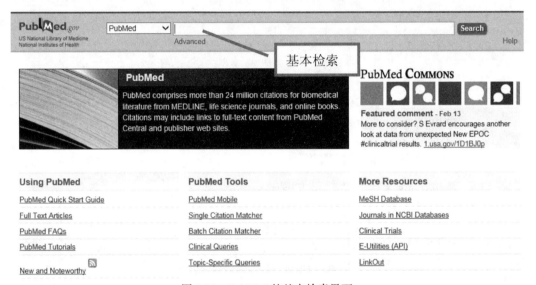

图 2-93　PubMed 的基本检索界面

PubMed 高级检索（Advanced）除了可以指定在特定的某个字段或组合字段去检索外，还同时兼有类似 CBM 中检索历史的功能，即可以对多个检索步骤进行逻辑组合检索，见图 2-94、图 2-95。

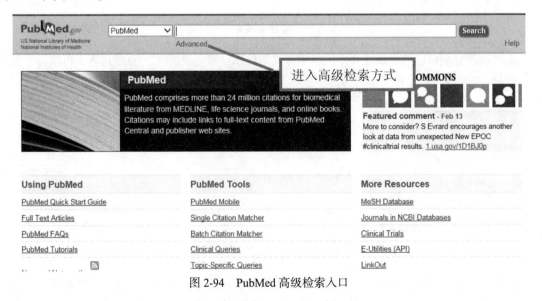

图 2-94　PubMed 高级检索入口

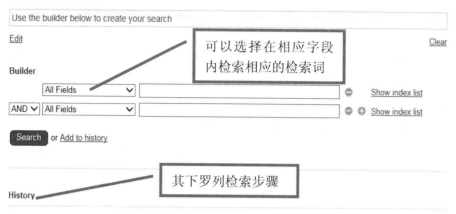

图 2-95　PubMed 高级检索界面

PubMed 主题检索（MeSH Database）与 CBM 主题检索的使用方法类同，见图 2-96、图 2-97。

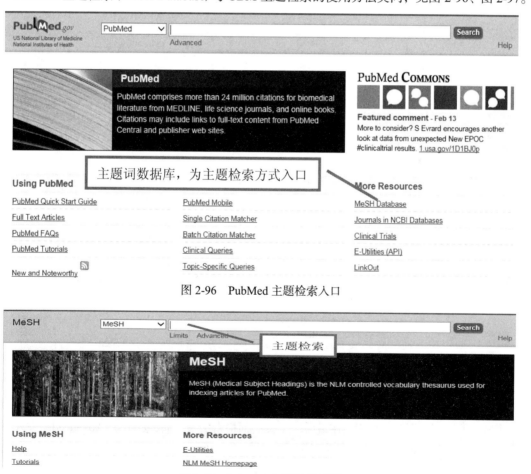

图 2-96　PubMed 主题检索入口

图 2-97　PubMed 主题检索界面

　　结合本案例，沿用 CBM 中的检索课题举例，查找有关重组组织型纤溶酶原激活剂对 3 小时以内时间窗的急性脑梗死治疗的文献报道。

1) 分析课题：此处与 CBM 的课题分析部分类似，不再详述。

与脑梗相关的英文关键词：stroke、strokes、apoplexy、brain infarction、brain infarctions、intracranial thrombosis、intracranial thromboses、intracranial thrombus、cerebral thrombosis、cerebral thromboses、cerebral thrombus、brain thrombosis、brain thromboses、brain thrombus、intracranial embolism、intracranial embolus、intracranial emboli、cerebral embolism、cerebral embolus、cerebral emboli、brain embolism、brain embolus、brain emboli。

与重组组织型纤溶酶酶激活剂相关的英文关键词：tissue plasminogen activator、tissue type plasminogen activator、ttpa、rtpa、rt-pa、t-pa。

2) 选择检索方式：基本检索。

PubMed 的基本检索具有自动词语匹配功能，即只要在检索框中输入有实际意义的检索词，如关键词、期刊名、作者等，PubMed 将按这个检索词的实际意义，在相应范围内进行扩展智能检索。但当使用上短语检索、截词检索等检索技术后，自动词语匹配功能将关闭。因此，本例选择将各个关键词逐一输入分步检索，不使用截词、短语检索等检索技术。

检索操作见图 2-98，图 2-99。

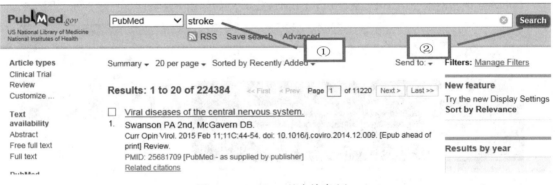

图 2-98　PubMed 基本检索(1)

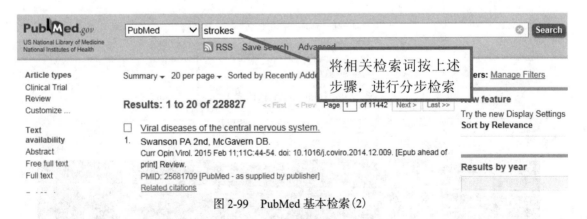

图 2-99　PubMed 基本检索(2)

将所有关键词分别输入检索，在最后一个关键词检索结果页面，点击 "Advanced" 进入高级检索方式，见图 2-100，查看检索历史(History)，见图 2-101。

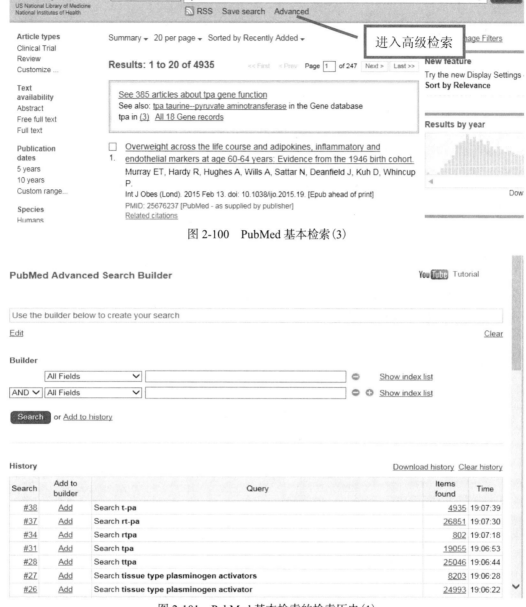

图 2-100　PubMed 基本检索(3)

图 2-101　PubMed 基本检索的检索历史(1)

将页面继续往下拉，可以看到所有检索步骤，见图 2-102。

按不同的概念对相关的关键词检索结果进行"逻辑或"运算。如"脑梗"这个概念，逐一点击#1～#23 序号之后的"Add"，即可将这些检索步骤添加到高级检索方式上半部分的"Buider"列表中，然后，将检索行间的逻辑关系选为"OR"，并点击"Search"按钮，见图 2-103。

再次进入"Advanced"页面，图 2-103 操作后产生的序号为#39 的检索步骤，检索历史见图 2-104 所示。按上述相同方法，对重组组织型纤溶酶原激活剂的相关关键词进行"逻辑或"组合检索，见图 2-105、图 2-106，产生序号为#40 的检索步骤，按图 2-107 所示步骤，将这两个概念进行"逻辑与"运算检索。

Search	Add to builder	Query	Items found
#38	Add	Search t-pa	4935
#37	Add	Search rt-pa	26851
#34	Add	Search rtpa	802
#31	Add	Search tpa	19055
#28	Add	Search ttpa	25046
#27	Add	Search tissue type plasminogen activators	8203
#26	Add	Search tissue type plasminogen activator	24993
#25	Add	Search tissue plasminogen activators	20352
#24	Add	Search tissue plasminogen activator	24993
#23	Add	Search brain emboli	13461
#22	Add	Search brain embolus	13000
#21	Add	Search brain embolism	15345
#20	Add	Search cerebral emboli	13830
#19	Add	Search cerebral embolus	13133
#18	Add	Search cerebral embolism	16132
#17	Add	Search intracranial emboli	12965
#16	Add	Search intracranial embolus	12826
#15	Add	Search intracranial embolism	12720
#14	Add	Search brain thrombus	16985
#13	Add	Search brain thromboses	16245
#12	Add	Search brain thrombosis	19517
#11	Add	Search cerebral thrombus	17585
#10	Add	Search cerebral thromboses	16351
#9	Add	Search cerebral thrombosis	21169
#8	Add	Search intracranial thrombus	16651
#7	Add	Search intracranial thromboses	16164
#6	Add	Search intracranial thrombosis	16118
#5	Add	Search brain infarctions	40886
#4	Add	Search brain infarction	40170
#3	Add	Search apoplexy	226648
#2	Add	Search strokes	228827
#1	Add	Search stroke	224384

图 2-102　PubMed 基本检索的检索历史(2)

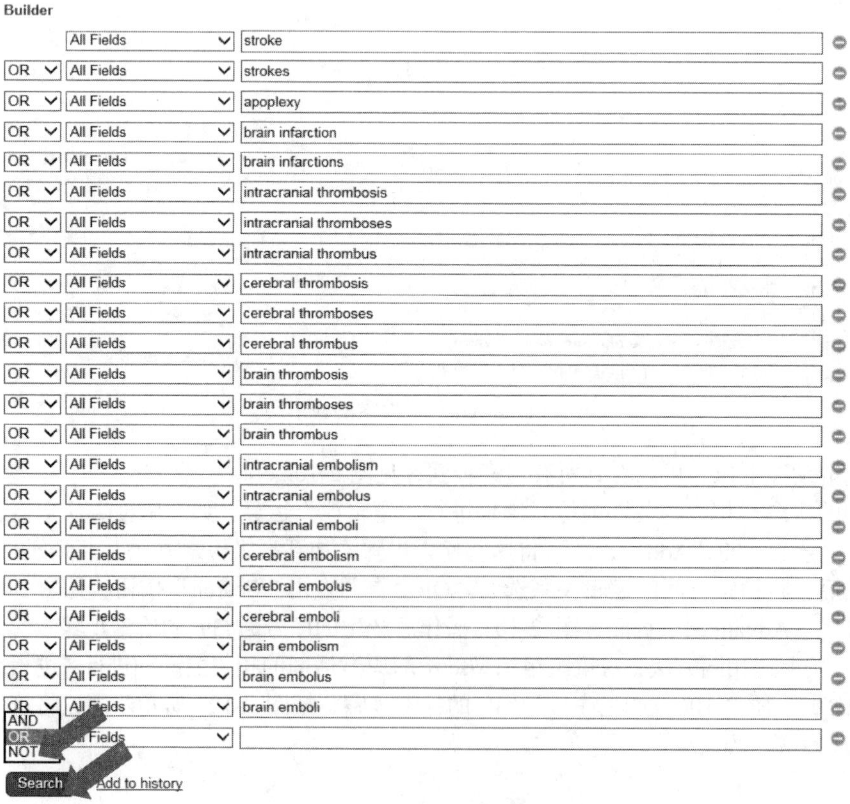

Builder

	All Fields	stroke	⊖
OR	All Fields	strokes	⊖
OR	All Fields	apoplexy	⊖
OR	All Fields	brain infarction	⊖
OR	All Fields	brain infarctions	⊖
OR	All Fields	intracranial thrombosis	⊖
OR	All Fields	intracranial thromboses	⊖
OR	All Fields	intracranial thrombus	⊖
OR	All Fields	cerebral thrombosis	⊖
OR	All Fields	cerebral thromboses	⊖
OR	All Fields	cerebral thrombus	⊖
OR	All Fields	brain thrombosis	⊖
OR	All Fields	brain thromboses	⊖
OR	All Fields	brain thrombus	⊖
OR	All Fields	intracranial embolism	⊖
OR	All Fields	intracranial embolus	⊖
OR	All Fields	intracranial emboli	⊖
OR	All Fields	cerebral embolism	⊖
OR	All Fields	cerebral embolus	⊖
OR	All Fields	cerebral emboli	⊖
OR	All Fields	brain embolism	⊖
OR	All Fields	brain embolus	⊖
OR	All Fields	brain emboli	⊖
OR	All Fields		⊖

AND
OR
NOT

Search　Add to history

图 2-103　PubMed 基本检索各步骤的组配(1)

PubMed Advanced Search Builder　　　　　　　　　　　　　　You Tube Tutorial

Use the builder below to create your search

Edit　　　　　　　　　　　　　　　　　　　　　　　　　　　　　　Clear

Builder

| All Fields ∨ | | ⊖ | Show index list |
| AND ∨ | All Fields ∨ | | ⊖ ⊕ | Show index list |

[Search] or Add to history

History　　　　　　　　　　　　　　　　　　Download history Clear history

Search	Add to builder	Query	Items found	Time
#39	Add	Search ((((((((((((((((((((((stroke) OR strokes) OR apoplexy) OR brain infarction) OR brain infarctions) OR intracranial thrombosis) OR intracranial thromboses) OR intracranial thrombus) OR cerebral thrombosis) OR cerebral thromboses) OR cerebral thrombus) OR brain thrombosis) OR brain thromboses) OR brain thrombus) OR intracranial embolism) OR intracranial embolus) OR intracranial emboli) OR cerebral embolism) OR cerebral embolus) OR cerebral emboli) OR brain embolism) OR brain embolus) OR brain emboli	258967	19:19:13
#38	Add	Search t-pa	4935	19:07:39

图 2-104　PubMed 基本检索各步骤的组配(2)

#38	Add	Search **t-pa**		4935
#37	Add	Search **rt-pa**		26851
#34	Add	Search **rtpa**	逐一点击添加	802
#31	Add	Search **tpa**		19055
#28	Add	Search **ttpa**		25046
#27	Add	Search **tissue type plasminogen activators**		8203
#26	Add	Search **tissue type plasminogen activator**		24993
#25	Add	Search **tissue plasminogen activators**		20352
#24	Add	Search **tissue plasminogen activator**		24993

图 2-105　PubMed 基本检索各步骤的组配(3)

Builder

All Fields ∨	tissue plasminogen activator	⊖	Show index list
OR ∨	All Fields ∨	tissue plasminogen activators	⊖	Show index list
OR ∨	All Fields ∨	tissue type plasminogen activator	⊖	Show index list
OR ∨	All Fields ∨	tissue type plasminogen activators	⊖	Show index list
OR ∨	All Fields ∨	ttpa	⊖	Show index list
OR ∨	All Fields ∨	tpa	⊖	Show index list
OR ∨	All Fields ∨	rtpa	⊖	Show index list
OR ∨	All Fields ∨	rt-pa	⊖	Show index list
OR ∨	All Fields ∨	t-pa	⊖	Show index list
OR ∨	All Fields ∨		⊖ ⊕	Show index list

[Search] or Add to history

图 2-106　PubMed 基本检索各步骤的组配(4)

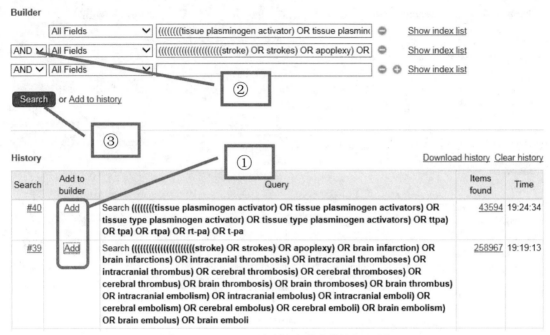

图 2-107　PubMed 基本检索各步骤的组配(5)

图 2-108 为检索结果页面，页面的左侧是 "filters" 滤过区，即限定检索区。如果需要对文献类型进行限定，选择 "Article types" 来限定，所有的文献类型选项可以通过 "Article types" 之下的 "Customized" 自定义选项来选择，见图 2-109。

以检索结果限定 "Meta-Analysis" 为例，在图 2-109 中点击 "Show" 之后，在页面中再次点击 "Meta-Analysis"，则返回关于脑梗与重组组织型纤溶酶原激活剂中关于 Meta-Analysis 的文献，见图 2-110。

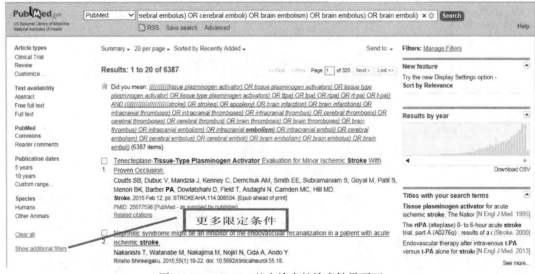

图 2-108　PubMed 基本检索的检索结果页面

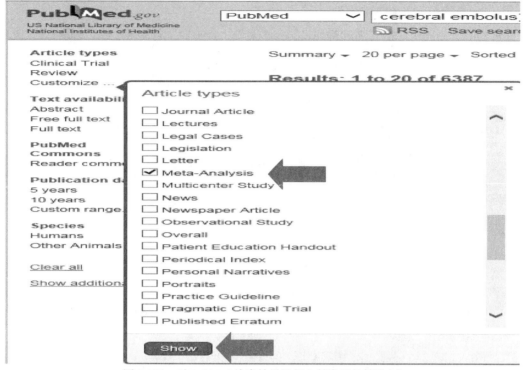

图 2-109　对 PubMed 检索结果进行文献类型的筛选(1)

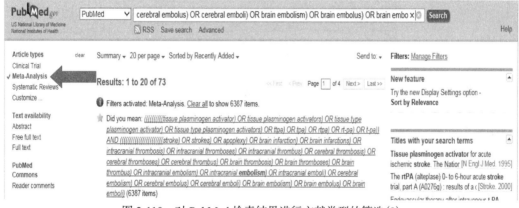

图 2-110　对 PubMed 检索结果进行文献类型的筛选(2)

3)选择检索方式：主题检索(MeSH Database)。

PubMed 的主题检索需使用美国国立医学图书馆研发的医学主题词(MeSH)，CBM 主题检索的中文主题词中，除了中医药概念以外的主题词词汇都是来源于 MeSH，是 MeSH 的中文版。

在 PubMed 中确定主题词的方法可以参照 CBM 主题检索中介绍过的直接法、间接法，还可以使用"他山之石"法。

"他山之石"法即借助 CBM 通过直接法或间接法找到主题词，在 CBM 主题检索方式下，点击进入具体某个主题词，即获得英文主题词和英文的副主题词。以确定"脑梗死"的英文主题词为例，见图 2-111、图 2-112。

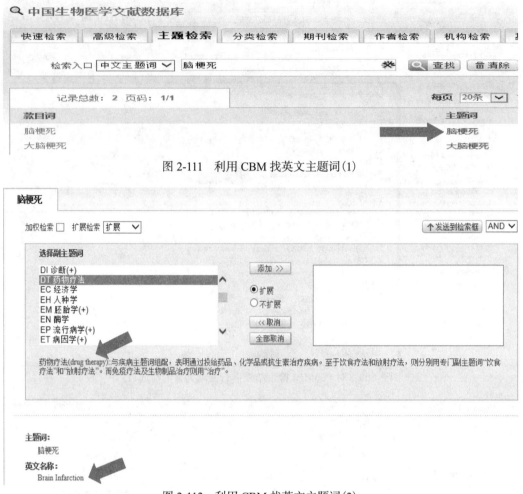

图 2-111 利用 CBM 找英文主题词(1)

图 2-112 利用 CBM 找英文主题词(2)

不管什么方法，确定适用的主题词和副主题词后，检索步骤见图 2-113～图 2-115。

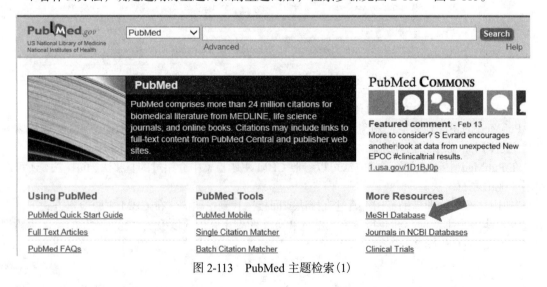

图 2-113 PubMed 主题检索(1)

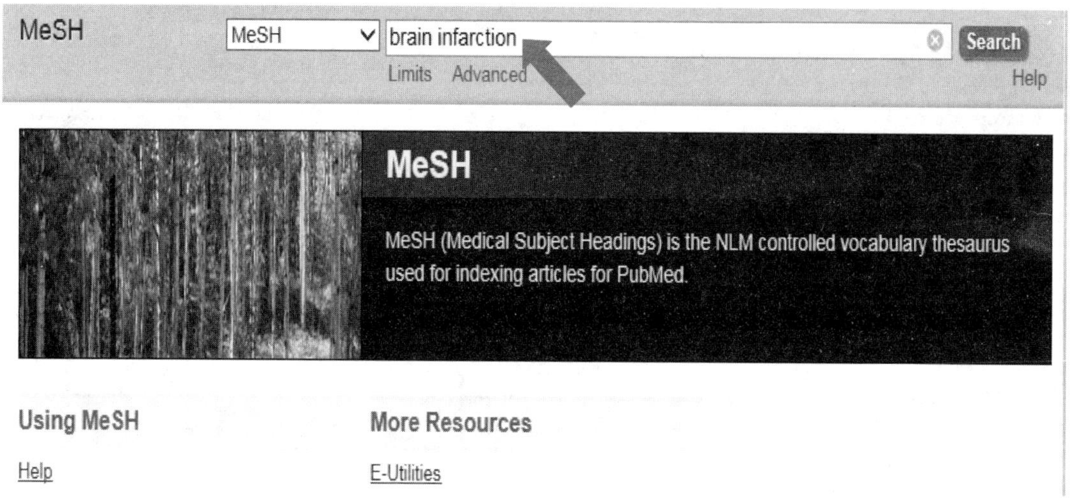

图 2-114　PubMed 主题检索(2)

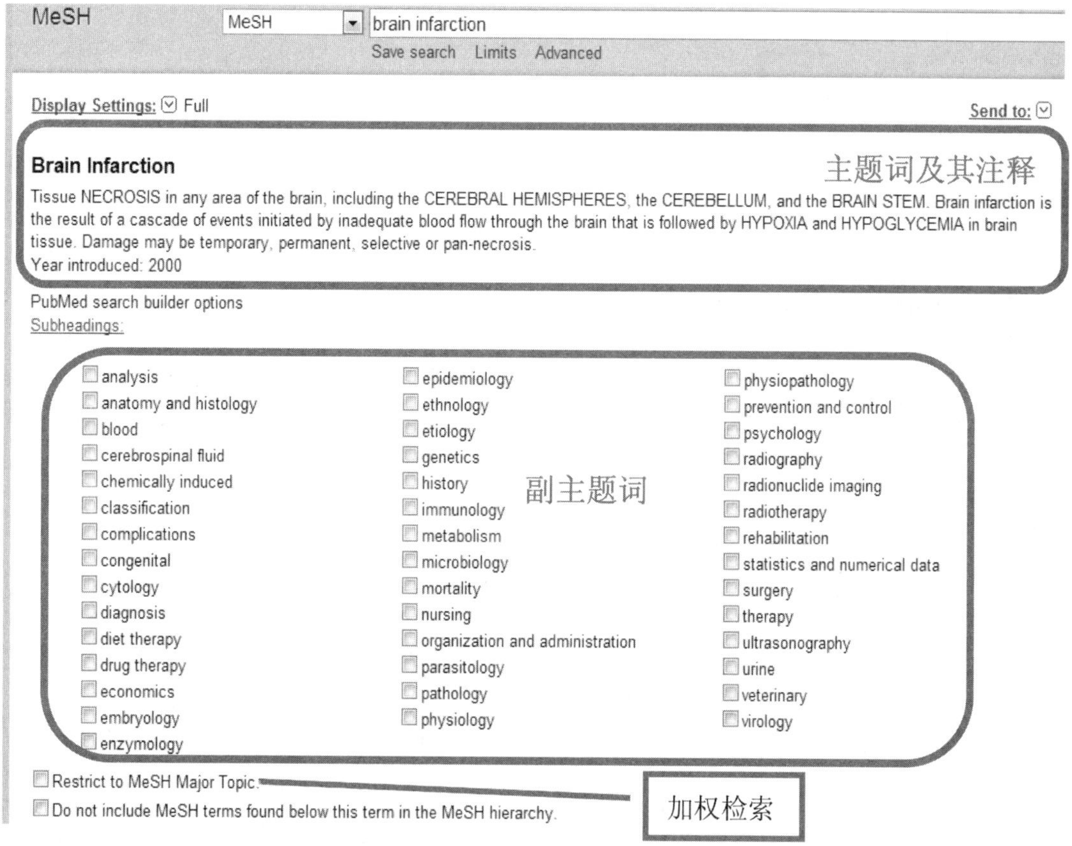

图 2-115　PubMed 主题检索(3)

　　根据需要，选择副主题词，添加到检索构建框中，最后点击"Search PubMed"按钮检索文献，见图 2-116。

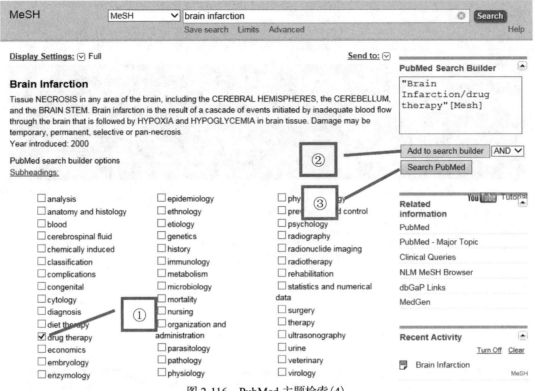

图 2-116　PubMed 主题检索（4）

　　按上述方法，进行多个主题词的分步检索。在"Mesh database"中输入"Stroke"进行主题检索，见图 2-117、图 2-118。

　　同样的方法，对主题词"Intracranial Thrombosis"选择副主题词"drug therapy"组配、对主题词"Intracranial Embolism"选择副主题词"drug therapy"及主题词"Tissue Plasminogen Activator"选择"therapeutic use"组配在 PubMed 中进行主题检索。

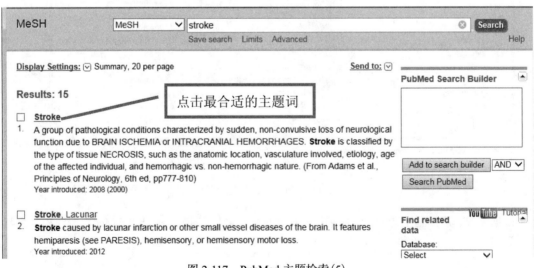

图 2-117　PubMed 主题检索（5）

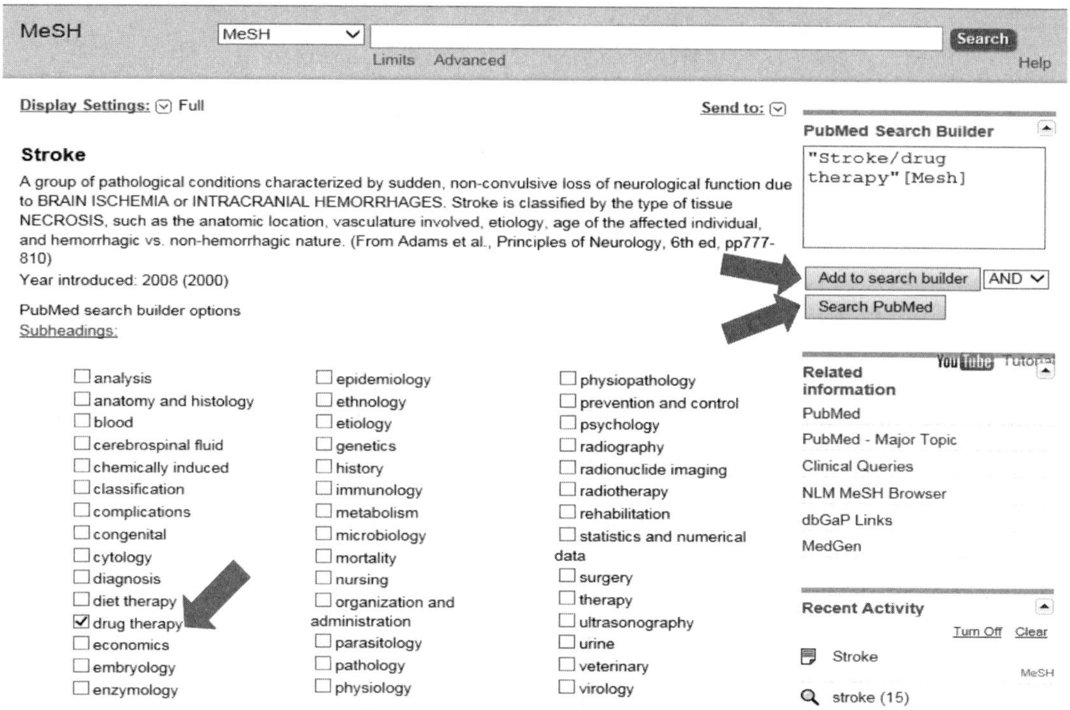

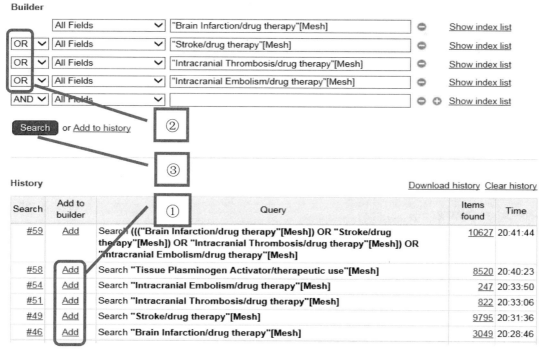

图 2-118　PubMed 主题检索(6)

进入"Advanced"对检索步骤进行逻辑组合，见图 2-119、图 2-120。

图 2-119　PubMed 主题检索多个步骤的组合(1)

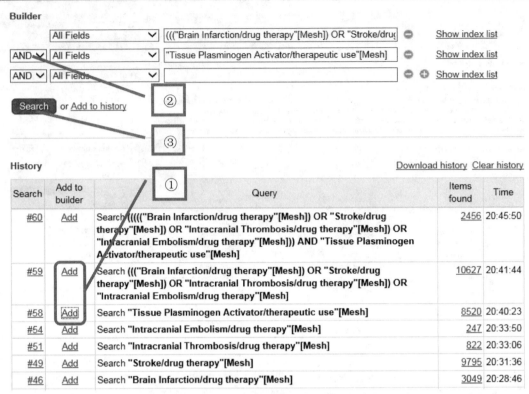

图 2-120　PubMed 主题检索多个步骤的组合(2)

使用"加权检索"可以缩小检索范围，在 PubMed 主题检索过程中，只需在下图中 "Restrict to MeSH Major Topic" 前的方框中打勾，见图 2-121。

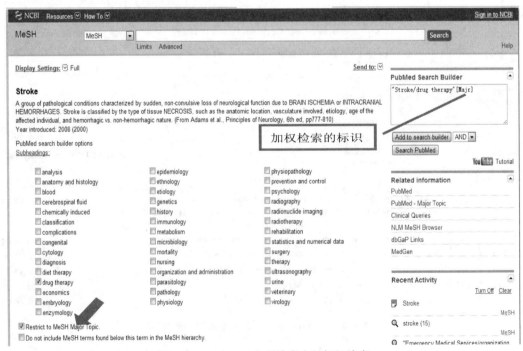

图 2-121　PubMed 主题检索中的加权检索

本案例使用加权检索技术后的检索历史见图 2-122。

图 2-122 PubMed 主题检索的检索历史 (1)

如果在 PubMed 的主题检索中要扩大检索范围，可以不限定副主题词，选择"全部副主题词"。在操作的时候，不用勾选任何一个副主题词，直接点击"Add to search builder"即可，见图 2-123。

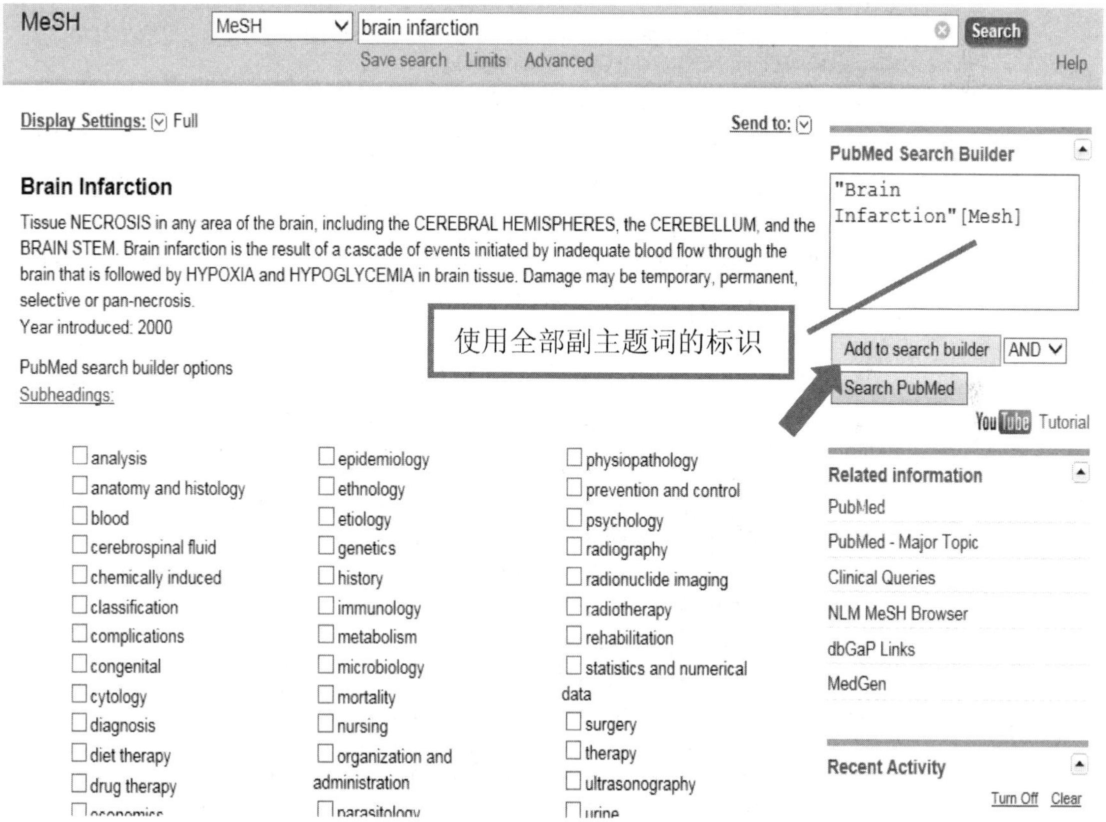

图 2-123 PubMed 主题检索中使用全部副主题词

本案例使用"全部副主题词"组配每一个主题词的检索历史，见图 2-124。

对比一下，使用"特定副主题词"和使用"全部副主题词"检索结果，见图 2-125 所示的#60 和#67。

Builder

	All Fields ▼	"Tissue Plasminogen Activator"[Mesh]	⊖ Show index list
AND ▼	All Fields ▼	(((("Brain Infarction"[Mesh]) OR "Intracranial Thrombosis"	⊖ Show index list
AND ▼	All Fields ▼		⊖ ⊕ Show index list

[Search] or Add to history

History　　　　　　　　　　　　　　　　　　　　　　　　　Download history　Clear history

Search	Add to builder	Query	Items found	Time
#67	Add	Search ("Tissue Plasminogen Activator"[Mesh]) AND (((("Brain Infarction"[Mesh]) OR "Intracranial Thrombosis"[Mesh]) OR "Intracranial Embolism"[Mesh]) OR "Stroke"[Mesh])	3318	21:02:50
#66	Add	Search ((("Brain Infarction"[Mesh]) OR "Intracranial Thrombosis"[Mesh]) OR "Intracranial Embolism"[Mesh]) OR "Stroke"[Mesh]	93869	21:01:30
#65	Add	Search "Tissue Plasminogen Activator"[Mesh]	15468	21:01:05
#64	Add	Search "Stroke"[Mesh]	88185	21:00:30
#63	Add	Search "Intracranial Embolism"[Mesh]	2987	21:00:06
#62	Add	Search "Intracranial Thrombosis"[Mesh]	4706	20:59:38
#61	Add	Search "Brain Infarction"[Mesh]	29677	20:55:08

图 2-124　PubMed 主题检索的检索历史(2)

Search	Add to builder	Query	Items found
#67	Add	Search ("Tissue Plasminogen Activator"[Mesh]) AND (((("Brain Infarction"[Mesh]) OR "Intracranial Thrombosis"[Mesh]) OR "Intracranial Embolism"[Mesh]) OR "Stroke"[Mesh])	3318
#66	Add	Search ((("Brain Infarction"[Mesh]) OR "Intracranial Thrombosis"[Mesh]) OR "Intracranial Embolism"[Mesh]) OR "Stroke"[Mesh]	93869
#65	Add	Search "Tissue Plasminogen Activator"[Mesh]	15468
#64	Add	Search "Stroke"[Mesh]	88185
#63	Add	Search "Intracranial Embolism"[Mesh]	2987
#62	Add	Search "Intracranial Thrombosis"[Mesh]	4706
#61	Add	Search "Brain Infarction"[Mesh]	29677
#60	Add	Search ((((("Brain Infarction/drug therapy"[Mesh]) OR "Stroke/drug therapy"[Mesh]) OR "Intracranial Thrombosis/drug therapy"[Mesh]) OR "Intracranial Embolism/drug therapy"[Mesh])) AND "Tissue Plasminogen Activator/therapeutic use"[Mesh]	2456
#59	Add	Search ((("Brain Infarction/drug therapy"[Mesh]) OR "Stroke/drug therapy"[Mesh]) OR "Intracranial Thrombosis/drug therapy"[Mesh]) OR "Intracranial Embolism/drug therapy"[Mesh]	10627
#58	Add	Search "Tissue Plasminogen Activator/therapeutic use"[Mesh]	8520
#54	Add	Search "Intracranial Embolism/drug therapy"[Mesh]	247
#51	Add	Search "Intracranial Thrombosis/drug therapy"[Mesh]	822
#49	Add	Search "Stroke/drug therapy"[Mesh]	9795
#46	Add	Search "Brain Infarction/drug therapy"[Mesh]	3049

图 2-125　PubMed 主题检索的检索历史(3)

4) 多种检索方式相结合：基本检索中对脑梗相关关键词的检索历史，见图 2-126。

| #39 | Add | Search (((((((((((((((((((((((((stroke) OR strokes) OR apoplexy) OR brain infarction) OR brain infarctions) OR intracranial thrombosis) OR intracranial thromboses) OR intracranial thrombus) OR cerebral thrombosis) OR cerebral thromboses) OR cerebral thrombus) OR brain thrombosis) OR brain thromboses) OR brain thrombus) OR intracranial embolism) OR intracranial embolus) OR intracranial emboli) OR cerebral embolism) OR cerebral embolus) OR cerebral emboli) OR brain embolism) OR brain embolus) OR brain emboli | 258967 |

图 2-126　PubMed 的检索历史 (1)

基本检索中对重组组织型纤溶原激活剂相关关键词的检索历史，见图 2-127。

| #40 | Add | Search (((((((((tissue plasminogen activator) OR tissue plasminogen activators) OR tissue type plasminogen activator) OR tissue type plasminogen activators) OR ttpa) OR tpa) OR rtpa) OR rt-pa) OR t-pa | |

图 2-127　PubMed 的检索历史 (2)

基本检索中脑梗与重组组织型纤溶酶原激活物的"逻辑与"运算结果，见图 2-128。

| #41 | Add | Search (((((((((tissue plasminogen activator) OR tissue plasminogen activators) OR tissue type plasminogen activator) OR tissue type plasminogen activators) OR ttpa) OR tpa) OR rtpa) OR rt-pa) OR t-pa)) AND ((((((((((((((((((((((((stroke) OR strokes) OR apoplexy) OR brain infarction) OR brain infarctions) OR intracranial thrombosis) OR intracranial thromboses) OR intracranial thrombus) OR cerebral thrombosis) OR cerebral thromboses) OR cerebral thrombus) OR brain thrombosis) OR brain thromboses) OR brain thrombus) OR intracranial embolism) OR intracranial embolus) OR intracranial emboli) OR cerebral embolism) OR cerebral embolus) OR cerebral emboli) OR brain embolism) OR brain embolus) OR brain emboli) | 6387 19:59:48 |

图 2-128　PubMed 的检索历史 (3)

与脑梗相关的主题词选择副主题词"药物疗法"进行主题检索的检索历史，见图 2-129。

| #60 | Add | Search ((((("Brain Infarction/drug therapy"[Mesh]) OR "Stroke/drug therapy"[Mesh]) OR "Intracranial Thrombosis/drug therapy"[Mesh]) OR "Intracranial Embolism/drug therapy"[Mesh])) AND "Tissue Plasminogen Activator/therapeutic use"[Mesh] | 2456 |

图 2-129　PubMed 的检索历史 (4)

与重组组织型纤溶酶原激活剂相关的主题词选择副主题词"治疗应用"进行主题检索的检索历史，见图 2-130。

| #58 | Add | Search "Tissue Plasminogen Activator/therapeutic use"[Mesh] | 8520 |

图 2-130　PubMed 的检索历史 (5)

图 2-129、图 2-130 所示的两步主题检索步骤进行"逻辑与"检索的检索历史，见图 2-131。

| #60 | Add | Search ((((("Brain Infarction/drug therapy"[Mesh]) OR "Stroke/drug therapy"[Mesh]) OR "Intracranial Thrombosis/drug therapy"[Mesh]) OR "Intracranial Embolism/drug therapy"[Mesh])) AND "Tissue Plasminogen Activator/therapeutic use"[Mesh] | 2456 |

图 2-131　PubMed 的检索历史 (6)

对脑梗这个概念相关主题词选择"全部副主题词"进行主题检索的检索历史，见图 2-132。

| #66 | Add | Search (((("Brain Infarction"[Mesh]) OR "Intracranial Thrombosis"[Mesh]) OR "Intracranial Embolism"[Mesh]) OR "Stroke"[Mesh] | 93869 |

图 2-132　PubMed 的检索历史（7）

对重组组织型纤溶酶原激活剂的主题词选择"全部副主题词"进行主题检索的检索历史，见图 2-133。

| #65 | Add | Search "Tissue Plasminogen Activator"[Mesh] | 15468 |

图 2-133　PubMed 的检索历史（8）

图 2-132、图 2-133 所示的两步主题检索步骤进行"逻辑与"检索的检索历史，见图 2-134。

Search	Add to builder	Query	Items found
#67	Add	Search ("Tissue Plasminogen Activator"[Mesh]) AND (((("Brain Infarction"[Mesh]) OR "Intracranial Thrombosis"[Mesh]) OR "Intracranial Embolism"[Mesh]) OR "Stroke"[Mesh])	3318

图 2-134　PubMed 的检索历史（9）

如果想追求查全率，见图 2-135。

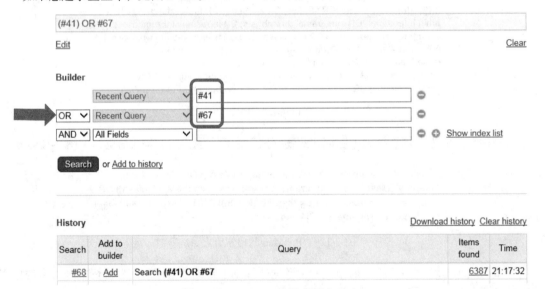

图 2-135　PubMed 的检索历史（10）

在此基础上，如果想进一步精确检索结果，点击检索历史栏中的"items found"列中的检索出结果数量，进入检索结果显示页面，在该页面的左侧，根据需要对检索结果进一步限定检索，操作方法见图 2-108～图 2-110。

如果追求查准率，图 2-131 中的#60 是不错的选择。

（3）Embase：Embase 是全球生命科学领域重要的检索系统之一，由荷兰 Elsivier 公司研发。该库对用户实行 IP 控制或用户名-密码限制，不提供免费检索服务，网址为：http://www.embase.com，见图 2-136。

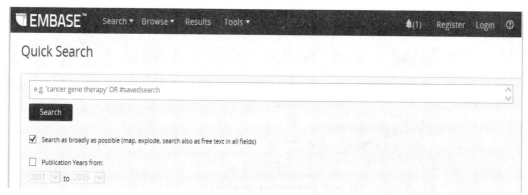

图 2-136 Embase 主页

Embase 制作了一个较成熟的主题词表 EMTREE，目前共有 5 万多个主题词(preferred term 或 descriptor)、14 个疾病副主题词(link term)、17 个药物副主题词、47 个给药途径副主题词。

Embase 提供了多种检索方式，当前版本在"Results"页面提供了各种检索方式的整合。下面就以进入"Results"页面进行检索为例，见图 2-137、图 2-138。

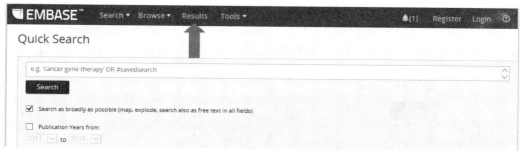

图 2-137 Embase 检索(1)

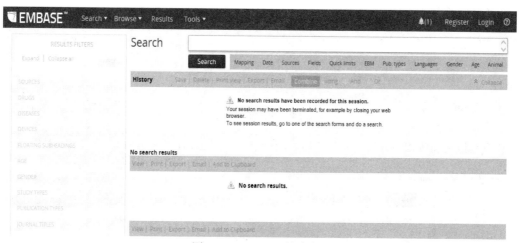

图 2-138 Embase 检索(2)

在检索框内输入检索词，如果是词组，要加单引号或双引号，然后点击检索框下方的"Mapping"选项，见图 2-139。

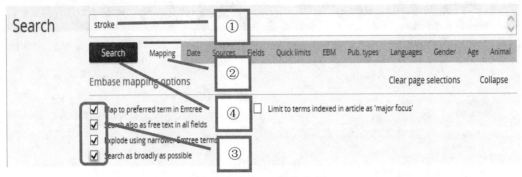

图 2-139　Embase 检索(3)

　　"Mapping"之下列出了检索词修饰选项，"Map to preferred in EMTREE"表明将词转换为EMTREE 中的主题词进行检索，"Search also as free text all fields"表示同时将检索词作为自由词在全部字段中进行检索，"Explode using narrower Emtree terms"表明扩展到 EMTREE 主题词的下位词进行检索，"Search as broadly as possible"各种可能的扩展检索(如同义词、近义词)，"Limit to terms indexed in article as 'major focus'"表明执行加权检索，即只检索出以检索词为主要内容论述的文献。要扩大范围，选择如图 2-139 所示的勾选项。

　　同时，还可以对其他限制选项进行自定义，如日期"Date"、语种"Language"等。设置完毕后，点击"Search"即可执行检索，返回检索结果页面，见图 2-140。

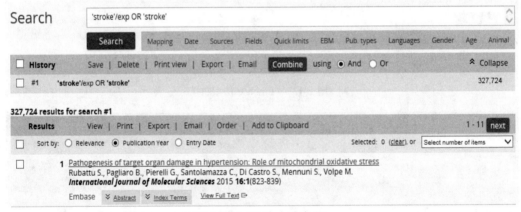

图 2-140　Embase 检索(4)

继续在该页面按相同方法输入其他检索词检索，见图 2-141～图 2-144。

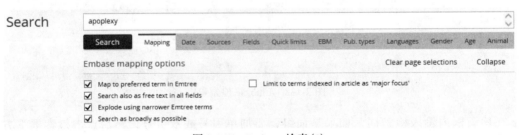

图 2-141　Embase 检索(5)

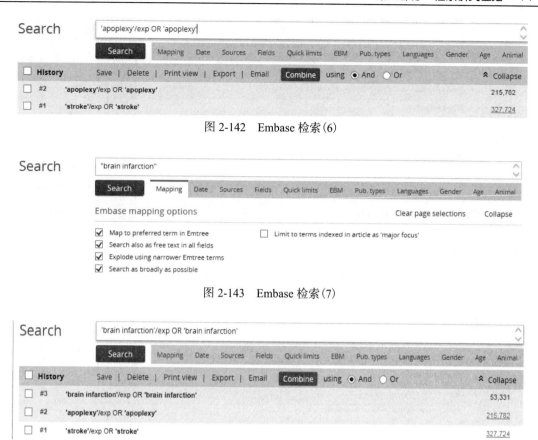

图 2-142　Embase 检索(6)

图 2-143　Embase 检索(7)

图 2-144　Embase 检索(8)

有些检索词无法匹配到合适的 EMTREE 主题词，则将按关键词检索在全部字段检索，见图 2-145。

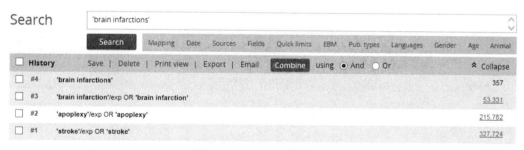

图 2-145　Embase 检索(9)

按上述原理和方法，将与脑梗有关的所有关键词输入完毕后，见图 2-146 所示，勾选上所有步骤，选择"OR"选项，点击"Combine"即执行了"逻辑或"运算，得到#26，即有关脑梗的检索结果。

同理，按上述原理和方法，检索与重组组织型纤溶酶原激活剂有关的关键词，并进行"逻辑或"运算，得到#36 步，见图 2-147。

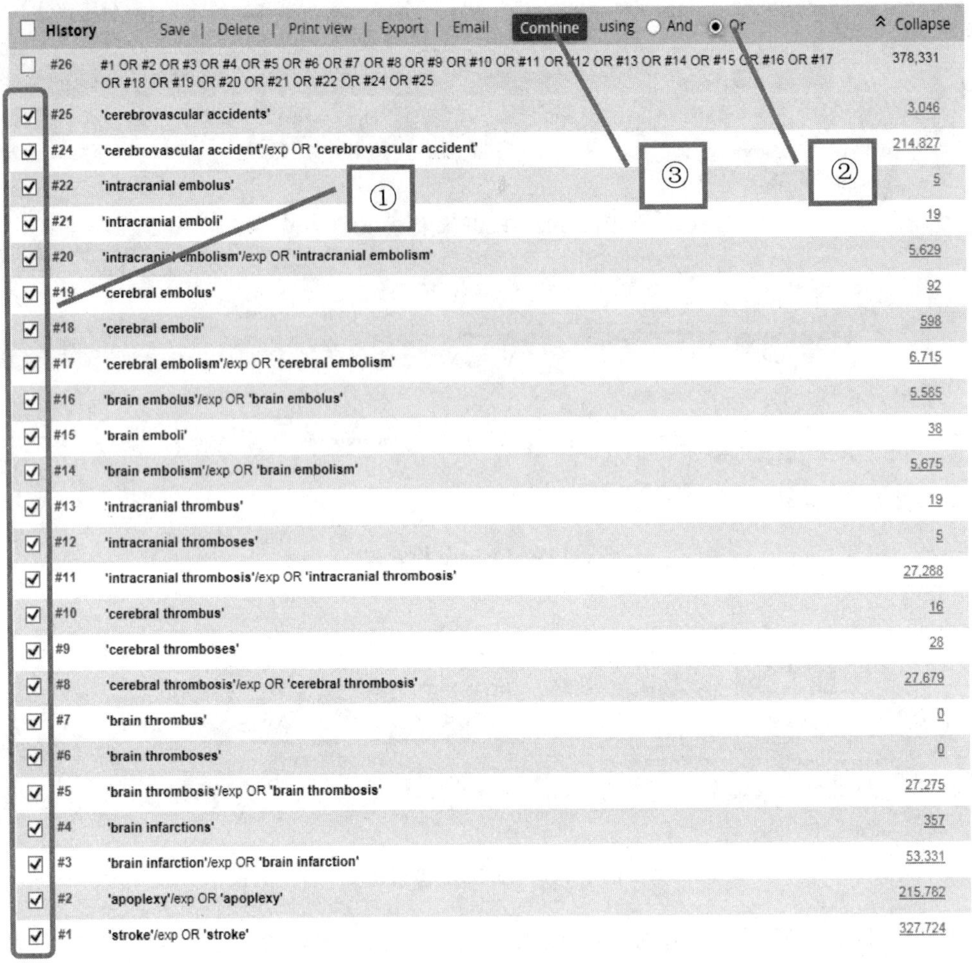

图 2-146　Embase 检索步骤的组配(1)

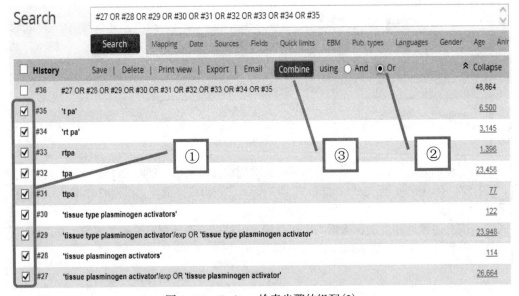

图 2-147　Embase 检索步骤的组配(2)

将两个概念的检索结果进行"逻辑与"运算，见图2-148。

点击图2-148中右侧的"Collapse"可将检索步骤收起，则后面的具体检索结果将上行显示。

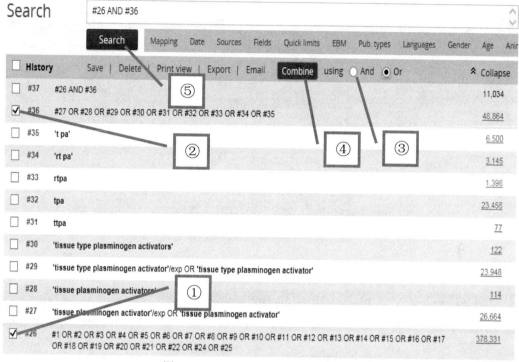

图 2-148 Embase 检索步骤的组配(3)

图 2-149 为检索结果显示，其左侧是"Results Filters"检索结果过滤器，可以根据需要选择。如选择系统评价类的文献，见图 2-150。

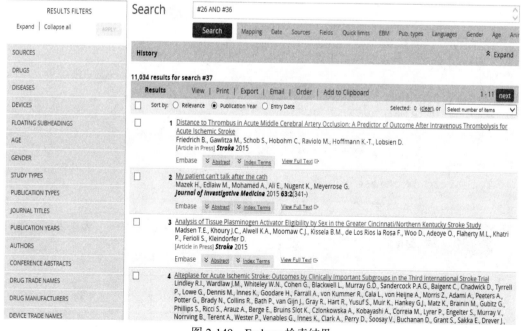

图 2-149 Embase 检索结果

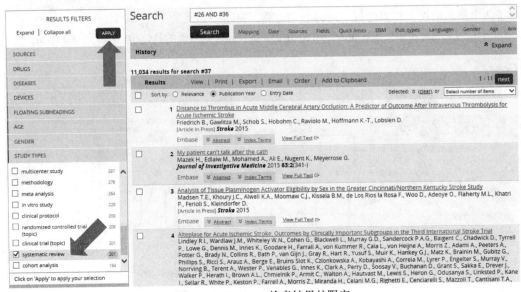

图 2-150　Embase 检索结果的限定

Embase 也提供了主题检索方式，见图 2-151。

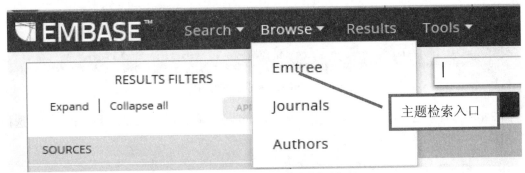

图 2-151　Embase 主题检索（1）

以 "stroke" 为例，其主题检索步骤见图 2-152～图 2-155。

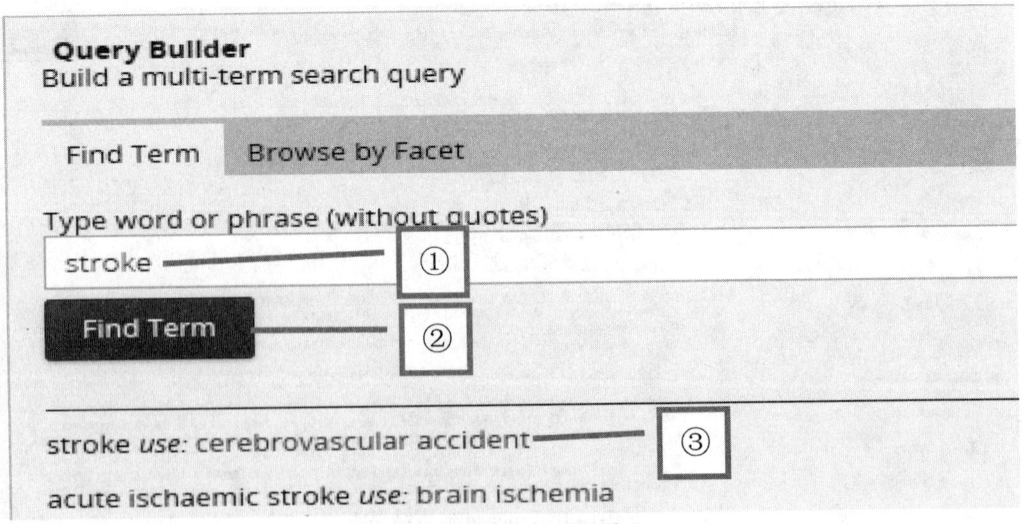

Query Builder
Build a multi-term search query

Find Term　　Browse by Facet

Type word or phrase (without quotes)

stroke　　　　①

Find Term　　②

stroke *use*: cerebrovascular accident　　③

acute ischaemic stroke *use*: brain ischemia

图 2-152　Embase 主题检索（2）

Browse Emtree

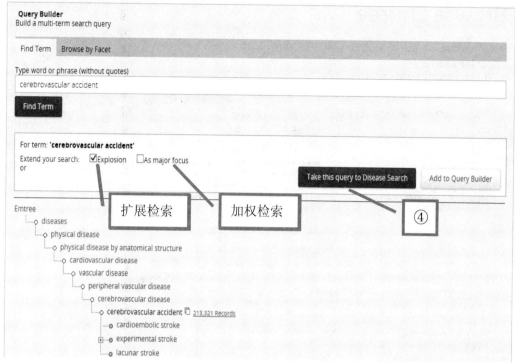

图 2-153　Embase 主题检索(3)

Disease Search

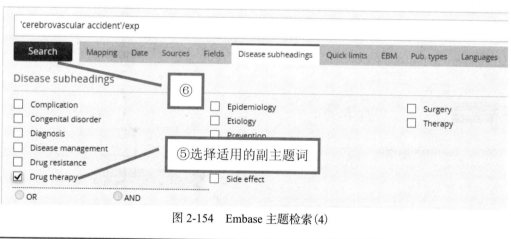

图 2-154　Embase 主题检索(4)

Search

'cerebrovascular accident'/exp/dm_dt

Search　Mapping　Date　Sources　Fields　Disease subheadings　Quick limits　EBM　Pub. types　Languages

History　Save | Delete | Print view | Export | Email　Combine　using ● And ○ Or　⌃ Collapse

#38　'cerebrovascular accident'/exp/dm_dt　24,013

图 2-155　Embase 主题检索(5)

继续进行其他概念的主题检索，本例进行"重组组织型纤溶酶原激活剂"这个概念的主题检索，见图 2-156~图 2-158。

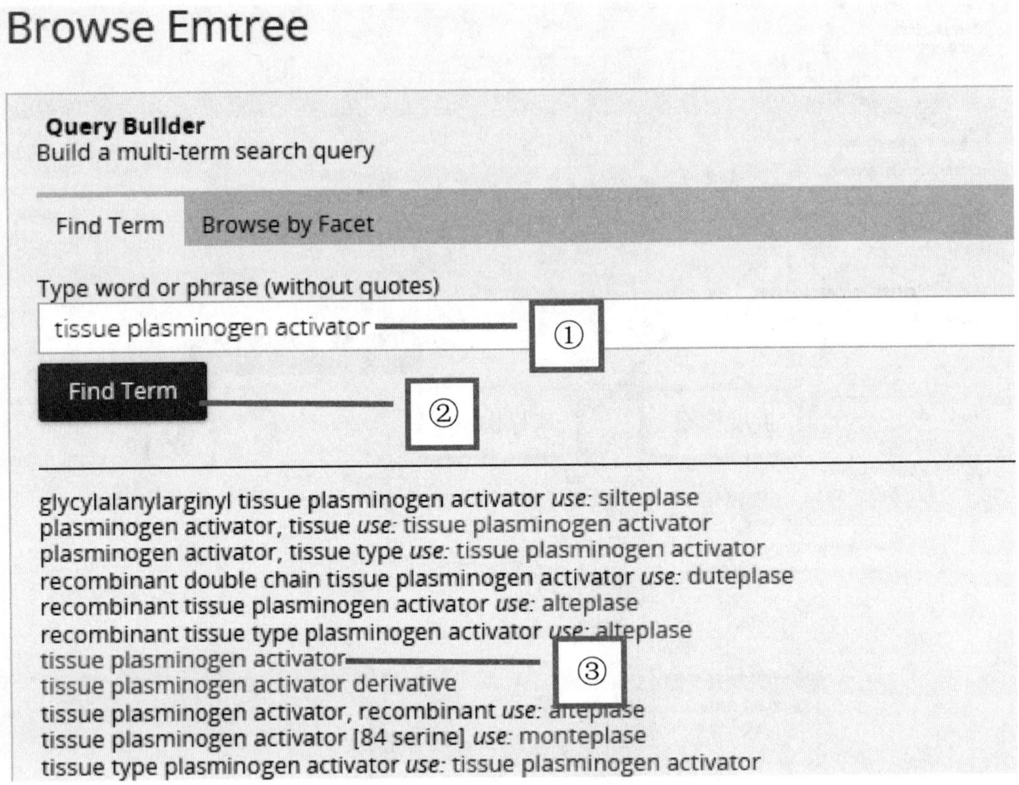

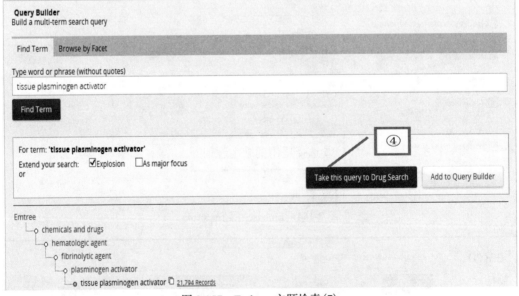

图 2-156　Embase 主题检索(6)

图 2-157　Embase 主题检索(7)

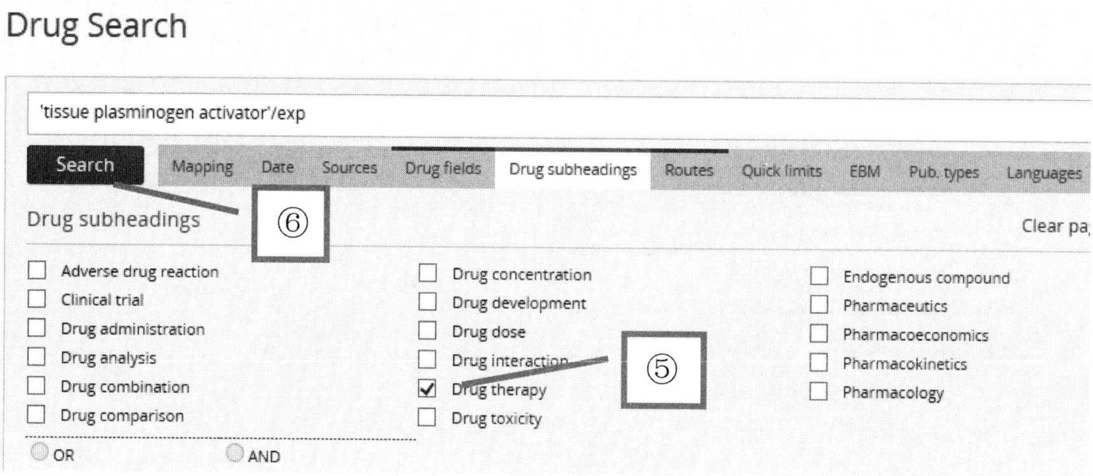

图 2-158　Embase 主题检索(8)

　　同法，获得多步的主题检索结果，根据概念间的关系，将检索步骤进行逻辑组合，见图 2-159。

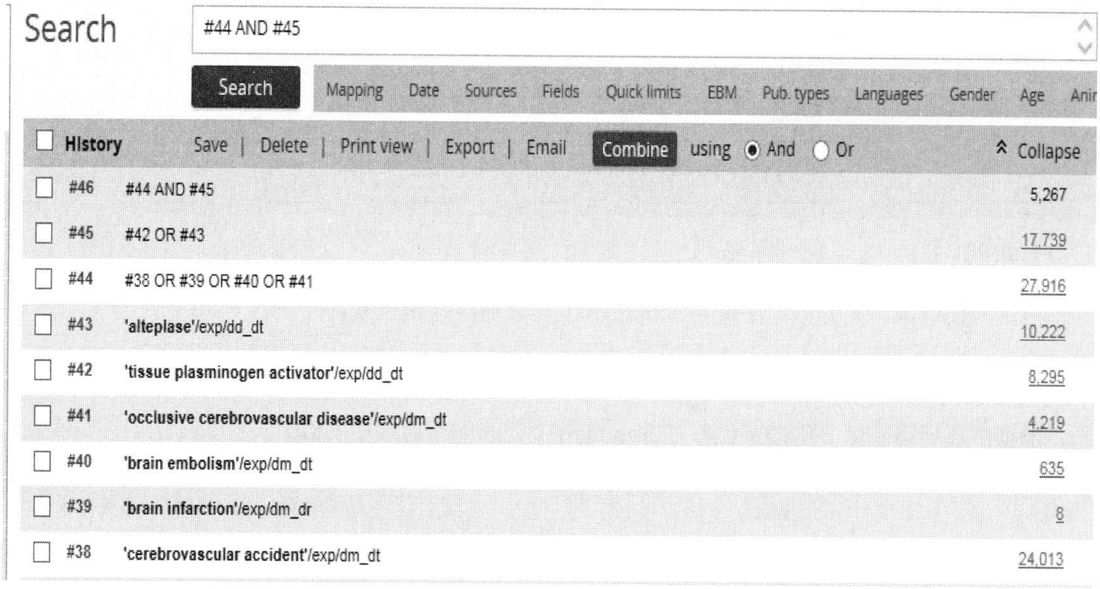

图 2-159　Embase 主题检索(9)

　　在主题检索过程中，可以缩小检索范围的方法，即在图 2-153 中勾选加权检索"As major focus"选项。

　　本案例各个主题词使用加权检索技术后，检索历史见图 2-160。试对比，加权检索前(#46)和加权检索后(#55)的检索结果。

　　Embase 也可以对各种检索方式的检索结果进行灵活组合，方法和原理与 CBM、PubMed 相同，此处不再赘述。

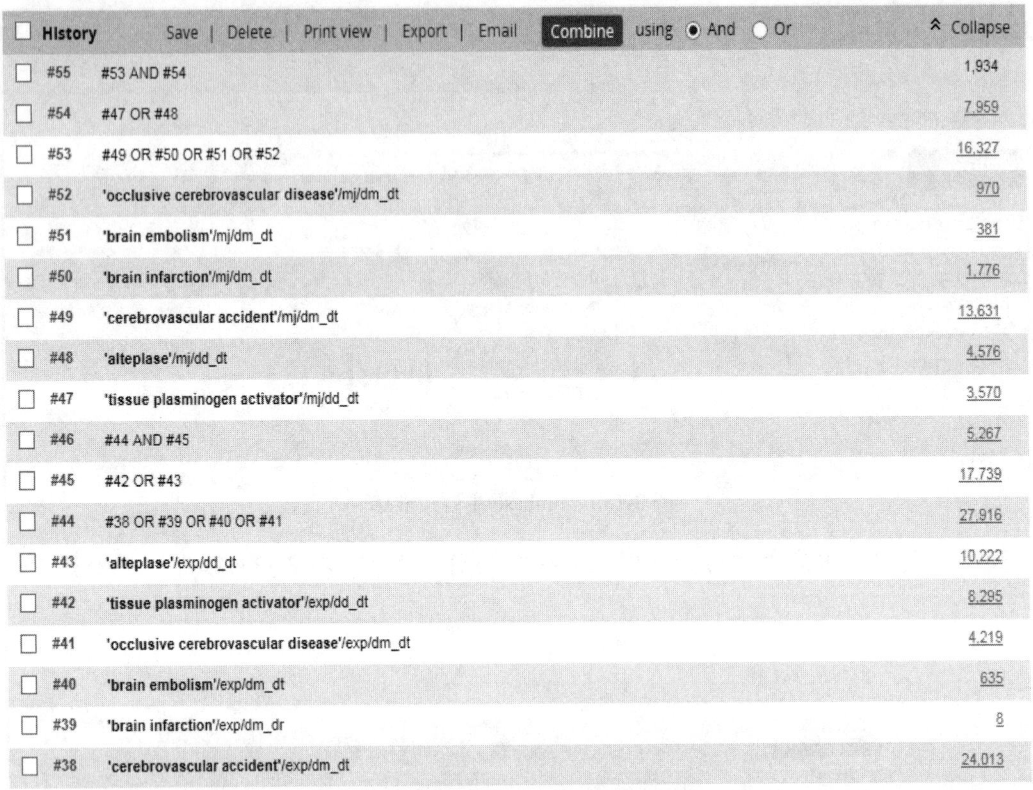

History	Save | Delete | Print view | Export | Email Combine using ⦿ And ○ Or	⌃ Collapse
☐ #55	#53 AND #54	1,934
☐ #54	#47 OR #48	7,959
☐ #53	#49 OR #50 OR #51 OR #52	16,327
☐ #52	'occlusive cerebrovascular disease'/mj/dm_dt	970
☐ #51	'brain embolism'/mj/dm_dt	381
☐ #50	'brain infarction'/mj/dm_dt	1,776
☐ #49	'cerebrovascular accident'/mj/dm_dt	13,631
☐ #48	'alteplase'/mj/dd_dt	4,576
☐ #47	'tissue plasminogen activator'/mj/dd_dt	3,570
☐ #46	#44 AND #45	5,267
☐ #45	#42 OR #43	17,739
☐ #44	#38 OR #39 OR #40 OR #41	27,916
☐ #43	'alteplase'/exp/dd_dt	10,222
☐ #42	'tissue plasminogen activator'/exp/dd_dt	8,295
☐ #41	'occlusive cerebrovascular disease'/exp/dm_dt	4,219
☐ #40	'brain embolism'/exp/dm_dt	635
☐ #39	'brain infarction'/exp/dm_dr	8
☐ #38	'cerebrovascular accident'/exp/dm_dt	24,013

图 2-160　Embase 主题检索的检索历史

【实践一】

根据本教材第一部分中的案例在 Summaries 类数据库检索中实践。

【实践二】

根据本教材第一部分中的案例在非 Summaries 类数据库检索中实践。

（林　川　黄海溶）

第三部分 评价研究证据

一、病因研究证据的评价

【目的】

了解观察性研究报告规范；掌握病例对照研究的偏倚风险的评价；掌握病因研究证据的真实性、重要性、适用性的评价。

【知识点】

(1) 观察性研究报告规范 STROBE(strengthening the reporting of observational studies in epidemiology，STROBE)，见表 3-1：运用于横断面研究、病例对照研究、队列研究设计的报告撰写与发表(来源：www.strobe-statement.org；李幼平，2014.)。

(2) 纽卡斯尔-渥太华量表(the Newcastle-Ottawa Scale，NOS)中的病例对照研究偏倚风险评价工具，见表 3-2：运用于制作系统评价时评价病例对照研究设计的偏倚风险(来源：http://www.ohri.ca/programs/clinical_epidemiology/oxford.asp；李幼平，2014.)。

(3) 评价病因研究证据的真实性、重要性、适用性的标准，见表 3-3：运用于原始研究的病因证据质量的评价(来源：李幼平，2013.)。

表 3-1 观察性研究报告规范—STROBE 清单(第 4 版)

栏目	条目	推 荐
题目与摘要	1	题目和摘要中应有常用术语指明研究设计 摘要内容要丰富，且能流畅地表述研究中做了什么、发现了什么
引言		
背景/原理	2	解释研究的科学背景和原理
目的	3	阐明研究目的，包括任何预设假设
方法		
研究设计	4	陈述研究设计的关键点
研究地点	5	描述研究环境、具体场所和相关时间范围(包括研究对象的募集、暴露、随访和数据收集时间)
研究对象	6	①队列研究：描述选择研究对象的合格标准、来源和方法；描述随访方法 病例对照研究：描述选择确诊病例和对照的合格标准、来源和方法；描述选择病例和对照的原理 横断面研究：描述选择研究对象的合格标准、来源和方法 ②队列研究：对于配对研究，描述配对标准和暴露与非暴露数目 病例对照研究：对于配对研究，描述配对标准和每个病例配对的对照数目
研究变量	7	明确定义结局、暴露、预测因子、潜在的混杂因子和效应修饰因子。如果可能，给出诊断标准
数据来源/测量	8	对每个所关注的变量，描述其数据来源和详细的评估(测量)方法；如果有多组，还应描述各组之间评估方法的可比性
偏倚	9	描述为找出潜在的偏倚来源所做的任何努力
样本大小	10	解释样本大小的确定方法
计量变量	11	解释分析中如何处理计量变量；如果可能，描述怎样选择分组及分组的原因
统计学方法	12	①描述所有统计学方法，包括控制混杂因素 ②描述检验亚组和交互作用的方法 ③解释处理缺失数据的方法 ④队列研究：如果存在失访，解释失访的处理方法 病例对照研究：如果进行了配对，解释病例和对照的匹配方法 横断面研究：如果可能，描述根据抽样策略确定的统计方法 ⑤描述敏感性分析

续表

栏目	条目	推 荐
结果		
研究对象	13	①报告研究的各个阶段研究对象的数量,如可能合格的数量、被检验是否合格的数量、证实合格的数量、纳入研究的数量、完成随访的数量和分析的数量 ②给出各个阶段研究对象未能参与的原因 ③考虑使用流程图
描述性资料	14	①描述研究对象的特征(如人口学、临床和社会特征)及关于暴露和潜在混杂因素的信息 ②指出每个关注变量的研究对象数目及缺失数量 ③队列研究:总结随访时间(如平均时间及总和时间)
结局资料	15	队列研究:按时间报告结局事件数或汇总测量结果 病例对照研究:报告各个暴露类别的数量或暴露的汇总测量结果 横断面研究:报告结局事件的数量或总结暴露的测量结果
主要结果	16	①给出未校正和校正混杂因素(如存在混杂因素)的估计值及其精确度(如95%CI),阐明根据哪些混杂因子进行调整及选择这些因子的原因 ②当对连续性变量分组时报告分组界值 ③如果有关联,可将有意义时期内的相对危险度转换成绝对危险度
其他分析	17	报告进行的其他分析,如亚组和交互作用分析及敏感度分析
讨论		
重要结果	18	参考研究目的小结重要结果
局限性	19	结合潜在偏倚和不精确的来源,讨论研究的局限性;讨论潜在偏倚的方向和大小
解释	20	结合研究目的、局限性、多重分析、类似研究结果和其他相关证据,谨慎给出一个总体的结果解释
可推广性	21	讨论研究结果的可推广性(外部真实性)
其他信息		
资助	22	给出本研究的资助来源和资助者的角色,如果本文是基于先前的研究开展的,给出先前的研究的资助来源和资助者的角色

表 3-2 NOS 病例对照研究偏倚风险评价工具

栏目	条目	标准
研究人群选择	病例确定是否恰当	①恰当,有独立的确定方法或人员* ②恰当,如基于档案记录或自我报告 ③未描述
	病例的代表性	①连续或有代表性的系列病例* ②有潜在选择偏倚或未描述
	对照的选择	①与病例同一人群的对照* ②与病例同一人群的住院人员为对照 ③未描述
	对照的确定	①无目标疾病史(终点)* ②未描述来源
组间可比性	病例和对照的可比性	①研究控制了最重要的混杂因素* ②研究控制了任何其他的混杂因素*
暴露因素的测量	暴露因素的确定	①固定的档案记录(如外科手术记录)* ②采用结构式访谈且不知访谈者是病例或对照* ③采用未实施盲法的访谈(即知道病例或对照的情况) ④未描述
	采用相同的方法确定病例和对照组暴露因素	①是*;②否
	无应答率	①病例和对照组无应答率相同* ②描述了无应答者的情况 ③病例和对照组无应答率不同且未描述

*给分点,组间可比性最高可得2分。

表 3-3 评价病因研究证据的真实性、重要性、适用性的标准

评价真实性标准	评价重要性标准	评价适用性标准
1.研究的两组间除暴露因素/干预措施不同，其他重要特征在组间是否可比 2.暴露组与非暴露组对于暴露因素/干预措施的确定和结局的测量方法是否一致(是否客观或采用了盲法) 3.随访时间是否足够长，是否随访了所有纳入的研究对象 4.研究结果是否符合病因的条件 (1)因果时相关系是否明确 (2)关联的强度 (3)关联的可重复性 (4)关联的合理性 (5)研究的因果论证强度	1.暴露因素/干预措施与结局间的关联强度如何 2.暴露因素/干预措施与结局间关联强度的精确度如何	1.研究中的研究对象是否与你的患者相似 2.你的患者可能接触到的暴露因素和研究中的暴露因素是否有重要不同 3.是否应该停止或继续该暴露

【案例分析】

本案例来源于中国预防医学杂志，2015 年出版，第 16 卷第 2 期，由王玲君、梁小裕、江雪娟等作者著，文献题目为《浙江台州地区已婚妇女早期自然流产的相关危险因素分析》。该研究目的是探讨导致早期自然流产的危险因素，属于病因研究证据。下面拟根据观察性研究报告规范、偏倚风险评价工具、病因研究证据应用评价标准三方面进行评价。

(一)原文剖析(根据观察性研究报告规范——STROBE)

1. 题目与摘要

(1)题目：该文献题目是"浙江台州地区已婚妇女早期自然流产的相关危险因素分析"。题目中没有用常用术语描述该研究所采用的设计方法。

(2)摘要：该文献摘要描述研究的目的是"了解浙江省台州地区自然流产的流行病学特征，探讨导致早期自然流产的危险因素"。主要方法是从医院选取早期自然流产患者 340 例作为病例组，同一时期选择进行健康体检的非自然流产者 340 例作为对照组，通过统一的问卷，收集研究对象的基本信息、个人史、不良环境暴露情况、不良生活习惯等资料，采用单因素和多因素 logistic 回归分析进行自然流产危险因素的筛选。主要结果表明初孕年龄≤20 岁、精神压力大、婚外性伴侣数≥2、家族史、产孕间隔≤1 年、孕次>3、解脲支原体感染、既往有自然流产史、夜间工作、劳动强度大、孕前被动吸烟与自然流产发生有关联，OR 值均>1。结论是浙江省台州地区具有上述危险因素的女性是自然流产防治的重点人群。

该文献题目与摘要中均未见用专业术语描述该研究所采用的设计方法，该研究设计应为病例对照研究，该摘要符合规范结构，分别从目的、方法、结果及结论四方面进行了描述，结果部分详细地描述了主要的数值。

2. 前言

(1)研究目的：该文前言阐明了具体研究的目的，即研究台州地区已婚妇女早期自然流产的危险因素。

(2)研究背景：该文在前言中解释了研究的科学背景，介绍了自然流产是指胚胎或胎儿在 20 周以前或胎儿体重在 500g 以下尚不能独立生存、未使用人工方法而自母体分离。导致自然流产的原因多种，有胚胎因素、母体因素、免疫功能异常等。近年来，生活事件、生活方式、社会和环境因素等对自然流产的影响越来越受关注，认为社会和环境因素有可能成为自然流产的主要原因。作者进行该研究的动因是到目前为止，有害因素导致早期自然流产相关的研究比较少，甚至缺乏基本的流行病学资料。

3. 方法

（1）研究设计：该文未描述研究设计方法。陈述了研究对象的来源，病例组与对照组的确定，变量赋值的方法，调查内容及统计学方法等研究设计的关键内容。从文中可获知该研究为病因研究，设计方法为病例对照研究。

（2）研究地点：该文描述研究地点在台州恩泽医疗中心下属四家医院，包括台州医院、路桥医院、中心医院、妇产医院及台州市立医院。招募研究对象、数据收集的时间范围为 2011 年 5 月 20 日～2013 年 5 月 20 日。

（3）研究对象：该例的研究对象来自台州椒江、路桥、黄岩、临海等地区 18～49 岁育龄妇女，病例组为于台州恩泽医疗中心下属四家医院，包括台州医院、路桥医院、中心医院、妇产医院及台州市立医院临床确诊为早期自然流产的孕妇，排除黄体功能不全、高泌乳素血症、多囊卵巢综合征、糖尿病、甲状腺功能低下、免疫系统疾病、遗传疾病、生殖器官畸形和丈夫精子质量异常者。对照组选择同一时期在台州恩泽医疗中心进行产前检查并分娩足月单胎活产儿，无出生缺陷，出生体重为适于胎龄儿（孕周和体重标准参照我国 15 城市不同胎龄新生儿体重的百分位数标准），病例组与对象组的对象妊娠期间均在台州居住。

该文界定了研究对象的来源及选择原理，描述了研究对象入选和排除标准。该文研究设计不是配对设计。

（4）研究因素：原文明确了病例组为临床确诊的早期自然流产孕妇、对照组为非自然流产正常分娩者，描述了自然流产可能的危险因素及其赋值情况，见文中表 1。两组均采用相同的自行设计的调查表进行资料收集，调查员均为妇产科副主任医师职称以上者，正式调查前经过统一培训。调查结束后抽取调查表 10%进行了重复调查，由专人进行调查表复核，规定准确率>90%为有效调查表。

该文明确定义了结局，但未给出诊断标准；明确了可能的暴露因素及其赋值方法，两组之间均用相同的调查表、调查员收集资料，测量方法有可比性。未具体描述部分暴露情况的测量方法，如精神压力、劳动强度、生殖道感染等的判断方法。该研究是广泛探索早期自然流产的相关危险因素，未描述可能的混杂因素及效应修饰因素。

（5）偏倚控制：该研究采取了多种措施尽量控制各种偏倚。如研究对象来源于多家医院，对照组的来源与观察时间与病例组一致，明确规定了纳入与排除标准，资料收集方法在两组具有可比性，对调查员进行了培训并进行了重复调查，提高了准确性。

（6）样本含量：该文纳入研究对象两组各 340 例。文中未描述该样本含量是如何确定的。

（7）统计方法：该文描述数据采用 SPSS17.0 统计软件处理，进行单因素和多因素非条件 logistic 回归分析，规定双侧检验 $\alpha=0.05$ 为检验水准，$P<0.05$ 为差异有统计学意义。

4. 结果

（1）研究对象：该研究报告了研究对象来自台州椒江、路桥、黄岩、临海等地区 3000 例 18～49 岁的育龄妇女，选取符合纳入与排除标准的病例与对照各 340 例。

但未使用流程图描述研究对象纳入过程，未报告最终纳入分析的有效例数。

（2）描述性与结局资料：该文在结果部分未描述研究对象的人口学、临床和社会特征，未描述每个关注变量对应的病例组与对照组的数量，未报告各暴露类别的数量。

（3）主要结果：该研究将 23 个与自然流产有关的影响因素经单因素 logistic 回归分析，结果显示其中 15 个因素有统计学意义，具体见文中表 2。再将这 15 个因素一次全部引入非条件 logistic 回归方程，最后结果显示初孕年龄≤20 岁、精神压力大、婚外性伴侣数≥2、家族史、产孕间隔≤1 年、孕次>3 次、解脲支原体感染、既往有自然流产史、夜间工作、劳动强度大、孕前有被动吸烟是早期自然流产主要危险因素，结果见文中表 3。

本文均对所有关注的变量进行了分类赋值，具体见表 1。给出了所有研究变量的回归系数、标准误、P 值、OR 值及其 95%的置信区间。未见有将相对风险估计值转换为绝对风险估计值。

5. 讨论

(1)重要结果：该研究的目的是探讨台州地区已婚妇女早期自然流产的危险因素。该研究针对研究目的小结了重要结果，即初孕年龄低于 20 岁、精神压力大、婚外性伴侣数超过 2 个、有家族史、产孕间隔时间低于 1 年、孕次超过 3 次、有解脲支原体感染、既往有自然流产史、在夜间工作、劳动强度大、孕前被动吸烟是早期自然流产的主要危险因素。

(2)局限性：文中未描述及控制潜在偏倚的信息，如对照组是如何选择的、未描述精神压力、劳动强度、生殖道感染等暴露情况的测量，以及如何控制敏感性问题等，这些可能会发生潜在偏倚。该文结合潜在偏倚和不精确性的来源考虑由于导致自然流产因素的多样性与复杂性，多种因素之间存在着千丝万缕的联系，各个因素之间是否存在协同作用或拮抗作用需进一步研究。

本文未讨论潜在偏倚的方向和大小。

(3)解释：原文结合类似的研究结果和其他相关证据，详尽地对研究所得的结果进行了解释，认为台州地区需进一步加强计划生育工作，提高育龄妇女的自我保健意识，避免过早性行为，避免多次妊娠，减少产孕间隔时间，加强孕前检查，降低生殖道解脲支原体感染率等有利于降低自然流产率。

(4)可推广性：因文中未描述及控制潜在偏倚，特别是选择偏倚和信息偏倚的信息，因潜在偏倚的存在会影响其结果的内部真实性。关于研究结果的外部真实性，该文讨论部分未描述决定研究结果的关键内容，未讨论在其他环境可能的差别。

6. 其他信息 基金资助：该文提供有资助来源和资助者的角色，即由台州恩泽医疗中心提供的科研基金项目 11EZD45 资助。

(二)偏倚风险评价(根据 NOS 中的病例对照研究偏倚风险评价工具)

1. 研究人群选择 该研究设计的方法为病例对照研究，其病例组对象来源于台州恩泽医疗中心下属四家医院，包括台州医院、路桥医院、中心医院、妇产医院及台州市立医院临床确诊为早期自然流产的孕妇。对照组选择同一时期在台州恩泽医疗中心进行产前检查非自然流产的孕妇，研究对象纳入时间范围为 2011 年 5 月 20 日～2013 年 5 月 20 日。

该研究病例确定是根据临床诊断标准，有独立的确定方法；病例为系列早期自然流产的孕妇；对照来自于病例所在的地区进行产前检查的非自然流产的孕妇。综上所述，该研究人群选择条目可得 3 分。

2. 组间可比性 组间可比性指各组对象一般情况的差异没有统计学意义，混杂因素在组间分布一致。该研究的目的是通过病例对照研究了解台州地区已婚妇女早期自然流产的相关危险因素，在设计时未采用匹配方法控制混杂因素，而是通过多因素 logistic 回归分析排除混杂。因此该研究采取了相应措施控制了混杂因素，该条目得 2 分。

3. 暴露因素的测量 该研究对暴露因素的确定主要是通过问卷调查，用相同的问卷调查了纳入的全部病例与对照的暴露情况，由经过统一培训后的妇产科副主任医师职称以上调查员进行，文中未描述是否对调查员施盲。

上述表明该研究结果测量条目可得 2 分。

根据 NOS 中的病例对照研究偏倚风险评价工具对该文评价后，最后得分为 7 分，占总分 9 分的 78%，存在偏倚风险较低。

(三)证据应用评价(根据病因研究证据的真实性、重要性、适用性的评价标准)

1. 真实性评价

(1)研究的两组间除暴露因素/干预措施不同，其他重要特征在组间是否可比：在病例对照研究中，病例的选择主要是确定患者的标准和如何获得符合标准的患者，对照的选择是病例对照研究成败的关键之一，对照最好是产生病例的源人群的无偏样本，或是产生病例的人群中全体未患该病的一个随机样本，而未患该病的状态也需经过相同诊断标准的确认。

该研究的病例与对照均来自台州相同地区的 18～49 岁育龄妇女，病例选择来源于台州恩泽医疗中心下属的四家医院，经临床确诊为早期自然流产符合纳入排除标准的孕妇，对照选择同一时期同在台州恩泽医疗中心进行产前检查并分娩正常儿的孕妇，两组对象妊娠期间均在台州居住。

可以认为该研究对象有明确的定义标准，有入选和排除标准，但是文中未描述对照是否是源人群的随机样本，是否采用匹配设计，因此对照组难以判断是否能真正代表源人群，对照组的暴露率是否能代表源人群的暴露水平，两组基线资料是否可比。因此对照组样本的代表性不强，由此会造成选择偏倚，影响结果的真实性。

(2) 暴露组与非暴露组对于暴露因素/干预措施的确定和结局的测量方法是否一致：研究中病例与对照的资料来源及收集方法应一致，每项变量都要有明确的定义，尽可能地采用定量或半定量的量度，采取盲法，控制测量偏倚。

该研究对暴露信息的取得主要靠调查表，病例与对照的暴露情况使用相同的问卷调查表，由经过统一培训后的妇产科医师进行信息的采集；确定研究对象是否早期自然流产由临床诊断下结论。

文中未描述某些暴露因素如精神压力、劳动强度、生殖道感染等情况及敏感性问题的测量方法，未描述是否对调查员施盲。

以上表明该研究中暴露因素确定和结局的测量方法在两组是一致的，但存在潜在信息偏倚。

(3) 随访时间是否足够长，是否随访了所有纳入的研究对象：因该研究是病例对照研究，不涉及随访与失访。

(4) 研究结果是否符合病因的条件

1) 因果时相关系是否明确：在病因判断中，因在前果在后的前后时间顺序是必须要满足的。前瞻性研究容易判断，但在病例对照研究和横断面研究中难易断定。该研究为病例对照研究，因此难于明确因果时相关系。

2) 关联的强度：研究中在排除偏倚和随机误差的条件下，关联强度越大存在因果关系的可能性越大，常用 OR 或 RR 来描述。该研究为病例对照研究，选择 OR 值来判断。

该研究经多因素 logistic 回归分析纳入的危险因素的 OR 值见文中表 3。由表 3 可见，精神压力大、孕次>3 次、解脲支原体感染、夜间工作与早期发生自然流产的关联强度均大于 10。

3) 关联的可重复性：在不同研究背景下、不同研究者用不同的研究方法均可获得一致性结论，因果推断越有说服力。

该文在讨论部分引用了类似的研究结果和相关证据进行了解释，可重复性较好。

4) 关联的合理性：所观察到的因果关联应能从生物学发病机制上进行合理解释。该文针对相关危险因素进行了一定解释。

5) 研究的因果论证强度：一般而言，在因果论证强度上，实验性研究大于观察性研究，有对照的研究大于无对照的研究，以个体为分析单位的研究大于以群组为分析单位的研究。

该研究是病例对照研究，因果论证强度不太强。

在因果关系的判断中，不一定要求所有标准都满足，但是关联的时间顺序是必须满足的，满足的条件越多，因果关联成立的可能性越大。该研究结论不能下因果关系结论，其作用在于提供早期自然流产的相关危险因素。

2. 重要性评价

(1) 暴露因素/干预措施与结局间的关联强度如何：病例对照研究的关联强度用 OR 值来估计。OR>1 表示暴露因素为危险因素，值越大，危险性越大；OR＝1 表示两者没有关联；OR<1 表示暴露因素为保护因素，值越大，保护作用越大。

由文中表 3 可见，初孕年龄≤20 岁、精神压力大、婚外性伴侣数≥2 个、有家族史、产孕间隔时间≤1年、孕次>3次、有解脲支原体感染、既往有自然流产史、在夜间工作、劳动强度大、孕前被动吸烟与早期发生自然流产的关联强度均大于1。其中精神压力大、孕次>3次、解脲支原体感染、夜间工作、孕前被动吸烟与早期发生自然流产的关联强度均大于8，提示为强关联。

(2)暴露因素/干预措施与结局间关联强度的精确度如何：关联强度 OR 估计值的精确度常用OR 的 95%置信区间(confidence interval，CI)表示，区间内不包含1，有统计学意义，置信区间越窄，精确度越高。

由文中表 3 可知，各 OR 估计值对应的 95%CI 均没有包含1，其中初孕年龄≤20岁、婚外性伴侣数≥2个、有家族史、产孕间隔时间≤1年各因素与早期自然流产发生的 OR 值的 95%CI 窄，结果的精确度较好。

3. 适用性评价

(1)研究中的研究对象是否与你的患者相似：要比较研究中的研究对象是否与你的患者相似，主要看人口学特征、社会学特征、研究对象确定的纳入与排除标准等。经比较看两者是否存在较大差异，导致研究结果不能应用。

(2)你的患者可能接触到的暴露因素和研究中的暴露因素是否有重要不同：如果查到的文献中的暴露因素在暴露的剂量、性质、成分构成、持续时间等重要方面与你的患者接触到的暴露因素不同，则该证据的结果不能应用。

(3)是否应该停止或继续该暴露：是否应该停止或继续该暴露主要从 3 个方面来考虑：一是研究的真实性，二是患者如果继续接触该暴露因素导致不良结局的危险性有多大，三是如果消除该暴露因素，是否也会带来不良结局。

4. 总结　该研究主要目的是探讨台州地区已婚妇女早期自然流产的危险因素，设计方法为病例对照研究。通过严格评价其真实性，发现该研究在确定研究对象时有明确的定义标准，有入选和排除标准，暴露因素的确定和结局的测量方法在两组是一致的，信息的收集由经过统一培训后的妇产科医师进行，资料采用多因素 logistic 回归分析排除混杂。遗憾的是文中未描述对照是否是源人群的随机样本，未描述某些暴露因素如精神压力、劳动强度、生殖道感染等情况及敏感性问题的测量方法，未描述是否对调查员施盲，可能会存在选择偏倚、信息偏倚，影响结果的真实性。

【实践】

根据本教材第一、二部分实践的结果进行病因研究证据评价的实践。

(黄海溶)

二、诊断性研究证据的评价

【目的】

了解诊断准确性试验的报告规范；掌握系统评价中诊断准确性研究的方法学质量评价；掌握诊断性试验证据的评价原则(真实性、临床重要性、适用性)。

【知识点】

(1)诊断准确性试验报告规范 STARD(The Standards for Reporting of Diagnostic Accuracy，STARD)，见表3-4：运用于诊断性研究设计的报告撰写与发表。(来源：http://www. Stard-statement. org；李幼平，2014.)

STARD 声明是由荷兰阿姆斯特丹大学的 Bossuyt 等组成的诊断准确性研究报告标准委员会在2000 年 9 月荷兰阿姆斯特丹举行的共识会议上，为了改进诊断准确性研究报告质量而形成的一个由 25 个条目组成的清单。

(2)诊断试验质量评价工具(Quality Assessment of Diagnostic Accuracy Studies,QUADAS),见表 3-5:运用于制作诊断性试验系统评价时评价诊断性研究的偏倚风险。(来源:http://srdta.cochrane.org;李幼平,2014。)

QUADAS 是由英国约克大学 Whiting 等遵照 Delphi 法于 2003 年制定的专用于系统评价中评价诊断准确性试验质量的工具。QUADAS 工具是目前唯一一个经过严格评价和验证的诊断准确性试验质量评价标准,共 14 个条目,每一条目采用"是"、"否"或"不确定"评价。2008 年,Cochrane 协作网推荐 QUADAS 作为 Cochrane 诊断性试验准确性系统评价中质量评价的标准,并根据协作网的筛查和诊断性研究方法学组的意见,将 QUADAS 的第 3 条、第 8 条和第 9 条列入非必须评价条目,故 Cochrane 诊断性试验准确性系统评价中质量评价的标准最终为 11 条。

(3)评价诊断性试验证据的真实性、临床重要性、适用性的标准,见表 3-6:运用于诊断性原始研究证据的评价。

检索到可能有用的诊断性试验资料,必须考虑研究证据是否真实、可靠,还要评估该结果能否用于当前患者。为此需要评价研究结果的真实性、临床重要性和结果的适用性。

表 3-4 诊断准确性试验研究报告 STARD 清单(2003)

章节/主题	条目	描述	页数
题目/摘要/关键词	1	确定文章为诊断准确性研究(推荐使用 MeSH 主题词"灵敏度与特异度")	
	2	陈述研究问题或目的,如评估诊断准确性或比较不同试验或不同受试人群间的准确性	
前言			
方法			
受试者	3	描述研究人群:纳入和排除标准,数据收集的环境和地点	
	4	描述受试者募集:募集基于表现的症状,还是以前试验结果,还是受试者已接受过目标试验或参考标准试验的事实	
	5	描述样本抽样:研究人群是一个根据第 3 项或第 4 项定义的选择标准下的连续系列吗如果不是,具体说明是如何进一步选择样本的	
	6	描述数据收集:数据收集计划是在目标试验和参考标准试验实施之前(前瞻性研究),还是之后(回顾性研究)	
试验方法	7	描述参考标准试验及其原理	
	8	描述所使用的材料和方法的技术说明,包括何时、如何进行测量,和(或)列出目标试验及参考标准试验的引用文献	
	9	描述目标试验及参考标准试验结果单位、截断值和(或)分类的定义和原理	
	10	描述执行及读取目标试验和参考标准试验的人员数量、培训情况及其专业技能	
	11	描述读取目标试验和参考标准试验结果的人是否对另一个试验结果设盲,描述读取结果者可以获得的其他临床信息	
统计学方法	12	描述计算或比较诊断准确性测量结果的方法,以及对结果不确定性的定量统计方法(如 95%置信区间)	
	13	如果可能,则描述计算试验可重复性的方法	
结果			
受试者	14	报告研究完成的时间,包括样本募集的起始日期	
	15	报告研究人群的临床特征和人口学特征(如年龄、性别、出现的症状谱、合并疾病、现有治疗、募集中心)	
	16	报告符合纳入标准进行或未进行目标试验和(或)参考标准试验的人数,描述受试者未能参加试验的原因(强力推荐使用流程图)	
试验结果	17	报告从目标试验到参考标准试验的时间间隔,以及在此期间采取的任何治疗措施	
	18	报告在有目标情况的受试者中的疾病严重程度(定义标准)的分布;在没有目标情况的受试者中描述其他诊断	

续表

章节/主题	条目	描　述	页数
	19	报告目标试验结果(包括不确定和缺失结果)和参考标准试验结果的四格表;对于连续型结果,报告目标试验结果和参考标准试验结果的分布	
	20	报告实施目标试验或参考标准试验期间的任何不良事件	
评价	21	报告诊断准确性评估结果和统计学不确定性的测量结果(如95%置信区间)	
	22	报告目标试验的不确定结果、缺失结果和异常结果是如何处理的	
	23	如果可能,报告诊断准确性在受试者亚组间、结果读取者间或各中心间差异的估计	
	24	如果可能,则报告试验可重复性的评估结果	
讨论	25	讨论研究结果的临床适用性	

表 3-5　系统评价中评价诊断性研究质量的 QUADAS 清单

条目		是	否	不清楚
1	病例谱是否能代表临床实践中接受该试验的患者情况			
2	金标准是否能准确区分目标疾病			
3	金标准和诊断试验检测的间隔时间是否足够短,以避免出现病情的变化			
4	是否整个样本或随机选择的病例均接受了金标准试验			
5	是否所有病例无论诊断试验结果如何,都接受了相同的金标准试验			
6	金标准试验是否独立于诊断试验(即诊断试验不包含在金标准试验中)			
7	诊断试验的结果解读是否是在不知晓金标准试验结果的情况下进行的			
8	金标准试验的结果解读是否是在不知晓诊断试验结果的情况下进行的			
9	解释试验结果时可获得的临床资料是否与实际应用中可获得的临床资料一致			
10	是否报告了难以解释/中间试验结果			
11	对退出研究的病例是否进行解释			

表 3-6　评价诊断性研究证据的真实性、重要性、适用性的标准

真实性评价标准	重要性评价标准	适用性评价标准
①研究对象代表性如何?即是否包括适当的疾病谱、与临床实际情况相似 ②是否所有研究对象都经过金标准诊断 ③诊断性试验是否与金标准进行了独立、盲法对照	①敏感度、特异度、似然比如何 ②试验有用吗 ③试验能否确诊或排除诊断	①诊断性试验在本地能否开展?准确性如何?患者能否支付 ②能否准确估计当前患者的验前概率 ③验后概率是否对患者有所帮助

【案例分析】

本案例来源于中国中西医结合杂志,1993 年出版,第 13 卷第 5 期,由张忠惠、张仲海、吴少华等作者著,文献题目为《滑脉诊断早期妊娠的评价研究》。该研究目的是评价滑脉诊断早期妊娠的临床应用价值,属于诊断性试验研究证据。下面拟根据诊断准确性试验的报告规范、诊断性研究的方法学质量评价工具、诊断性试验研究证据应用评价标准三方面进行评价。

(一)原文剖析(根据诊断准确性试验的报告规范——STARD)

1. 题目、摘要和关键词

(1)题目:该文献题目是"滑脉诊断早期妊娠的评价研究",题目已确定该研究是采用诊断性试验设计方法。

(2)摘要:该文献摘要描述研究的目的是"评价滑脉诊断早期妊娠的临床应用价值"。主要方法是使用脉图仪和病理学方法对 205 例临床诊断为早期妊娠者同步检测脉象和子宫内膜组织。主要结果是"滑脉诊断早期妊娠的准确度为 97.6%,灵敏度为 97.9%,漏诊率为 2.1%,阳性预测值为 99.5%，约登指数为 0.868，特异度为 88.9%，误诊率为 11.1 %”。结论是“反映滑脉测定是诊断早期妊娠高度敏感、便于运用的指标，在我国很有推广使用价值，但其特异度尚不甚理想”。

该文摘要虽不是结构式摘要，但也描述了目的、方法、结果及结论，关键词中未提及“灵敏度和特异度”。

2. 前言

研究目的：该文在前言中描述了特定目的“评价滑脉诊断早期妊娠的价值”，并描述“用脉图仪检测了 205 例临床诊断为早期妊娠者的脉象，与病理学检测结果（金标准）进行比较，并与 197 例年龄相当的健康未孕妇女作脉图对照”。

原文前言陈述了研究问题或目的，描述了同一人群用脉图仪检测与病理学检测进行比较。

3. 方法

（1）受试者：该文数据收集的地点在西安第四军医大学西京医院。招募研究对象、数据收集的时间范围为 1990 年 10 月～1991 年 1 月。该文研究对象来自西京医院妇产科就诊的连续病例和连续检测月经正常的健康妇女，病例组 20～30 岁，无其他疾病，闭经 40～60 天，为经妇科检查初诊为早期妊娠要求行人工流产术者。对照组 20～30 岁。

该文说明了研究对象的入选标准以及数据收集的地点，未描述研究对象募集情况和样本抽样方法，没有描述病例组数据收集是在脉图仪与病理学检测之前还是之后。

（2）试验方法：该文献介绍了目标试验脉图测定是使用中国科学院合肥智能机械研究所研制的 AJN-Ⅱ型心血管功能测试仪，在受检者进餐 2 小时后，固定专人行脉图测定。根据文献方法确定滑脉标准；参考标准试验是病理学检测子宫内膜中有无绒毛膜组织。

该部分没有详细描述参考标准试验；说明了目标试验仪器的来源，但没有详细介绍如何进行测定，引用参考文献说明目标试验的滑脉标准，但没有具体的定量测定指标；没有描述参考标准和目标试验的临界值；没有描述执行和读取目标试验和参考标准试验的人员数量、培训及其专业技能情况；没有描述目标试验和参考标准试验是否采用盲法测定。

（3）统计学方法：原文未描述对所得数据进行何种统计学处理。

4. 结果

（1）受试者：该文献描述研究对象募集情况是观察组选取 1990 年 10 月～1991 年 1 月于西安第四军医大学西京医院妇产科就诊的连续病例，经妇科检查初诊为早期妊娠要求行人工流产术者共 205 例，另有 1990 年 10 月～1991 年 1 月连续检测的月经正常之健康妇女 197 例。描述了两组研究对象年龄范围 20～30 岁，观察组无其他疾病，闭经 40～60 天。观察组 205 例均参加了脉图测定和病理学检测，正常人组参加了脉图测定，没有进行病理学检测而是随访观察。

该文明确描述了研究对象募集的起始日期，但没有描述研究何时完成的。描述了研究对象的年龄和症状特征。

（2）试验结果：观察组滑脉测定结果与病理学检查结果、早期妊娠与非早期妊娠（含正常人）滑脉测定结果分别整理成四格表，分别计算出滑脉的灵敏度、特异度、漏诊率、误诊率、约登指数、准确度、似然比、预测值等指标。

文中描述观察组“清宫术前行脉图测定，然后检查刮出的子宫内膜中有无绒毛膜组织”，没有描述两试验时间间隔和是否给予任何治疗，该文没有描述在试验过程出现的任何不良事件。该文通过四格表计算了诊断试验各项主要评价指标。

（3）评价：本文描述早期妊娠（经病理学检查确认）者呈现的滑脉伴有小数，平均每分钟比非早期妊娠和正常人组呈现的滑脉脉率大 10 次左右。提示早期妊娠的滑脉表现有特殊规律，深入研究将提高其特异度。

该文未用 95% CI 评估诊断准确性。描述了滑脉试验结果的异常现象并做了解释。

5. 讨论

原文描述滑脉诊断早期妊娠的灵敏度很高，但特异度还令人不满意。研究中出现的早期妊娠滑脉小数现象，为提高本方法的特异度研究提供了依据，有待进一步深入研究。原文总结了滑脉诊断早期妊娠的适用性：无刺激、无损伤、易于接受、要求条件简单、便于基层使用、敏感性高、不易漏诊、优于妇科检查；特异性不够、不及 HCG-β 测定、但与尿妊娠试验相近。

该部分对现有证据进行了解释，未阐述其科学依据，没有对各项评价指标进行 95%置信区间估计。对研究结果做出了较客观的评价，既肯定其诊断价值，又指出特异度还不够理想，并提出了继续深入研究的方向。

（二）方法学质量评价（根据诊断性研究的方法学质量评价工具 QUADAS）（表 3-7）

表 3-7 该研究的方法学质量评价情况

条目		是	否	不清楚
1	病例谱是否能代表临床实践中接受该试验的患者情况	√		
2	金标准是否能准确区分目标疾病	√		
3	金标准和诊断试验检测的间隔时间是否足够短，以避免出现病情的变化	√		
4	是否整个样本或随机选择的病例均接受了金标准试验	√		
5	是否所有病例无论诊断试验结果如何，都接受了相同的金标准试验		√	
6	金标准试验是否独立于诊断试验（即诊断试验不包含在金标准试验中）	√		
7	诊断试验的结果解读是否是在不知晓金标准试验结果的情况下进行的			√
8	金标准试验的结果解读是否是在不知晓诊断试验结果的情况下进行的			√
9	解释试验结果时可获得的临床资料是否与实际应用中可获得的临床资料一致	√		
10	是否报告了难以解释/中间试验结果	√		
11	对退出研究的病例是否进行解释			√

（三）证据评价（根据诊断性研究证据的真实性、重要性、适用性评价标准）

1. 真实性评价

（1）研究对象代表性如何？即是否包括适当的疾病谱、与临床实际情况相似？

研究对象的代表性指是否包括适当的患者，患者情况和我们平时所见的患者是否相似？研究对象应包括具有与目标疾病相似症状的患者以及容易与目标疾病混淆的其他疾病患者，而不应该纳入病情很明显的患者和正常人，因为临床上不需要用诊断试验来区分明显患者和正常人，并且会夸大了诊断性试验的准确性。

提示：选择研究对象应与临床实际情况相似，诊断性试验结果才有意义。

本文研究地点：西安第四军医大学西京医院妇产科。研究对象：1990 年 10 月～1991 年 1 月就诊的连续病例，经妇科检查初诊为早期妊娠要求行人工流产术者，共纳入 205 例。另有 197 例连续检测月经正常的健康妇女作为正常人组。纳入标准：观察组 20～30 岁，无其他疾病，闭经 40～60 天的女性；正常人组 20～30 岁月经正常的健康妇女。

据作者描述，观察组纳入的研究对象为连续性疑似早期妊娠病例。以年龄相似的非早期妊娠健康妇女作对照欠恰当，对照组应选择那些与早期妊娠症状相似或容易与早期妊娠混淆（如原因不明性闭经）的要求做出正确鉴别的非早期妊娠病例。本研究正常人对照组可以删除，因为观察组研究对象与临床实践情况相似，已具有一定代表性。

（2）是否所有研究对象都经过金标准诊断？

当知道诊断性试验结果后，"金标准"的使用可能会受到影响。诊断性试验结果为阴性的患者可能不再接受"金标准"检查，或是采用另一种"金标准"。这两种情况均可导致偏倚，而影响诊断性试验的准确性。

提示：好的诊断性试验要求无论试验结果如何，研究对象均应接受相同的"金标准"检查。

本文金标准：病理学检测子宫内膜中有无绒毛膜组织。诊断性试验：中医滑脉脉图测定。

据作者描述，观察组所有患者都进行了金标准检查和诊断性试验。正常人组采用另一种金标准检查，即随访 2 个月排除早期妊娠。

(3)诊断性试验是否与金标准进行了独立、盲法对照？

提示：诊断性试验研究首先要结合所诊断疾病的具体情况选择诊断该疾病的公认标准方法，其次应盲法评估诊断性试验与金标准结果，且两种方法检查间隔时间不宜太长。

本文观察组患者在固定专人行脉图测定后均进行了人工流产术，未提及使用盲法对照。

据作者描述，可以判断该研究观察组检测符合此评价原则。

综上所述，研究观察组连续纳入怀疑早期妊娠者，报告了病例纳入标准以及滑脉判定标准，以病理诊断为金标准，所有患者均经过诊断性试验及金标准检查，虽未提及盲法对照，但诊断性试验由固定专人测定。因此该研究具有真实性。

2. 重要性评价

(1)敏感度、特异度、似然比如何？

诊断性试验不能只看敏感度或只看特异度，有些敏感度很高、特异度很低的诊断性试验应用价值不大。似然比可看做是反映敏感度、特异度的综合指标，反映验后概率和验前概率的差别。

提示：患病率不变时，诊断性试验的敏感度越高，则漏诊率越小，阴性预测值越大，阴性结果的价值越大；诊断性试验的特异度越高，则误诊率越小，阳性预测值越大，阳性结果的价值越大。

敏感度=192/196=97.9%；特异度=8/9=88.9%；阳性似然比= 8.82；阴性似然比=0.022；误诊率为1−88.9%=11.1%；约登指数为 0.868；准确度=(192+8)/205=200/205=97.6%；阳性预测值= 192/(192+1)=99.5%；阴性预测值=8/(4+8)=66.7%。

该研究正确计算了各项诊断试验评价指标的结果。

(2)试验有用吗？

提示：诊断性试验敏感度、特异度、似然比越大，其价值越大、越有用。约登指数至少>0.5，诊断性试验才可能有价值。

该研究约登指数为 0.868>0.5，滑脉诊断早期妊娠有一定价值。

(3)试验能否确诊或排除诊断？

高敏感度试验的阴性结果可排除诊断，高特异度试验的阳性结果可以确诊。但临床实践中很少有敏感度或特异度极高的试验，大多数试验可用似然比评估。

该研究敏感性高，不易漏诊，故较能排除诊断。

3. 适用性评价

(1)诊断性试验在本地能否开展？准确性如何？患者能否支付？

诊断性试验在本地能否开展要考虑所在单位是否具有条件和能力开展此项检测。若诊断性试验在本地能开展，应确认该试验的方法与文献报道是否相似，准确性、重复性如何？

该研究描述用脉图仪检测无刺激、无损伤、易于接受。要求条件简单，便于基层使用。

(2)能否准确估计当前患者的验前概率？

准确估计患者的验前概率才能利用诊断性试验的结果推测验后概率。验前概率指进行诊断性试验前，医生根据患者情况、临床经验等推测的患病概率。

提示：临床医生评估患病概率必须结合临床具体情况，患者的基础疾病、危险因素、各种临床表现等都可能增加或减少目标疾病的可能性。

(3)验后概率是否对患者有所帮助？

验后概率指进行诊断性试验后，根据试验结果估计的患病概率。诊断性试验结果对患者是否有帮助，要看验后概率能否跨过治疗阈值或诊断阈值。①当验后概率>治疗阈值时，诊断成立，开始治疗；②当验后概率<诊断阈值时，放弃先前的初步诊断，不再进行检查，重新考虑新的诊断；③当验后概率介于治疗阈值和诊断阈值之间时，则根据先前的初步诊断，选择其他方法进一步检查以确定疾病存在与否。

4. 总结 本研究：①设计基本符合临床流行病学要求，以病理诊断为金标准，描述了病例纳入标准，以及滑脉判定标准。②报告了全部研究对象的观察结果。③正确计算了各项诊断试验评价指标的结果。④对研究结果做出了较客观的评价，既肯定其诊断价值，又指出特异度还不够理想，并提出了继续深入研究的方向，即深入研究早期妊娠的滑脉表现的特殊规律。

本研究也存在一些问题：①一方面，病理学检测作为金标准来诊断早期妊娠，可能存在由于人工流产术失败而造成的假阴性，从而使滑脉诊断假阳性上升；另一方面，病理学检测法在对照组中无法实施，使两组检查方法或判断标准不一。如果采用放射免疫法测定血中绒毛膜促性腺激素的 β-亚单位，或尿妊娠试验可能更好些。②以年龄相似的非早期妊娠健康妇女作对照不恰当，诊断试验评价中对照组应选择那些容易与早期妊娠混淆（如原因不明性闭经），在妇产科就诊中要求做出正确鉴别的非早期妊娠病例。如果按此原则选择适当对照，则可使评价结果更令人信服。③滑脉诊断虽是采用脉图仪检测，也规定了较明确的判断标准，但最后判断仍是以检测者的意见为准。如采用盲法检测，则可进一步控制测量偏倚。控制测量偏倚在诊断试验评价中至关重要。

【实践】

根据本教材第一、二部分实践的结果进行诊断性研究证据评价的实践。

（李晓珍）

三、治疗性研究证据的评价

【目的】

了解随机对照试验报告规范；掌握随机对照试验的偏倚风险的评价；掌握治疗性研究证据的真实性、重要性、适用性的评价。

【知识点】

（1）随机对照试验报告规范 CONSORT（Consolidated Standards of Reporting Trials，CONSORT），见表 3-8：运用于随机对照试验设计的报告撰写与发表（来源：www.consort-statement.org）。

（2）Cochrane 协作网的 RCT 偏倚风险评价工具，见表 3-9：运用于制作系统评价时评价随机对照试验 RCT 设计的偏倚风险（来源：http：//handbook.cochrane.org Home > Part 2：General methods for Cochrane reviews > 8 Assessing risk of bias in included studies > 8.5 The Cochrane Collaboration's tool for assessing risk of bias > Table 8.5.d：Criteria for judging risk of bias）。

（3）评价治疗性研究证据的真实性、重要性、适用性的标准，见表 3-10：运用于原始研究的治疗证据质量的评价。

表 3-8　CONSORT 清单（2010 版）

内容与主题	条目	描　述
题目和摘要	1a	文题能识别是随机临床试验
	1b	结构式摘要，包括试验设计、方法、结果、结论几个部分（具体的指导建议参见"CONSORT for Abstracts"）
引言		
背景和目的	2a	科学背景和对试验理由的解释
	2b	具体目的和假设
方法		
试验设计	3a	描述试验设计（如平行设计、析因设计），包括受试者分配入各组的比例
	3b	试验开始后对试验方法所作的重要改变（如受试者选择标准），并说明原因
受试者	4a	受试者选择标准
	4b	资料收集的环境和地点
干预措施	5	详细描述各组干预措施的细节（以便他人重复），包括它们实际上是如何和何时实施的
结局指标	6a	完整定义事先确定的主要和次要结局指标，包括它们是如何和何时测评的
	6b	试验开始后对试验结局指标是否有任何更改，并说明原因
样本量	7a	样本量的确定方法
	7b	如果存在中期分析和试验中止的情况，则应对中期分析和试验中止的条件进行解释
随机化顺序的产生	8a	用于产生随机分配序列的方法
	8b	随机方法的类型：详细描述限制措施（如区组和区组长度）
分配隐藏	9	执行随机分配序列的方法（如顺序编码的容器），描述分配干预措施前为隐藏分配顺序所采取的步骤
实施	10	谁产生随机分配序列，谁招募受试者，谁给受试者分配到各干预组
盲法	11a	若实施了盲法，分配干预措施之后对谁设盲（如受试者、医护服务提供者、结局评估者），以及盲法是如何实施的
	11b	如有必要，描述干预措施的相似之处
统计学方法	12a	用于比较各组主要和次要结局指标的统计学方法
	12b	附加分析的方法，诸如亚组分析和校正分析
结果		
受试者流程（极力推荐使用流程图）	13a	随机分配到各组的受试者例数，接受已分配治疗的例数，纳入主要结局分析的例数
	13b	随机分组后，各组脱落和被剔除的例数，并说明原因
招募受试者	14a	明确招募期和随访时间
	14b	试验结束或中止的原因
基线资料	15	用表格列出各组的基线资料，包括人口学资料和临床特征
纳入分析的例数	16	各组纳入每一种分析的受试者例数（分母），以及是否按最初的分组分析
结局和估计值	17a	各组每一项主要和次要结局指标的结果，估计效应量及其精确度（如 95%置信区间）
	17b	对于二分类结局，建议同时提供绝对和相对效应量
辅助分析	18	报告进行的其他所有分析，包括亚组分析和校正分析，指出哪些是预先设定的分析，哪些是探索性的
危害	19	各组出现的所有严重危害或非预期效应（具体的指导建议参见"CONSORT for harms"）
讨论		
局限性	20	试验的局限性：阐述潜在偏倚的来源；不精确的原因；多重分析（如果有这种情况的话）
可推广性	21	试验结果被推广的可能性（外部可靠性，实用性）
解释	22	与结果相对应的解释，权衡利弊，并且考虑其他相关证据
其他信息		
注册	23	临床试验注册号和注册机构名称
方案	24	如果有的话，在哪里可以获取完整的试验方案
资助	25	资助和其他支持（如提供药品）的来源，提供资助者所起的作用

表 3-9 Cochrane 协作网的 RCT 偏倚风险评价工具

评价条目	评价结果	评价标准
随机序列的产生	低风险	采用随机数字表法、使用计算机随机数字发生器、最小化随机等
	高风险	●以出生日期的奇偶分配 ●以入院日期为基础的一些规则分配 ●由医院或临床病案号为基础的一些规则分配 ●由医生判断分组 ●由受试者意愿分组 ●基于实验室检测或一系列检测结果分组 ●根据干预措施的可及性分组等
	风险不清楚	关于随机序列的产生过程的信息不充分不足以判定"高风险"或"低风险"
分配隐藏	低风险	●中心化分配(包括电话，网络，药房控制的随机化) ●相同外形、连续编号的药物容器 ●按顺序编号、不透明、密封的信封
	高风险	●使用开放的随机分配表(如随机数字清单) ●分发信封但没有合适的安全保障(如透明、非密封、非顺序编号) ●交替分配 ●出生日期 ●病历记录号 ●使用其他明确的非隐藏方法
	风险不清楚	信息不充分不足以判定"高风险"或"低风险"
对参与者和干预提供者施盲	低风险	●无盲法或不完全盲法，但系统评价者判断结局不太可能受到缺乏盲法的影响 ●确保对受试者和主要研究人员施盲，并且不太可能破盲
	高风险	●无盲法或不完全盲法，且结果可能受到缺乏盲法的影响 ●尝试对受试者和主要研究人员施盲，但很可能破盲，并且结果很可能缺失盲法的影响
	风险不清楚	●信息不充分不足以判定"高风险"或"低风险" ●研究未提及这一结果
对结果评价者施盲	低风险	●无盲法，但系统评价者判断结果测量不太可能因缺乏盲法而受影响 ●确保对结果评价者施盲，并且不太可能破盲
	高风险	●无盲法，但系统评价者判断结果测量很可能因缺乏盲法而受影响 ●对结果评价者施盲，但可能破盲，并且结果测量很可能受缺失盲法的影响
	风险不清楚	●信息不充分不足以判定"高风险"或"低风险" ●研究未提及这一结果
结果数据不完整	低风险	●未缺失结果数据 ●缺失的结果数据原因与真实结果不太可能相关(如生存数据，删失数据不太可能引入偏倚) ●缺失结果数据在各干预组的数量均衡，组间缺失数据具有相似原因 ●对于二分类结果数据，与观察的事件风险相比，缺失结果数据的比例不足以对干预效应估计产生临床相关影响 ●对于连续性结果数据，缺失结果数据中似真的效应大小(均数差或标准化均数差)不足以对观测效应大小产生临床相关影响 ●已使用恰当的方法估算缺失数据
	高风险	●缺失的结果数据原因与真实结果很可能相关，干预组间缺失数据的数量和原因不均衡 ●对于二分类结果数据，与观察的事件风险相比，缺失结果数据的比例足以对干预效应估计产生临床相关影响 ●对于连续性结果数据，缺失结果数据中似真的效应大小(均数差或标准化均数差)足以对观测效应大小产生临床相关影响 ●采用"视为治疗(as-treated)"分析，但改变随机入组时干预措施的人数较多 ●可能不恰当地使用简单估算方法
	风险不清楚	●报告/排除的信息不充分不足以判定"高风险"或"低风险"(如随机人数未说明，未提供缺失数据的原因) ●研究未提及这一结果
选择性结果报告	低风险	●有研究方案，且系统评价关心的方案中预先指定的(主要和次要)结果指标均有报告 ●没有研究方案，但所有期望的结局指标，包括在发表文章中指定的指标均有报告

评价条目	评价结果	评价标准
	高风险	●未报告所有预先指定的结局指标 ●报告的一个或多个主要结局指标采用预先未指定的测量、分析方法或数据子集(如亚量表) ●报告的一个或多个主要结局指标未预先指定(除非对其报告提供明确理由,如未预料到不良反应) ●系统评价者关心的一个或多个结局指标报告不充分,以至于不能纳入 Meta 分析 ●未报告应预期报告的重要的结局指标
	风险不清楚	信息不充分不足以判定"高风险"或"低风险"。很可能大多数研究都属于这一类别
其他偏倚 来源	低风险	纳入研究看起来无其他偏倚来源
	高风险	至少有其中一个重要偏倚来源,如 ●存在与使用的具体研究设计相关的潜在偏倚来源 ●声称有欺骗行为 ●有一些其他问题
	风险不清楚	●信息不充分不足以判断是否存在重要的偏倚风险 ●发现的问题是否导致偏倚,理由或依据不足

表 3-10　评价治疗性研究证据的真实性、重要性、适用性的标准

评价真实性标准	评价重要性标准	评价适用性标准
①研究对象是否进行随机化分组 ②分组方案是否进行了隐藏 ③试验开始时试验组与对照组的基线是否有可比性 ④研究对象的随访是否完整、随访时间是否足够 ⑤统计分析是否按照最初分组进行 ⑥对研究对象、研究执行者和资料分析者是否采用盲法 ⑦除试验措施外,不同组间接受的 其他处理是否一致	①治疗效果大小如何 ②疗效精确度如何	①自己患者的情况是否与研究中的患者相似 ②证据的可行性如何 ③治疗措施对患者的潜在利弊如何 ④对欲采用的治疗措施,患者的价值取向和意愿如何

【案例分析】

本案例来源于安徽医药杂志,2014 年出版,第 18 卷第 5 期,由黄剑青、陈惠霞、叶敏仪等作者著,文献题目为《淋巴细胞主动免疫治疗不明原因复发性流产患者治疗效果观察》。该研究目的是探究不明原因复发性流产患者采用淋巴细胞主动免疫治疗法进行治疗时的临床疗效,属于治疗研究证据。下面拟根据随机对照试验报告规范、随机对照试验的偏倚风险的评价工具、治疗研究证据应用评价标准三方面进行评价。

(一)原文剖析(根据随机对照试验报告规范——CONSORT)

1. 文题和摘要

(1)文题:该文题目是"淋巴细胞主动免疫治疗不明原因复发性流产患者治疗效果观察",题目中未描述"随机对照试验"。

(2)摘要:该文摘要中目的是"探究不明原因复发性流产患者采用淋巴细胞主动免疫治疗法进行治疗时的临床疗效"。主要方法是选取了 122 例不明原因复发性流产患者作为研究对象,把她们随机分为观察组和对照组,应用淋巴细胞免疫法进行注射治疗,记录研究对象免疫治疗前后的恢复情况,比较封闭抗体指数,并对比有效妊娠成功率。主要结果有观察组的有效妊娠率(83.87%)明显高于对照组的(75.76%),经淋巴细胞主动免疫治疗后,两组患者的封闭抗体指数均有所提高。结论是不明原因复发性流产经淋巴细胞主动免疫疗法治疗后具有明显的疗效,患者免疫能力能有效恢复,封闭抗体缺陷症状能获得改善,并能帮助患者高成功率妊娠,该治疗方法值得临床推广。

原文摘要描述了目的、研究对象、干预措施、主要结局指标、结果及结论,但未具体描述试验设计方法、随机化的方法、盲法、随机分组的人数、分组分析的人数和不良反应。

2. 前言

(1)研究目的：该文在前言中描述了特定目的"探究主动免疫法在治疗不明原因复发性流产患者的临床效应"。

(2)研究背景：该文描述其研究的科学背景是原因不明复发性流产病因复杂，被认为主要与免疫因素造成封闭抗体缺乏有关，目前针对不明原因复发性流产患者的治疗方法主要是主动免疫和被动免疫治疗两种方法，其中淋巴细胞主动免疫疗法成功率约 65%，是现阶段治疗 URSA 最普遍、疗效最显著的方法。

原文前言描述了特定目的和假设。论述了科学背景，但未做恰当的原理解释。

3. 方法

(1)试验设计：作者未描述试验设计的方法。

(2)研究对象：原文描述以就诊于作者所在单位的连续发生 2 次或 2 次以上的自然流产患者为研究对象，排除标准是经检查夫妇染色体异常、胚胎染色体异常、生殖道异常、母体内分泌异常、生殖道感染及自身免疫异常等原因，并且经流式细胞仪检测结果表明缺乏封闭抗体。

该文界定了研究对象的入选和排除标准以及资料收集的地点，未描述研究对象知情同意情况。

(3)干预措施

原文先介绍了提供淋巴细胞的供体，可采用丈夫或健康无关第三者个体作为供体提供淋巴细胞，需对供体进行血检，主要检查供体是否患有经血液传播的乙肝、丙肝、艾滋病等传染病。确定供体后，抽取供体外周血分离淋巴细胞后制成悬液 2ml(内含淋巴细胞总数约为 30×10^6)，然后皮内注射到患者体内。观察组在孕前 3 个月开始进行免疫治疗，一疗程 3 次，每次间隔 3 周。一疗程后检测封闭抗体，转阳者 3 个月内尝试进行妊娠，如妊娠则继续进行第二个疗程，排除不孕症的未妊娠者重新进行一疗程免疫。对照组在孕后 5～7 周进行免疫治疗，持续到妊娠 14～16 周胎儿发育正常时，每 2 周 1 次，11 周后检测封闭抗体。

该部分准确、详细描述了观察组与对照组措施的情况，以及如何、何时实施干预。

(4)结局：原文疗效评价标准是在治疗过程中用流式细胞仪检测患者封闭抗体水平，同时记录治疗前后患者 CD3、CD4、CD8 细胞比例的差异，并计算其成功妊娠效率。

该文描述了结局的测定指标，未具体描述如何界定主要和次要结局指标，以及如何、何时进行测量以上指标。

(5)样本含量：原文描述观察组有 76 例患者，对照组 46 例。该样本量未讨论是如何确定的。

(6)随机化

1)文中描述随机分为观察组和对照组，但未描述随机分配顺序产生的方法及随机类型。

2)原文未描述随机分配隐藏的方法，分配顺序的实施方法(如编号的容器或中心的电话)，及在实施干预前确认顺序是否封存等。

3)原文未描述谁安排分配顺序，谁登记参与者，谁将研究对象分配到各组。

(7)盲法：原文未描述研究对象、实施干预者和那些评估结果者对分组情况是否一无所知，也未解释其原因。

(8)统计方法：原文描述了对文中所得数据(主要为计量资料)要进行统计学处理，采用SPSS15.0 软件进行分析，采用成组 t 检验，$P<0.05$ 为有统计学意义。

该文描述了结果比较的统计学方法，但未具体描述两组主要结局和次要结局比较的统计学方法。

4. 结果

(1)研究对象募集及流动情况：原文描述研究对象募集情况是选取 2010 年 1 月～2012 年 6 月就诊于作者单位连续发生 2 次或 2 次以上的自然流产患者共 122 例，随机分为观察组和对照组。其中观察组 76 例患者，对照组 46 例患者。研究对象经淋巴细胞主动免疫治疗后，观察组患者成功妊娠 62 例，其中再次流产为 10 例，有效妊娠共 52 例。对照组 46 例患者中再次流产共 16 例，有效妊娠共 30 例。

该文明确描述了研究对象募集和随访日期,但观察组有 14 例患者的情况不明,未做任何解释。

(2)基线资料:原文纳入的患者平均年龄为(29.38±3.41)岁,流产次数平均为(2.53±1.92)次。描述了两组患者年龄、病况等差异无统计学意义。但未具体描述两组的基线人口统计学资料和临床特征。

(3)主要资料分析:原文主要分析了观察组成功妊娠率为 83.87%,对照组成功妊娠率为 65.22%,各组治疗前后患者体内封闭抗体数(CD3、CD4、CD8)。

上述两组成功妊娠率未用绝对数描述结果。观察组成功妊娠率计算的分母有误。均未用 95%CI 评估效应大小及其精确度。只分析了各组自身治疗前后封闭抗体数的差异,未对观察组与对照组两组间主要结局和次要结局的差异进行统计学分析。

(4)不良事件:原文未描述观察组与对照组的重要不良事件和副作用结果。

5. 讨论

(1)局限性:该文讨论部分未对试验存在的局限、潜在偏倚的可能原因等做出解释。

(2)可推广性:该文讨论部分未描述决定试验结果的环境的关键部分,未讨论在其他环境可能的差别。

(3)解释:原文对研究结果进行分析,认为淋巴细胞主动免疫治疗的时间越早,治疗的效果越好,同时两组患者的封闭抗体数治疗后都有明显增高,表明主动免疫治疗的效果能明显改善母体内封闭抗体缺乏的情况,减少胎儿受母体免疫系统攻击的损害,研究中全部研究对象没有 1 例发生并发症或不良反应,该治疗方法操作上简单、安全性强、保胎成功率高,值得在临床上推广。

该部分对现有证据进行了全面解释,但是解释的根据缺乏科学性,主要是原文中观察组的成功妊娠率计算有误,并且未对观察组与对照组两组间主要结局和次要结局的差异进行统计学分析。

6. 其他信息

(1)注册:该文未提供试验注册号及注册中心名字。

(2)基金资助:该文未提供有基金及其他资助。

(二)偏倚风险评价(根据 Cochrane 协作网的 RCT 偏倚风险评价工具)

1. 随机系列的产生 随机原则是流行病学实验研究的基本原则之一,包括随机抽样和随机分组。随机抽样是为了避免选择性偏倚,保证抽样的样本能代表总体的特征;随机分组是保证研究对象进入试验组和对照组的机会均等,以避免研究对象选择或分组时受主观人为因素(包括研究者和被研究者)影响。具体的随机化分组方式如随机数字表法、掷硬币法、计算机随机法、抽签法、密封随机抽样法等。

该研究描述在 2010 年 1 月~2012 年 6 月期间选取在该作者单位就诊有连续发生 2 次或 2 次以上的自然流产患者 122 例,随机分为观察组和对照组。其中观察组 76 例,对照组 46 例。

该研究明确说明采用了随机化分组,但是关于随机序列产生过程的信息不充分不足以判断"低风险"或"高风险",即风险不清楚。

2. 分配隐藏 分配方案隐藏的概念是指将随机分组方案对实施分组者在分组期间进行隐藏的手段,以避免产生选择偏倚。

我国现行最常用的方法是采用密封的、不透光的、按序列编码的信封法,即参加临床试验的医生根据密封的信封内随机产生的治疗方案进行分组。由于临床医生可能一次同时打开几个信封或提前打开信封,结果是有的患者会被延期分配以达到接受期望治疗的目的。因此,这种隐藏并不理想,在发达国家已逐渐被中心计算机随机法所取代。中心计算机随机方法是由计算机程序产生随机分组方案,然后由信息专家设计一个"按键式语音应答"随机方法,可以 24 小时在无人情况下通过电话与计算机之间的交互应答完成随机分组。目前,在我国比较可行的方法是由中心药房控制随机分组,首先由接诊医生告知药房待分组的患者,再由药房负责试验的人员按预定方案进行随机分组。

该研究对随机分组方案是否进行隐藏的信息不充分不足以判断"低风险"或"高风险"，即风险不清楚。

3. 对受试者和干预提供者施盲　盲法指参与临床试验的研究执行者、资料分析者或研究对象均不知道研究对象所在的组，也不知道研究对象接受的是试验措施还是对照措施。根据设盲的对象，盲法具体可分为单盲、双盲、三盲3种。

该研究未提及是否对受试者和干预提供者施盲，因此风险不清楚。

4. 对结果评价者施盲　该研究未提及是否对结果评价者施盲，即风险不清楚。

5. 结果数据不完整　该研究描述参加研究的观察组有76例，对照组有46例。观察组在妊娠前3个月进行免疫治疗，对照组妊娠后5~7周进行免疫治疗。经淋巴细胞主动免疫治疗后，观察组患者成功妊娠62例，其中再次流产有10例，有效妊娠共52例；对照组患者中再次流产共16例，有效妊娠有30例。

据以上描述发现观察组有14例患者的情况不明，该缺失的结果数据原因与真实结果很可能相关，故本研究结果数据不完整，存在高风险。

6. 选择性结果报告　根据该研究方法中疗效评定标准的描述，要报告患者封闭抗体水平、治疗前后患者CD3、CD4、CD8细胞比例的差异及成功妊娠效率。发现文中未报告治疗前后患者CD3、CD4、CD8细胞比例的差异有关数据，也未报告未预料到的不良反应等。因此该选择性结果报告存在高风险。

7. 其他偏倚来源　该研究未具体描述观察组与对照组的基线特征资料，另作为供体的来源以及是否采用其他的治疗措施在组间是否一致未描述与分析，以上会存在潜在偏倚来源。因此其他偏倚来源存在高风险。

(三)证据应用评价(根据治疗性研究证据的真实性、重要性、适用性的评价标准)

1. 真实性评价

(1)研究对象是否进行随机化分组：根据该研究描述采用了随机化分组，但未具体描述随机分组的方法，因此无法判断研究是否真正的实施了随机分组。

(2)分组方案是否进行了隐藏：评价随机分组隐藏是否恰当有两个判断标准：①恰当：试验描述了分组隐藏，且采用的方法是适当的，即采用中心独立单位的随机或序列编码的、密封的、不透光的信封法。②不恰当：未描述分组隐藏或采用的方法不适当。如采用开放的随机数字表或交替分配患者的方法。

该研究在方法中提到了随机分组，但未描述对随机分组方案进行隐藏。因此该研究随机分组隐藏不恰当。

(3)实验开始时试验组和对照组的基线可比性如何：基线可比性是考察在试验前，除干预措施外，其他已知影响预后的因素在试验组和对照组是否一致。

本研究描述纳入的患者平均年龄为(29.38±3.41)岁，流产次数平均为(2.53±1.92)次。两组患者在年龄、病况等方面差异无统计学意义。

该文虽描述了两组患者年龄、病况等差异无统计学意义。但未描述两组的具体的基线人口统计学资料和临床特征资料，因此无法真正判断两组基线是否可比。

(4)对研究对象的随访是否完整？随访时间是否足够：随机入组的研究对象，无论接受试验组还是对照组的治疗措施，都有机会表现出不同的治疗反应或发生不同的事件。失访人数越多，研究结果的真实性受到的影响越大。通常认为失访率应控制在10%以内，特殊情况下失访率不能超过20%。

由于研究需要观察的结局事件总是在给予干预措施后一段时间才可能发生，因此确保随访时间足够长对观察到结局事件十分必要。观察结局不同、病情严重程度不同及应用药物性质和特点不同等，则需要不同的随访时间。

本研究描述选取 2010 年 1 月～2012 年 6 月在作者单位就诊的连续发生 2 次或 2 次以上的自然流产患者 122 例，随机分为观察组和对照组。观察组有 76 例，对照组有 46 例。观察组在妊娠前 3 个月进行免疫治疗，一疗程为 3 次，每次间隔时间为 3 周。在 11 周后检测其封闭抗体，转阳者在 3 个月内尝试进行妊娠，如果妊娠则进入第二个疗程，排除不孕症的未妊娠者重新进行第一疗程免疫治疗。对照组在妊娠后 5～7 周进行免疫治疗，持续到妊娠 14～16 周胎儿发育正常，每 2 周进行一次，在 11 周后检测其封闭抗体。结果观察组患者成功妊娠有 62 例，其中再次流产者为 10 例，有效妊娠共有 52 例。对照组患者中再次流产者共 16 例，有效妊娠共有 30 例。

该文明确了研究对象募集和随访日期，随访时间足够长，但观察组有 14 例患者的情况不明，未做任何解释，故本研究对研究对象随访不完整。

(5)统计分析是否按照最初的分组进行：为最大限度地保留随机化的信息，保证随机化，不管研究对象是否完成了原定的干预措施，或者是否真正接受了该措施的治疗，都保留在原组按最初的分组进行结果分析，这种分析方法即意向治疗分析(intention to treat analysis，ITT)。

本研究描述最初纳入患者 122 例，随机分为观察组和对照组，观察组有 76 例，对照组 46 例。结果观察组患者成功妊娠 62 例，其中再次流产为 10 例，有效妊娠共 52 例。对照组患者中再次流产共 16 例，有效妊娠共 30 例。观察组成功妊娠率为 83.87%，对照组成功妊娠率为 65.22%。

根据以上结果发现计算观察组成功妊娠率 83.87%的分母不是原定最初分组的人数，并未提及观察组情况不明的 14 例患者，故本研究未采用意向治疗分析。

(6)对研究对象，研究执行者和资料分析者是否采用盲法：该研究未明确是否采用盲法，更未说明盲法的实施对象。

(7)除试验措施外，不同组间接受的其他处理是否一致：为了能解释试验组和对照组结果的差异是由试验措施所致，要求研究对象除试验措施和对照措施外不接受其他任何治疗或接受的其他治疗措施在组间应一致，以避免不相同的治疗措施的干扰。

本研究描述采用丈夫或健康无关第三者个体作为供体提供淋巴细胞，抽取供体的外周血分离淋巴细胞后制成悬液 2ml，皮内注射入患者体内。

从以上描述看作为供体的来源以及是否采用其他的治疗措施在两组是否一致不明确，故难以判断各组患者接受的其他处理一致。

2. 重要性评价

(1)如何评价治疗效果的大小：评价治疗效果的大小常用 2 类统计学指标，一类是用于分析计数资料，如疾病发生率、多减少 1 例不利结局需治疗的患者数(number needed to treat，NNT)、多发生 1 例不良反应需观察的患者数(number needed to harm，NNH)等，另一类用于分析计量资料，如均数、均数差、加权均数差、标准化均数差等。

该文疗效评定标准：在治疗过程中用流式细胞仪检测患者封闭抗体水平以对比免疫功能恢复情况，同时记录治疗前后患者 CD3、CD4、CD8 细胞比例的差异，并计算其成功妊娠效率。因此该研究收集的资料既有计数资料也有计量资料。

根据该文结果部分表 1 和表 2 结果来看，该文针对患者封闭抗体水平计量资料分析选择的是均数，针对结局事件的发生率，分析的是成功妊娠率，但是观察组成功妊娠率计算的分母有误，并且只分析了各组自身治疗前后封闭抗体数的差异，未对观察组与对照组两组间封闭抗体数及成功妊娠率的差异进行统计学分析。

因此该文选择的效果评价指标是对的，但未对观察组与对照组两组间效果的差异进行统计分析，无法判断两组间干预措施的疗效差异。

(2)如何评价疗效的精确度：疗效的精确度反映由样本推断总体的可信程度，常用置信区间(confidence interval，CI)表示。置信区间越窄，精确度越高。

本研究未计算两组患者封闭抗体水平及成功妊娠率的 CI，故不能评价疗效的精确度。

3. 适用性评价

(1) 自己患者情况是否与研究中的患者相似：患者情况主要指社会人口学特征和疾病特征，在临床应用研究结果时要充分考虑患者的情况是否与该研究中的研究对象相似。

(2) 治疗性证据的可行性如何：治疗性证据的可行性包括技术的可行性、经济的可行性等。因此在确定该证据可以应用于自己的患者后，需根据本单位目前的医疗技术条件，评价该治疗措施的可行性。

(3) 治疗措施对患者的潜在利弊如何：可以估算患者个体的受益与危害的似然比(likelihood of being helped vs harmed，LHH)来权衡潜在利弊。

(4) 对欲采用的治疗措施，患者的价值取向和意愿如何：作为循证医学证据不仅要考虑证据本身的质量，还要考虑患者的价值取向和意愿如何。对欲采用的治疗措施，患者的价值取向和意愿如何可以通过校正的 LHH 来评价。在实际工作中由于不同的患者其生活背景、教育程度等差异，可能选择截然相反的干预措施，因此临床医生有责任帮助患者进行临床决策。

4. 总结 该研究方法是随机对照试验，通过严格评价其真实性，遗憾的是该研究未具体描述随机分组的方法，未描述对随机分组方案是否进行了隐藏，未描述分组后两组的具体的基线人口统计学资料和临床特征，观察组有 14 例患者的情况不明，未做任何解释，对观察组研究对象随访不完整，统计分析未采用意向治疗分析，未明确是否采用盲法，更未说明盲法的实施对象，未交代作为供体的来源及是否采用其他的治疗措施在两组是否一致，以上问题影响了该研究的真实性。事实上，许多研究可能采用了科学的设计方法，只是写文章报道时未恰当的描述，因此报道时应按照 CONSORT 的要求注意报告的完整性。

【实践】

根据本教材第一、二部分实践的结果进行治疗性研究证据评价的实践。

(黄海溶)

四、预后研究证据的评价

【目的】

了解观察性研究报告规范；掌握队列研究的偏倚风险的评价；掌握预后研究证据的真实性、重要性、适用性的评价。

【知识点】

(1) 观察性研究报告规范 STROBE(strengthening the reporting of observational studies in epidemiology，STROBE)，见表 3-1：运用于横断面研究、病例对照研究、队列研究设计的报告撰写与发表(来源：www.strobe-statement.org)。

(2) 纽卡斯尔-渥太华量表(the Newcastle-Ottawa Scale，NOS)中的队列研究偏倚风险评价工具，见表 3-11：运用于制作系统评价时评价队列研究设计的偏倚风险(来源：http://www.ohri.ca/programs/clinical_epidemiology/oxford.asp)。

(3) 评价预后研究证据的真实性、重要性、适用性的标准，见表 3-12：运用于原始研究的预后证据质量的评价。

表 3-11　NOS 队列研究偏倚风险评价工具

栏　目	条　目	标　准
研 究 人 群选择	暴露组的代表性如何(1分)	①真正代表人群中暴露组的特征*
		②一定程度上代表了人群中暴露组的特征*
		③选择某类人群,如护士、志愿者
		④未描述暴露组来源情况
	非暴露组的选择方法(1分)	①与暴露组来自同一人群*
		②与暴露组来自不同人群*
		③未描述非暴露组来源情况
	暴露因素的确定方法(1分)	①固定的档案记录(如外科手术记录)*
		②采用结构式访谈*
		③研究对象自己写的报告
		④未描述暴露因素
组 间 可 比性 结 果 测 量	确定研究起始时尚无要观察的结局指标(1分)	①是*
		②否
	设计和统计分析时考虑暴露组和未暴露组的可比性(2分)	①研究控制了最重要的混杂因素*
		②研究控制了任何其他的混杂因素*
	研究对于结果的评价是否充分(1分)	①盲法独立评价*
		②有档案记录*
		③自我报告
		④未描述
	结果发生后随访是否足够长(1分)	①是(评价前规定恰当的随访时间)*
		②否
	暴露组和非暴露组的随访是否足够充分(1分)	①随访完整*
		②有少量研究对象失访但不至于引入偏倚(规定失访率或描述失访情况)*
		③有失访(规定失访率)但未行描述
		④未描述随访情况

*给分点,组间可比性最高可得 2 分。

表 3-12　评价预后研究证据的真实性、重要性、适用性的标准

评价真实性标准	评价重要性标准	评价适用性标准
(1)是否有代表性且定义明确的患者样本群体,并都在病程相同起点开始随访	(1)在一段特定时间内,所研究结果发生的可能性有多大	(1)文献中的患者是否与我的患者相似
(2)随访时间是否足够长,随访是否完整	(2)对所研究结果发生的可能性的估计是否精确	(2)研究结果是否可以直接用于临床,有助于向患者解释
(3)对结果的评定标准是否客观,没有偏倚		
(4)是否对重要因素进行校正		

【案例分析】

本案例来源于临床皮肤科杂志,2012 年出版,第 41 卷第 1 期,由孟艳、王婵、刘嘉茵等作者著,文献题目为《体外受精胚胎移植前检测宫颈分泌物支原体及衣原体意义的探讨》。该研究目的是分析体外授精/单精子卵胞质内显微注射-胚胎移植(IVF/ICSI-ET)前解脲支原体(UU)和沙眼衣原体(CT)感染与妊娠结局的关系。探讨 IVF/ICSI-ET 前常规检测宫颈分泌物 UU 和 CT 的临床意义。属于预后研究证据。下面拟根据观察性研究报告规范、偏倚风险评价工具、预后研究证据应用评价标准三方面进行评价。

(一)原文剖析(根据观察性研究报告规范——STROBE)

1. 题目与摘要

(1)题目:该文题目是"体外受精胚胎移植前检测宫颈分泌物支原体及衣原体意义的探讨"。该题目中未用常用术语表明研究所采用的设计。

(2) 摘要：该文摘要中目的是"分析体外授精/单精子卵胞质内显微注射-胚胎移植（IVF/ICSI-ET）前解脲支原体（UU）和沙眼衣原体（CT）感染与妊娠结局的关系。探讨 IVF/ICSI-ET 前常规检测宫颈分泌物 UU 和 CT 的临床意义"。主要方法是采用回顾性分析方法，以 2008 年 1 月~2008 年 12 月首次在作者单位行 IVF/ICSI-ET，术前进行宫颈分泌物 UU 和 CT 检测的患者共 1802 例为研究对象，根据 UU 和 CT 检测的结果，将研究对象分为 UU 和 CT 均阴性、UU 阳性、CT 阳性共 3 组，通过统计分析受精率、卵裂率、优质胚胎率、临床妊娠率、种植率、异位妊娠发生率和流产率各指标在组间有无差异，并分析各组不孕类型、是否存在盆腔因素病因、阴道清洁度等有无差异。主要结果表明行 IVF/ICSI-ET 治疗时患者 UU 阳性对妊娠结局无影响，CT 阳性对妊娠结局有不良影响。结论是对无症状的 UU 感染患者 IVF 术前不必要用大量抗生素治疗，对 CT 感染者建议治愈后进行胚胎移植。

该文题目与摘要部分均未用常用术语表明研究所采用的设计方法，摘要从目的、方法、结果及结论四方面进行了描述，但结果部分未具体描述主要的数据。

2. 前言

(1) 研究目的：该文在前言中描述研究目的是着力于探讨实施试管婴儿助孕治疗时患者 UU 及 CT 感染对妊娠结局的影响，评价对 UU 及 CT 感染者进行大量抗生素治疗及反复的检测有无需要。

(2) 研究背景：该文描述其研究的科学背景是 UU 和 CT 均属寄生于生殖道的原核细胞微生物，是人类性传播疾病的常见病原体，其感染率逐年上升，常呈隐性感染致输卵管黏膜上皮受损，导致输卵管阻塞而不孕。临床上常用大量抗生素治疗生殖道 UU 及 CT 检测阳性结果者，这给患者带来了精神和经济上的双重负担。

该前言阐明了具体研究的目的，解释了研究的科学背景，以及研究动因。

3. 方法

(1) 研究设计：该文未描述研究设计方法。应陈述研究设计的关键内容。从文中可获知该研究应为预后研究，设计方法为回顾性队列研究。

(2) 研究机构：该文描述研究地点在作者单位，即南京医科大学第一附属医院临床生殖医学中心，招募患者的时间范围为 2008 年 1~12 月。

(3) 研究对象：原文描述以首次在作者所在单位行体外授精/单精子卵胞质内显微注射-胚胎移植（IVF/ICSI-ET）的患者为研究对象。

该文界定了研究对象的来源及选择方法，未描述研究对象入选和排除标准及随访的方法。

(4) 研究因素：原文明确了采集样本时间为研究对象接受 IVF/ICSI-ET 治疗周期前的非月经期内。具体描述了采集标本的部位及方法，提供了检测病原体试剂盒的公司，支原体检测试剂盒由珠海市银科医学工程有限公司提供，衣原体检测采用南京黎明生物制品有限公司生产的试剂盒，操作步骤和结果观察均按试剂盒说明书要求进行。并描述了患者在行 IVF/ICSI-ET 术前男女双方常规使用抗生素的情况，使用方法根据患者 UU 和 CT 检测结果不同而有所差异，患者按 UU 及 CT 检测结果分为 CT、UU 阴性组与 UU 阳性组、CT 阳性组。抗生素均为罗红霉素 150mg，每日 2 次口服，但疗程不同，非感染组用 7 日，感染组 10 日。明确了主要变量的测量方法，如在移植术后 2 周行血 HCG 检测，确定妊娠，妊娠 45 日及妊娠 70 日时复查 B 超，确定临床妊娠。明确了结局指标的测量，如正常受精率、优质胚胎率、卵裂率、临床妊娠率、早期流产率、晚期流产率。描述了随访者，由护士随访其妊娠情况。

该文描述了结局、暴露的定义和测量方法，各组之间测量方法有可比性，但未论述可能的混杂因素及效应修饰因素。

(5) 偏倚控制：该文未描述解决潜在偏倚的方法。

(6) 样本含量：该文纳入研究对象共 1802 例（1802 周期），文中该样本含量未描述是如何确定的。

(7) 统计方法：该文描述数据采用 SPSS15.0 统计软件处理，组间均数的比较用方差分析

（One-Way Anova），组间两两比较用 LSD 法；组间率的比较用 χ^2 验及 Fisher 精确法。描述了由于 UU 及 CT 同时感染组仅 1 人未纳入研究。

该文描述了定量资料及定性资料比较的统计学方法，但未描述减少混杂因素的方法。

4. 结果

（1）研究对象：该研究选择行 IVF/ICSI-ET 术前进行宫颈分泌物 UU 和 CT 检测的患者共 1803 例，由于 UU 及 CT 同时感染者仅 1 人未纳入研究，最后纳入研究的有 1802 例。

该文未使用流程图描述研究对象纳入过程。

（2）描述性资料：该文在结果部分表 1 中描述了 CT、UU 阴性组与 UU 阳性组、CT 阳性组间一般资料，如平均年龄、不孕年限、不孕类型、是否存在盆腔因素、获卵数、受精率、卵裂率、阴道清洁度、移植胚胎数、优质胚胎率、在移植过程中有无黏液及出血干扰情况，列举出了每个关注变量的研究对象数量，讨论了早期流产及晚期流产的判断时间，即早期流产为妊娠 12 周末前流产，晚期流产为妊娠 13～27 周末前流产。

在文中未描述其他潜在混杂因素的信息，如纳入研究对象人型支原体、淋球菌等其他病原体检测结果及经常规治疗后的检测结果、既往流产史等；本文未总结随访时间。

（3）结局资料：该文汇总了如临床妊娠周期数、早期流产周期数、晚期流产周期数、异位妊娠周期数等结局测量结果。

（4）主要结果：本文未描述潜在混杂因素的信息，未阐明根据哪些混杂因素进行校正及纳入这些因素的原因，未给出未校正和校正混杂因素的估计值及其 95%CI。文中未见有将连续性变量转化为分类变量的报告；未见有将相对风险估计值转换为绝对风险估计值。

（5）其他分析：该文针对研究对象的不孕类型及阴道清洁度进行了亚组分析，表明各组在不孕类型方面差异无统计学意义，在阴道清洁度方面，差异有统计学意义。

5. 讨论

（1）重要结果：该文的研究目的是探讨实施试管婴儿助孕治疗时 UU 及 CT 感染对妊娠结局的影响。文中参考研究目的小结了重要结果，即经研究数据结果表明，CT 感染对妊娠结局有负面影响。CT 阳性组优质胚胎率低，同时，CT 阳性组与 UU 阳性组及 CT、UU 均阴性组相比较种植率、妊娠率无统计学差异，但有下降趋势。由于 CT 感染阳性率较低，发生流产及异位妊娠的病例数较少，其风险未能统计。UU 感染对妊娠结局没有明显影响。

（2）局限性：该文针对研究结果显示 UU 感染对体外受精-胚胎移植的结局没有影响这一结论进行了讨论，结合潜在偏倚和不精确性的来源考虑可能之一是尚未对 UU 进行进一步分型，单纯从宫颈分离出 UU 并不意味着致病；可能之二是与进行体外受精-胚胎移植过程中体外干预的影响有关，如可能经干预处理去除了病原菌。

本文未讨论潜在偏倚的方向和大小。

（3）解释：原文结合研究目的、局限性、类似的研究结果和其他相关证据，谨慎给出了一个总体的结果解释，即认为从没有症状的妇女宫颈检测到 UU，并不意味着 UU 就有致病性，有必要对生殖道 UU 进行分型鉴定，分析不同 UU 亚型与女性生殖道感染及妊娠结局的关系。建议对于没有症状的 UU 阳性患者在 IVF 术前不必要投入大量抗生素治疗，值得考虑临床中不孕患者常规检测宫颈分泌物 UU 而不分型是否有意义。针对 CT 感染者建议术前使用抗生素，并需监测血清抗衣原体 IgA，治愈并血清抗衣原体 IgA 转阴后再进行胚胎移植。

（4）可推广性：文中未描述及控制潜在混杂因素的信息，因潜在偏倚的存在会影响其结果的内部真实性，关于研究结果的外部真实性，该文讨论部分未描述决定研究结果的关键部分，未讨论在其他环境可能的差别。

6. 其他信息　基金资助：该文提供有资助来源和资助者的角色，即国家教育部创新团队，生殖健康的基础与临床研究(IRT0631)基金和江苏省自然科学基金(BM2008151)资助项目。

(二)偏倚风险评价(根据 NOS 中的队列研究偏倚风险评价工具)

1. 研究人群选择　该研究设计的方法为回顾性队列研究,其研究对象来源于作者单位即南京医科大学第一附属医院临床生殖医学中心,为首次在该单位行 IVF/ICSI-ET,并于术前进行宫颈分泌物 UU 和 CT 检测的患者。根据患者 UU 及 CT 检测结果分为 CT、UU 阴性组、UU 阳性组、CT 阳性组,共三组。UU 阳性组和 CT 阳性组为暴露组,CT 和 UU 均为阴性为非暴露组。因为研究对象来源局限,不能真正代表人群中暴露组的特征。该研究 CT 和 UU 的检测主要根据试剂盒说明操作,结果均有病历档案记录。因为研究对象为行 IVF/ICSI-ET 于术前常规进行宫颈分泌物 UU 和 CT 检测的患者,研究要观察的结局指标为妊娠率、种植率、早期流产率、晚期流产率、异位妊娠率等,可以确定该研究起始时尚无要观察的结局指标。

综上所述,该研究人群选择条目可得 3 分。

2. 组间可比性　组间可比性指各组对象一般情况的差异无统计学意义,混杂因素在组间分布一致。该研究在设计时描述了结局、暴露的定义标准和检测方法,但未描述可能的混杂因素及效应修饰因素以及解决潜在偏倚的方法。

因此组间可比性不明确,该条目不得分。

3. 结果测量　该研究对结果的评价均有临床病历档案记录,设计时规定了主要结局指标的随访时间,如观察早期流产随访妊娠 12 周,晚期流产随访妊娠 13～27 周。该研究是回顾性队列研究,既往档案资料保存完整,不存在失访。

上述表明该研究结果测量条目可得 3 分。

根据 NOS 中的队列研究偏倚风险评价工具对该文评价后,最后得分为 6 分,占总分 9 分的67%,存在一定的偏倚风险。

(三)证据应用评价(根据预后研究证据的真实性、重要性、适用性的评价标准)

1. 真实性评价

(1)样本的代表性:在实际研究中,样本的代表性主要看对象的定义是否明确,是否能代表该类疾病的患者人群,设计时应描述研究对象的诊断标准、纳入与排除标准;另要分析研究对象是否均从明确的一个时点上开始随访。

该研究为一项回顾性研究,资料来源于作者所在单位南京医科大学第一附属医院临床生殖医学中心,收录了 2008 年 1～12 月首次在该生殖中心行体外授精/单精子卵胞质内显微注射-胚胎移植(IVF/ICSI-ET)患者,可以认为研究对象有明确的定义标准,但未描述研究对象入选和排除标准,又因为研究对象是一个局限的特殊的群体,不能真正代表该患病人群中暴露组的特征,因此样本的代表性不强。

文中描述研究对象的随访起点均为术前进行宫颈分泌物 UU 和 CT 检测时间,可以认为所有研究对象在疾病的同一阶段进入研究。

(2)随访的完整性:随访的完整性强调 2 个方面,一是根据该疾病病程有足够长的随访时间,二是无失访或失访率低。

文中未总结随访时间,但描述了早期流产及晚期流产的判断时间,即早期流产为妊娠 12 周末前流产,晚期流产为妊娠 13～27 周末前流产,根据主要结局指标判断该研究从确定患者临床妊娠开始至少随访 27 周,可以认为该研究随访时间足够长。

该研究从作者所在单位南京医科大学第一附属医院临床生殖医学中心患者病历档案中获取资料,完整的收集了所有研究对象的相关资料,由于 UU 及 CT 同时感染者仅 1 人未纳入分析,最后纳入分析的有 1802 例患者,因此随访完整性好。

(3)结果评定标准的客观性:研究者在设计时应对重要结果的测量尽可能的制定特异的、客观的判断标准，采取盲法控制测量偏倚。

该文具体描述了检测病原体的方法，明确了结局指标的测量，如正常受精率、优质胚胎率、卵裂率、临床妊娠率、早期流产率、晚期流产率，描述了由护士随访收集资料，因此该研究结果评定标准客观统一。

(4)混杂因素的控制：在研究中若没有控制好重要的混杂因素或分析时没有对混杂因素进行校正，则因为混杂因素的存在就会夸大或缩小研究的结果。

文中未描述重要的潜在混杂因素的信息，如纳入研究的患者其他病原体检测结果、各组经常规治疗后的检测结果、各组既往流产史等，这些均是对预后不容忽视的因素。作者分析发现患者阴道清洁度在组间差异有统计学意义，但未进一步进行分层分析。因此该研究没有很好的控制混杂因素，会影响结果的真实性。

2. 重要性评价

(1)研究结果发生的可能性：预后研究的结果常包括3种，一是定性结果，该病会有什么样的结果发生？二是定量结果，某结果发生的可能性有多大？三是时间性结果，何时会发生某结果？

根据该文结果部分来看，该文估计了患者临床妊娠后早期流产、晚期流产、异位妊娠的结果的发生，其发生的可能性分别用早期流产率、晚期流产率、异位妊娠率描述，并界定了早期流产及晚期流产发生的时间分别为妊娠12周末前、妊娠13~27周末前，确定异位妊娠时间为妊娠45日及妊娠70日复查B超时。该研究早期流产率、晚期流产率、异位妊娠率在组间差异均无统计学意义。

文中未描述中位生存时间和提供生存曲线，在计算 CT 阳性组阴道清洁度构成和临床妊娠率时分母有误，不是75例应是32例。

(2)预后估计的精确度：预后估计值的精确度常用置信区间(confidence interval，CI)表示，也可以通过预后因素的相对危险度(RR)及其置信区间来表示。置信区间越窄，精确度越高。

本文未报告预后估计值早期流产率、晚期流产率、异位妊娠率的置信区间，也未描述预后因素的相对危险度(RR)及其置信区间，未对一些重要的混杂因素进行校正，未给出未校正和校正混杂因素后的估计值及其95%CI。故无法评价预后估计的精确度。

3. 适用性评价

(1)临床实践中的患者与文献中的患者比较：要比较临床实践中的患者与文献中的患者情况是否相似，主要看患者的社会人口学特征和临床基本资料，预后研究中的治疗干预也会影响预后结局，如文中描述术前男女双方常规使用罗红霉素150mg每日2次口服，连服7~10日(非感染组7日，感染组10日)。有时治疗策略因人而异，还会随时间不断变化，因此对治疗干预方法也要注意比较。

(2)证据是否有助于临床决策和向患者解释：真实的结果能帮助临床医师做出决策，有助于向患者及其家属解释。在临床上针对预后不外乎3种情况，一是该疾病不治疗对预后影响不大，则重点讨论"是否治疗"，二是患者若不治疗预后会很差，且有相应的有效治疗措施，则重点工作是如何提高患者治疗的依从性，三是该疾病预后差，但缺乏有效治疗手段，此时应做好医患沟通，提高患者生存质量为重。

该文建议对无症状的 UU 阳性患者 IVF 术前没必要投入大量抗生素治疗，但是针对 CT 感染者建议治愈后进行胚胎移植手术，并需监测血清抗衣原体 IgA 的变化。另外对有盆腔感染潜在因素存在的不孕症患者，术前使用抗生素对发生术后感染并发症具有积极的预防作用。

以上建议是否有助于临床决策和向患者解释，必须建立在真实的结果之上。

4. 总结 该研究是探讨实施试管婴儿助孕治疗时患者 UU 及 CT 感染抗生素治疗对妊娠结局影响的预后研究，设计方法为回顾性队列研究。通过严格评价其真实性，发现该研究的研究对象有明确的定义标准，但未描述研究对象入选和排除标准，所有研究对象是在疾病的同一阶段进入研究的，有足够长的随访时间，随访完整性好，结果评定标准客观，遗憾的是研究中设计没有控制好重要的混杂因素，分析时没有对混杂因素进行校正，则可能会因为混杂因素的存在影响研究结果的真实性。

【实践】

根据本教材第一、二部分实践的结果进行预后研究证据评价的实践。

（黄海溶）

五、不良反应研究证据的评价

【目的】

了解不良反应研究的报告规范；熟悉不良反应研究证据的偏倚风险评价方法；掌握不良反应研究证据的真实性、重要性、适用性评价。

【知识点】

(1)不良反应研究证据的报告规范：不良反应研究证据的报告规范根据其研究方法的不同而选择采用不同的报告规范，如果采用随机对照试验的方法，则使用 CONSORT 清单，见表3-8；如果采用观察性研究，则使用观察性研究的报告规范 STROBE，见表3-1。

(2)不良反应研究证据的偏倚风险评价：不良反应研究证据的偏倚风险评价工具，如果采用随机对照试验的方法，选择 Cochrane 协作网的 RCT 偏倚风险评价工具，见表3-9；如果采用观察性研究方法，则选择 NOS 量表，NOS 量表包含病例对照研究和队列研究两种研究方法的偏倚风险评价标准，其中病例对照研究的偏倚风险评价工具见表3-2，队列研究偏倚风险评价标准见表3-11。

(3)不良反应研究证据的真实性、重要性、适用性的评价标准，见表3-13，运用于不良反应研究证据的质量与应用评价。

表 3-13 不良反应研究证据的真实性、重要性、适用性的评价标准

真实性	重要性	适用性
队列研究		
(1)暴露组与非暴露组患者是否具有与结局相关的相似已知预后因素(或经统计学调整使这些预后因素在两组间分布均衡)	(1)暴露/干预措施和结局之间的关联强度如何	(1)患者与研究中的研究对象是否相似
(2)暴露的状态是否确认	(2)风险估计/效应量的精确度如何	(2)患者可能接触到的暴露和研究中的暴露是否相似、随访时间是否足够长
(3)暴露组与非暴露组的结局测量方法是否一致		(3)是否应该停止或继续该暴露因素
(4)随访是否完整		
病例对照研究		
(1)在可能导致暴露的相关特征方面病例和对照是否相似		
(2)在确定暴露的特征和方法方面病例组和对照组是否相似		
随机对照试验		
(1)受试者是否随机分配		
(2)随机分配方案是否隐藏		
(3)试验前组间基线情况是否一致		

续表

真实性	重要性	适用性
(4)是否根据随机分组的情况对所有受试者进行结果分析(是否采用意向治疗分析)		
(5)五类重要研究者(患者、医护人员、数据收集者、结果评判员和数据分析员)是否知道实验组和对照组的分组情况		
(6)除干预措施外,所有受试者是否接受了相同的处理		
(7)随访是否完整		

【案例分析】

本案例来源于《临床合理用药杂志》,2015 年第 8(1A)期,由郭艳、宋宁、梁志兵等作者撰写,文献题目为《小剂量托瑞米芬联合消结安胶囊治疗乳腺增生症 200 例临床观察》。本章将对这篇文献分别从报告规范、证据偏倚风险以及证据的质量与应用三方面进行不良反应研究证据的评价。

(一)原文剖析(根据随机对照试验报告规范——CONSORT)

1. 题目与摘要

(1)题目:该文章的标题是"小剂量托瑞米芬联合消结安胶囊治疗乳腺增生症 200 例临床观察"。题目中未见常用术语描述该研究所采用的随机对照临床试验方法。

(2)摘要:该文献的摘要描述了研究的目的是观察乳腺增生症患者采用小剂量托瑞米芬联合消结安胶囊治疗的临床效果,以期提高乳腺增生症患者的治疗效果。方法是从医院选取乳腺增生症患者 200 例,随机分为观察组和对照组各 100 例;两组分别给予小剂量托瑞米芬联合消结安胶囊治疗和单纯给予消结安胶囊治疗,治疗后比较两组的治疗效果、起效时间、复发情况及不良反应发生情况。结果表明观察组的总有效率 97%高于对照组的 86%,起效时间短于对照组,不良反应发生率 7%低于对照组的 50%,差异均有统计学意义。结论是乳腺增生症患者采用小剂量托瑞米芬联合消结安胶囊治疗可显著提高治疗效果,起效迅速、复发率低、不良反应少,值得临床推广应用。

该文章的摘要符合规范结构,分别从研究的目的、方法、结果及结论四个方面进行了阐述,并对重要数据进行了描述。

2. 引言

(1)背景:文章的引言中解释了研究的科学背景,乳腺增生症发病率居于乳腺疾病总发生率的首位,在妇科临床上是一种常见病和多发病,且发病年龄呈低龄化趋势。其科学原理是乳腺增生症大多是因内分泌激素失衡引起,主要是指纤维组织增生与腺上皮增生,由乳腺引导乳小叶结构与导管结构发生退行性病变,同时引导结缔组织发生进行性生长。主要临床表现为月经失调、乳房疼痛、乳房肿块、乳头溢液及情志改变等。针对乳腺增生症的主要临床表现,研究者采用小剂量托瑞米芬联合消结安胶囊进行治疗,以期取得更好的疗效。

(2)目的:该研究目的是观察乳腺增生症患者采用小剂量托瑞米芬联合消结安胶囊治疗的临床效果,以期提高乳腺增生症患者的治疗效果,缩短起效时间,降低复发率和不良反应发生率。研究目的在摘要与引言中均有阐述,未提及任何假设条件。

3. 方法

(1)研究设计:文中并未对其研究设计方法进行明确的界定。陈述了研究对象的选取,病例组与对照组的确定(包括受试者分配入各组的比例),观察指标、诊断标准、治疗方法、疗效评定标准及统计学方法等关键点。从文中描述可知该研究设计方法为随机对照临床试验。文中并未描述试验开始后对试验方法所做的重要改变。

(2)研究对象：该研究的受试者均为女性。研究对象来源为辛集市第一医院外一科收治的乳腺增生症患者，数量为 200 例，而且这些患者均经乳腺 X 线钼靶摄片或乳腺彩色多普勒超声检查诊断为乳腺增生症，排除乳腺纤维瘤及乳腺癌等其他乳腺疾病，且 2 个月内均未使用药物或其他方法治疗。将所有患者随机分为观察组和对照组各 100 例。该文描述了受试者的选择标准，并且对资料收集的环境和地点也有明确的说明。

(3)干预措施：该研究明确描述了两组的不同治疗方法。对照组给予消结安胶囊治疗，即每次 2 粒，口服，每天 3 次；观察组在对照组的基础上，给予小剂量托瑞米芬治疗，即托瑞米芬 30mg（半片），饭后服用，每天 1 次。两组患者均经期停药，连续应用 3 个月；绝经女性连续服用 3 个月。治疗期间，两组均停服其他有关药物，例如激素、止痛类药物及其他中药制剂等。且文中明确描述了乳房疼痛、乳房腺体触动、辅助检查的诊断标准。研究的时间范围是 2013 年 4 月到 2014 年 4 月。该研究详细描述了各组干预措施的细节，以及它们实际上是如何和何时实施的。

(4)结局指标：该研究完整定义了事先确定的主要和次要结局指标，包括临床疗效、起效时间、复发情况及不良反应发生情况等，研究的结局指标清晰明确。并且明确定义了乳房疼痛、乳房腺体触动、辅助检查的诊断标准。试验开始后，未对试验结局指标有所更改。

(5)样本量：该研究样本量的确定依据在研究时间范围内收治的符合入选标准的患者数量。研究中不存在中期分析和试验中止的情况。

(6)随机化：文中提及"将所有患者随机分为观察组和对照组各 100 例"。但未描述用于产生随机分配序列的方法，执行随机分配序列的方法，以及随机化方法的实施（包括谁产生随机分配序列，谁招募和分配受试者）。文中也未提及是否采用盲法及其实施情况。

(7)统计学方法：该研究应用 SPSS18.0 统计软件进行数据处理，计量资料以均值与标准差表示，组间比较采用 t 检验；计数资料以率（%）表示，组间比较采用 χ^2 检验，$P<0.05$ 为差异有统计学意义。文中清楚描述了用于比较各组主要和次要结局指标的统计学方法，以及附加分析的方法。

4. 结果

(1)受试者流程：该研究将所有患者随机分为观察组和对照组各 100 例，并将所有入选的研究对象都纳入了分析范围。文中未使用流程图对试验流程进行描述。

(2)基线资料：研究者对观察组和对照组的基线情况进行了描述，具体情况如表 3-14 所示。两组在年龄、病程、疾病严重程度等方面的差异均无统计学意义（$P>0.05$）。有效控制了由于病例选择而造成的偏倚。

表 3-14　观察组与对照组的基线情况

	观察组	对照组
平均年龄（岁）	40.5±4.6	39.5±4.2
平均病程（月）	16.0±2.6	15.2±2.8
单侧乳腺增生（例）	81	83
双侧乳腺增生（例）	19	17
结节状肿块（例）	53	51
片状肿块（例）	47	49

(3)结局和估计：文中明确给出了疗效评定标准，包括治愈、显效、有效、无效四种治疗结果的界定，以及总有效率的计算方式。总有效率=（治愈＋显效＋有效）/总例数×100%。该研究对变量的计量与处理进行了解释。

(4)主要结果：治疗效果，观察组总有效率 94%高于对照组的 82%，差异有统计学意义（$P<0.05$）。起效时间及复发情况，观察组的起效时间短于对照组，差异有统计学意义，而两组的复发率无显著性差异。不良反应，观察组乳腺增生症患者小腹隐痛、食欲减退、胃肠道反应、月经盗

汗、潮热盗汗等不良反应发生率为 7%，低于对照组的 50%，差异有统计学意义。

该文对其研究变量进行了结果报告，并且分别给出了对照组和观察组的具体结果信息，但并未对混杂因素进行分析，缺乏不确定性分析和亚组分析。

5. 讨论

(1)重要结果：该研究证实小剂量托瑞米芬联合消结安胶囊治疗乳腺增生症疗效较好、起效迅速、复发率低、不良反应少，可用于乳腺增生症的临床治疗中，具有较高的临床价值。

(2)局限性和可推广性：文中未讨论试验的局限性，未讨论试验结果的可推广性。

(3)解释：文中结合乳腺增生的病理学原理、临床表现及中医学原理对研究结果进行了解释。

6. 其他信息　该研究经医院伦理委员会批准，患者家属知情同意并签署知情同意书；该研究未接受任何资助。

(二)偏倚风险评价(根据 Cochrane 协作网的 RCT 偏倚风险评价工具)

1. 随机化　该研究从医院选取乳腺增生症患者 200 例，随机分为观察组和对照组各 100 例。该研究明确随机分组，但未提及分组方式，对随机序列产生的过程、分配隐藏、对干预者和受试者施盲情况、对结果评价者施盲情况等方面的信息不充分，不足以判断该研究随机化风险的高低。

2. 结果　该研究将所有入选研究对象的数据都纳入了分析范围，未缺失结果数据，因此，在结果数据不完整方面的风险较低。该研究中，试验组和对照组分别给予小剂量托瑞米芬联合消结安胶囊治疗和单纯给予消结安胶囊治疗，治疗后比较两组的治疗效果、起效时间、复发情况及不良反应发生情况，有明确的研究方案，并且对方案中预先指定的主要和次要结局指标均进行了报告，因此，该研究在选择性结果报告方面的风险较低。

3. 其他偏倚来源　该研究中具体描述了观察组与对照组的基线特征资料，两组在人口学特征与疾病情况等方面均无显著性差异。诊断标准、治疗方法、观察指标、疗效评定标准等信息明确。但并未估计结果的效应量及其精确度，缺乏亚组分析，以上可能会存在潜在偏倚。

(三)证据应用评价(根据不良反应研究证据的真实性、重要性、适用性评价标准)

1. 真实性评价　文章中只是简单提及该研究采用随机分组的方式，并未对受试者是否随机分配，随机分配方案是否隐藏，以及 5 类重要研究者(患者、医护人员、数据收集者、结果评判员和数据分析员)是否知道实验组和对照组的分组情况等方面的信息进行详细描述。

该研究收集了可能影响乳腺增生患者预后的年龄、病程、疾病严重程度等基线信息，采用均值和频数分析后，发现试验前对照组与试验组的基线情况比较相似，且随访过程中没有样本丢失。该研究具有明确的疗效判定标准和研究变量，因此可认为对照组与试验组的结局测量方法一致。该研究根据随机分组的情况对所有受试者的数据进行了结果分析。

2. 重要性评价

(1)暴露/干预措施和解决之间的关联强度如何：对前瞻性对照研究，通常可采用相对危险度(relative risk，RR)、绝对危险度增加率(absolute risk increase，ARI)、相对危险度增加率(relative risk increase，RRI)及多发生 1 例不良反应需要治疗的患者数(number needed to harm，NNH)等指标来表示。

(2)风险估计/效应量的精确度如何：通常用 95% 置信区间评价效应量的精确度，置信区间范围越窄，精确度越高，区间内不包含 1，有统计学意义。

上述研究并未对暴露因素与不良反应之间的关联强度，以及相关强度的精确度进行计算和报告。

3. 适用性评价

(1)患者与研究中的研究对象是否相似：需要从可能影响不良反应发生的各个方面来评估研究中的对象和自己的患者是否相似，包括人口学特征(如种族、性别、年龄等)、病理生理学指标(不良反应产生的危险程度、对治疗的反应等)、社会学特征和治疗机构等。可从研究的纳入和排除标准判断患者与研究中的对象的相似性。

(2)患者可能接触到的暴露和研究中的暴露是否相似：如果证据中的暴露因素在暴露的剂量和持续时间等重要方面都与患者不相符合，则证据不能适用。

(3)是否应该停止或继续该暴露因素：主要从 3 个方面来判断：一是因果关系推论的强度，研究的真实性；二是患者如果继续接触该暴露因素，导致不良反应的危险性有多大；三是如果脱离该暴露因素，是否也会带来不良后果？

【实践】

根据本教材第一、二部分实践的结果进行不良反应研究证据评价的实践。

（钟　丽）

六、临床经济学证据的评价

【目的】

了解临床经济学证据的报告规范；熟悉临床经济学证据的质量评价；掌握临床经济学证据的真实性、重要性、适用性评价。

【知识点】

(1)临床经济学证据的报告规范 CHEERS(Consolidated Health Economic Evaluation Reporting Standards，CHEERS)，见表 3-15：运用于良好规范经济学评价报告的指南性文件(来源：http：//www.ispor.org/TaskForces/EconomicPubGuidelines.asp)。

(2)临床经济学证据的质量评价(Drummond 10 条评价标准)，见表 3-16：Drummond 10 条评价标准是对临床经济学评价文献的严格质量评价标准(来源：Drummond et al. 1997.)。

(3)临床经济学证据的真实性、重要性和适用性的评价标准，见表 3-17。

表 3-15　卫生经济学评价报告标准（CHEERS）清单

部分/条目	编号	建议
标题和摘要		
标题	1	确定研究是一项经济学评价或使用跟具体的术语如"成本效果分析"，并描述比较的干预措施
摘要	2	对研究目的、研究角度、背景、方法(包括研究设计和输入的参数)、结果(包括基线情况和不确定性分析)和结论提供一个结构化的总结
前言		
背景和目的	3	为研究提供更广泛的背景说明 目前研究的问题及其与卫生政策或实践的关联
方法		
目标人群和亚组	4	描述要分析的人群和亚组的基线特征，包括为什么选择他们
研究背景与地点	5	与国家相关的需要做出决策的系统
研究角度	6	描述研究角度和与之相关的要评估的成本
比较对象	7	描述要比较的干预或策略并陈述为什么选择它们
时间范围	8	陈述要评估的成本和结果的时间范围，并说明为什么它适用
贴现率	9	报告成本和结果使用的贴现率的选择并说明为什么其适用

续表

部分/条目	编号	建议
健康结果的选择	10	描述评价中适用什么作为收益测量指标及其与之相关的分析类型
效果的测量	11a	基于单项研究估计：充分描述单一效果研究的设计特征，并说明为什么单一研究是临床疗效数据的充分来源
	11b	基于多项研究估计：充分描述研究的纳入标准及临床疗效数据的整合方法
基于偏好的结果测量和评价	12	如果适用，描述偏好测量的人群和方法
资源和成本的估计	13a	基于单项研究的经济学评价：描述与可选择的干预有关的资源使用的估计方法；描述按照单位成本评估每一资源条目的主要或次要研究方法；描述接近机会成本所做出的任何调整
	13b	基于模型的经济学评价：描述与模型健康状态有关的资源使用的估计方法和数据来源；描述按照单位成本评估每一资源条目的主要或次要研究方法；描述接近机会成本所做出的任何调整
货币、价格日期和转换	14	报告估计的资源数量和单位成本发生的日期，如果有必要，描述将估计的单位成本调整到报告年份的方法，描述将成本转换为通用货币单位的方法及其汇率
模型的选择	15	描述适用的特定决策分析模型并给出理由，强烈建议提供一个模型结构图
假设	16	描述支持决策分析模型的所有结构或其他假设
分析方法	17	描述支持评价的所有分析方法，包括：处理偏态、缺失值或截尾数据的方法；外推的方法；合并数据的方法；证实或调整数据(如半周期修正)到模型中的方法和处理人群异质性和不确定性的方法
结果		
研究参数	18	报告所有参数的值、范围、分布(如果适用)和参考文献；报告不确定性分析中参数分布的依据或来源；强烈建议提供一个表格来显示输入的参数值
增量成本和结果	19	对于每个干预，报告感兴趣的主要类别估算的成本和结果的平均值及比较组间的平均差异；如果可以，报告增量成本效果比
不确定性分析	20a	基于单项研究的经济学评价：描述抽样不确定性对增量成本和增量效果参数估计的影响及方法学假设(如贴现率、研究角度)的影响
	20b	基于模型的经济学评价：描述所有输入参数的不确定性对结果的影响和与模型结构和假设有关的不确定性
异质性分析	21	如果可以，报告可以通过亚组间基线特征的不同或其他可观察到的用更多信息无法缩小的变化来解释成本、结果或成本效果差异
讨论		
研究发现、局限性、适用性及当前的知识 其他	22	总结关键的研究发现并描述它们如何支持得出的结论。讨论这些发现的局限性和适用性及这些发现如何符合当前的知识
资金来源	23	描述研究受到的资助和资助者在定题、设计、实施和分析的报告方面的作用；描述其他非货币支持的来源
利益冲突	24	根据期刊投稿要求描述任何研究贡献者之间的潜在利益冲突；在期刊政策缺乏的情况下，我们建议作者遵从国际医学期刊编委会的建议

注：为了一致，CHEER 声明的清单格式是基于 CONSROT 声明的清单格式。

表 3-16　Drummond 10 条评价标准

10 条评价标准	是	否	不清楚
1)是否以可回答的方式提出一个明确定义的问题			
2)全面描述比较的干预措施(包括谁对谁做了什么，地点和干预频率)			
3)是否有证据证明干预措施的效果			
4)是否识别了各干预方案的所有重要的和相关的结果和成本			
5)在进行评价之前，是否选择适当的指标来测量结果和成本(如护理时间，就诊次数、获得的生命年)			
6)是否可靠地测量了结果和成本			
7)是否对不同时期发生的结果和成本进行了调整(贴现)			
8)是否对干预方案的结果和成本进行了增量分析			
9)是否进行了不确定性分析			
10)研究结果与讨论是否包含了使用者所关心的全部问题			

表 3-17 临床经济学证据的真实性、重要性和适用性的评价标准

真实性	重要性	适用性
(1)是否所有切实可行的方案均进行了比较分析 (2)是否具体陈述了成本、结局的经济学分析角度 (3)证实替代方案/措施效果的证据是否足够充分 (4)是否准确测量了所有相关的成本和结果 (5)采用的经济学分析方法是否适用于所提出的循证问题	(1)干预措施的成本效果比或增量成本效果比是否具有临床重要性 (2)经济学分析结果的稳定性如何,是否与成本或效果等的变化有关	(1)患者是否有相似的临床特征及相似的临床预期结果 (2)患者的施治成本是否相似 (3)增量成本效果比和敏感性分析结果是否有助于临床决策

【案例分析】

本案例来源于《中国药房》,2015 年 26 卷第 2 期,由李鹤、夏苏建、马含情等撰写,文献题目为《达沙替尼治疗伊马替尼耐药的慢性粒细胞白血病的药物经济学评价》。本章将对这篇文献分别从报告规范、证据质量以及证据的应用三方面进行临床经济学证据的评价。

(一)原文剖析(根据临床经济学证据的报告规范——CHEERS)

1. 标题和摘要

(1)标题:该文章的标题是"达沙替尼治疗伊马替尼耐药的慢性粒细胞白血病的药物经济学评价"。在标题中即确定是一项经济学评价。

(2)摘要:文章的摘要中阐述了该项研究的目的是,综合考虑达沙替尼和大剂量伊马替尼在治疗伊马替尼耐药的慢性粒细胞白血病(CML)慢性期患者时的健康产出、不良反应及治疗成本,分析哪种用药方案更具经济性,为医保谈判和临床药物遴选提供决策依据。方法是通过文献研究法、专家咨询法获得相关药物临床试验及不良反应信息,结合国内相关药物及不良反应治疗成本,利用 Treeage 软件构建 Markov 模型并通过队列分析法和 Monte Carlo 模拟分别计算两种方案靶向治疗 CML 5、10、20、30 年的疾病转归、健康产出及成本消耗,通过成本-效用分析对伊马替尼产生耐药的 CML 患者的两种用药方案进行药物经济学评价。结果表明,将贴现率设定为 3%且假定患者连续用药 30 年时,队列分析法与 Monte Carlo 模拟计算出达沙替尼组的成本-效用比分别为 38 881.74 元/质量调整生存月(QALM)、40 096.06 元/QALM;大剂量伊马替尼组成本-效用比分别为 53 844.15 元/QALM、55 500.70 元/QALM,且无论模拟时间和贴现率如何变化,达沙替尼均为优势药物。敏感度分析结果也显示,达沙替尼更具经济性优势。结论是对伊马替尼耐药的 CML 慢性期患者改用达沙替尼比加大伊马替尼剂量进行治疗更具有较好的经济性。

该文章的摘要对研究目的、研究角度、研究方法(包括研究模型、成本-效用分析方法、治疗方法等)、研究结果(包括基线情况和敏感性分析)和研究结论提供了一个结构化的总结。

2. 引言

(1)研究背景:目前我国正逐步落实和不断完善的新医改政策关乎广大人民群众的健康福祉,建立完善的医疗保障制度对提高国民生活质量和更好地促进社会经济稳定发展也具有十分重要的意义。随着国家医保报销目录的正式公布,大病医保和灾难性卫生支出等已成为卫生政策研究领域中的热点问题,特别是如何将一些有重大临床价值但成本昂贵的新药或特效药通过医保谈判机制纳入医保报销范畴,使之成为广大群众真正能用得起的良药。

(2)研究目的:该研究的目的是为慢性粒细胞白血病(CML)相关药物的医保谈判及临床药物遴选提供经济学参考依据。

这篇文献的引言中,为研究提供了更广泛的背景说明,将研究的问题与我国当前的卫生政策

与实践紧密结合。

3. 方法

(1) 目标人群和亚组：该研究的对象主要为对伊马替尼发生耐药的慢性期 CML 患者，CML 分期指标依照完全细胞遗传学缓解率(CCyR)。研究中将 CML 疾病转归划分为慢性期、加速期、急变期和死亡 4 个状态，对前 3 个状态的人群分别进行了成本和结果的测量。该研究对要分析的人群和亚组的基线特征进行了描述，并提供了划分亚组的依据。

(2) 研究背景与地点：该研究主要针对在我国医保目录中慢性粒细胞白血病(CML)相关药物的医保谈判及临床药物遴选决策。主要为我国的医疗保险机构提供参考。

(3) 研究角度：从文中的阐述可以认为，该研究的是立于全社会的角度，因此其成本应包含所有的直接和间接成本。

(4) 比较对象：通过查阅 CML 患者相关诊疗信息，结合国内 CML 患者伊马替尼用药的实际情况，确定 CML 各分期患者发生伊马替尼耐药时一般采用 300～400mg/bid 来进行治疗。该研究两种用药方案如下，①达沙替尼(实验组)：慢性期 CML 患者服用剂量及频率为 100mg/qd，加速期和急变期 CML 患者服用剂量及频率为 70mg/bid。②大剂量伊马替尼(对照组)：CML 病程各阶段患者的服用剂量及频率 400mg/bid。文章中对要比较的干预措施进行了明确的说明，并陈述了选择上述 3 种干预方案的理由，且理由充分可靠。

(5) 时间范围：由于该病以中年以上患者居多，根据 2013 年中国人均寿命情况，该研究假定 CML 患者连续用药的时间最长为 30 年。该研究分别计算了 5、10、20、30 年的疾病转归、健康产出及成本消耗。文章中对要评估的成本和结果的时间范围进行了陈述，并说明了理由。

(6) 贴现率：由于该研究的时间长于 12 个月，所以有必要对成本和效果进行贴现。国内药物经济学领域对贴现率问题尚存在争议，本研究的贴现率基线值设定为 3%，敏感度分析范围设定为 0～5%。该研究说明了贴现率的选择与进行贴现的原因。

(7) 健康结果的选择：该研究利用成本-效用分析法对两种用药方案的经济性进行比较，并进行不确定性分析。从文中可以看到最终的评价指标是成本效果比和增量成本效果比。

(8) 基于偏好的结果测量和评价：该研究采用效用作为评价健康产出的指标。通常将健康人的生存质量效用值定为 1，死亡定为 0，患者的生存质量效用值低于健康人，通常在 0～1 之间。该研究中患者的生存质量效用值及误差范围主要来源于国外 CML 患者生存质量研究或相关治疗药物的药物经济学研究文献。

(9) 资源和成本的估计：模型中的不良反应率是引用同一批国外相关临床试验数据。两种靶向药物为口服药，且不需要同时服用其他辅助治疗药物，因此国内 CML 患者服用靶向药物进行治疗产生的费用主要来源于靶向药物成本及对症治疗靶向药物产生的不良反应治疗成本，不良反应的治疗成本-费用通过专家咨询法获得。达沙替尼与伊马替尼的药品单价由施贵宝等制药公司提供。服用靶向药物治疗时，每月按 30 天计算。

综上，由于该研究属于模型研究，文章对与模型健康状况相关的资源使用的估计方法和数据来源进行了描述，包括不良反应发生率、不良反应治疗成本、药品成本以及患者的效用值。

(10) 模型的选择：在 Treeage Pro2008 软件中构建 Markov 循环树模型来模拟 CML 疾病转归过程，通过队列分析法和蒙特卡洛(Monte Carlo，MC)模拟计算各循环周期成本消耗和健康产出，最终获得累计成本和累积效用值，利用成本-效用分析法对两种用药方案的经济性进行比较，并进行不确定性分析。依据《慢性髓系白血病 NCCN 临床实践指南(2014 版)》并参考国内外相关文献，本研究将 CML 疾病转归划分为慢性期、加速期、急变期和死亡 4 个相对独立的状态。模型中的死亡状态为吸收状态，为避免对吸收状态的成本及健康产出估计偏高及对非吸收状态的成本及健康产出估计偏低，因此对模型进行半周期校正。

该研究对模型进行了描述，并提供了模型结构图，但是并未对选择该模型的原因进行阐述。

4. 结果

(1)研究参数：该研究报告了 Markov 队列分析结果和 Monte Carlo 模拟结果。结果中都分别包含了 5、10、20、30 年的成本、增量成本、质量调整生存月（QALMs）、增量质量调整生存月（ΔQALMs）、成本-效用比（C/U）和增量成本-效用比（ΔC/U）。Markov 模型中，假设贴现率为 3%，假定患者用药时间为 5 年，其中达沙替尼耗费的治疗总成本为 943 507.40 元，可使患者获得 24.75 个 QALMs，成本-效用比为 38 122.73 元/QALM；大剂量伊马替尼耗费的治疗总成本为 1 231 176.44 元，可使患者获得 22.91 个 QALMs，成本-效用比为 53 729.46 元/QA-LM，达沙替尼所耗成本低于大剂量伊马替尼，却使患者多获得 1.83 个 QALMs，且成本-效用比低于大剂量伊马替尼，因此达沙替尼的经济性较大剂量伊马替尼的经济性好。将用药时间延长至 10、20、30 年，达沙替尼仍然具有经济性优势。参考相关文献将成本和效用的先验概率分布均设定为三角形分布后对 Markov 模型进行 Monte Carlo 模拟，反复模拟 10 000 次的最终结果与队列分析的计算结果接近，说明结果基本可靠。文中采用了表格以及散点图对参数值进行描述。

(2)增量成本和结果：该研究在 Markov 队列分析和 Monte Carlo 模拟的结果中都报告了增量成本效果比。

(3)不确定性分析：由于纳入模型的各项参数可能存在一定的波动，模拟出的结果有可能发生变化，甚至会出现相反的结论，因此有必要对模型进行不确定性分析，即敏感度分析。根据初步分析，结果显示贴现率的取值对结果的影响程度远远高于其他参数，因此，该研究只对贴现率的取值对评价结果的影响进行了敏感度分析。贴现率在 0~5% 的范围之间变动。达沙替尼与大剂量伊马替尼相比，当不考虑贴现时，达沙替尼的成本和效用值均高于伊马替尼，成本-效用比却低于伊马替尼，增量成本-效用比为 19 138.23 元，该值小于广州市居民的意愿支付阈值，说明达沙替尼经济性较好；当贴现率不为 0 时，达沙替尼的成本低于伊马替尼，但效用值高于伊马替尼。无论贴现率如何变化，确定性敏感度分析表明达沙替尼的成本-效用比均小于大剂量伊马替尼的。因此，达沙替尼为优势药物的结论可靠。

5. 讨论 文章中对研究结论及其可靠性，以及该研究的局限性进行了阐述。该研究发现对伊马替尼耐药的 CML 慢性期患者改用达沙替尼比加大伊马替尼剂量进行治疗更具有较好的经济性。局限性在于，一是药物临床试验数据来自国外，由于国内患者遗传因素及个体体质与国外 CML 患者可能存在差异，其相关指标可能与国内患者的指标有差异。二是由于研究数据可及性等的限制，需简化模型，因此本研究中在建模时假定两种用药方案均长期有效且患者能坚持按疗程用药。实际中慢性期 CML 患者在发生耐药时可能对大剂量伊马替尼不耐或因效果不佳选择造血干细胞移植而不能长时间服用大剂量伊马替尼。三是在不良反应的研究中，只考虑了发生率较多的几种不良反应，实际发生的不良反应种类可能更多，花费更大；不良反应治疗费用依靠专家咨询法仅限于广州市，其结果不一定适用于其他地区或基层医疗机构。但上述局限性均不影响达沙替尼更加具有经济性的结论。

6. 其他信息 基金项目：该研究为广州市医药卫生科技重大项目。

（二）质量评价

根据 Drummond 10 条评价标准（表 3-16）对该经济学研究证据进行质量评价。

1. 是否以可回答的方式提出一个明确定义的问题 该研究提出的问题是，以全社会为研究角度的前提下，达沙替尼和大剂量伊马替尼在治疗伊马替尼耐药的慢性粒细胞白血病（CML）慢性期患者时的健康产出、不良反应及治疗成本如何，哪种用药方案更具经济性？该研究对备选方案的成本和结果都进行了分析，并对不同的备选方案进行了比较。因此，该研究提出了明确定义的问题，并进行了回答。

2. 全面描述比较的干预措施（包括谁对谁做了什么，地点和干预频率） 该研究的两种用药方案分别为达沙替尼（实验组）和大剂量伊马替尼（对照组），研究中描述了要比较的干预措施的具体方案，包括使用的药品名称、用药剂量与频率。因此，该研究对干预措施进行了比较全面的描述。

3. 是否有证据证明干预措施的效果 该研究通过国外一项关于达沙替尼不同剂量及频次的Ⅲ期临床试验确定干预措施的治疗效果。研究中不良反应率是引用文献中同一批国外相关临床试验的数据，研究中这两种用药方案在治疗初期不良反应较多，随着治疗时间的延长，患者基本能耐受，且不良反应以血液学不良反应为主。两种靶向药物为口服药，且不需要同时服用其他辅助治疗药物，因此国内 CML 患者服用靶向药物进行治疗产生的费用主要来源于靶向药物成本及对症治疗靶向药物产生的不良反应治疗成本，不良反应的治疗成本-费用通过专家咨询法获得；达沙替尼与伊马替尼的药品单价由施贵宝等制药公司提供。根据药物成本及不良反应治疗成本折算出两种用药方案的单循环周期（一个循环周期设定为 1 个月）治疗成本费用。本研究中患者的生存质量效用值及误差范围主要来源于国外 CML 患者生存质量研究或相关治疗药物的药物经济学研究文献。

该研究的干预措施已有的效果与不良反应发生率的数据来自于临床试验，治疗成本的数据来自于专家咨询与市场，结果效用值与误差范围的数据来自文献综述。由于该研究的药物临床试验数据来自国外，而国内 CML 患者遗传因素及个体体质与国外 CML 患者可能存在差异，因此其相关指标可能与国内 CML 患者的指标有差异。在不良反应的研究中，只考虑了发生率较多的几种不良反应，实际发生的不良反应种类可能更多，花费更大；不良反应治疗费用依靠专家咨询法，所选的 15 名专家均为广州市"三甲"医院的一线临床医师，且药物成本是制药公司按照广东省当地实际价格提供的，其结果不一定适用于其他地区或基层医疗机构。因此，该研究的结果可能会有所偏倚。

4. 是否识别了各干预方案的所有重要的和相关的结果和成本 该研究的成本主要来源于靶向药物成本及对症治疗靶向药物产生的不良反应治疗成本；结果指标选择效用指标。该研究报告了 Markov 队列分析结果和 Monte Carlo 模拟结果。结果中都分别包含了 5、10、20、30 年的成本、增量成本、质量调整生存月（QALMs）、增量质量调整生存月（ΔQALMs）、成本-效用比（C/U）和增量成本-效用比（ΔC/U）。因此，该研究识别了各备选方案的重要结果和成本，对全社会视角下的结果和成本范围也进行了说明。

5. 在进行评价之前，是否选择适当的指标来测量结果和成本（如护理时间，就诊次数、获得的生命年） 该研究选择了适当的指标来测量结果和成本。由于国内外关于 CML 患者生存时间大多数以月计，因此将一个循环周期设为 1 个月，效用指标设定为质量调整生存月（QALMs）。由于成本主要包括药品成本和不良反应治疗费用，因此选择用货币来表示。

6. 是否可靠地测量了结果和成本 该研究通过 Markov 模型和 Monte Carlo 模拟对各备选方案的结果和成本进行分析。对 Markov 模型进行 Monte Carlo 模拟，反复模拟 10 000 次的最终结果与队列分析的计算结果接近，说明结果基本可靠。该研究的结果指标为质量调整生存月（QALMs），适合用于成本-效用分析和增量成本-效用分析。虽然，该研究考虑到制药公司短期内可能会实行相关惠民政策或慈善活动，但并未据此对成本数据进行相应的调整，仅是提醒决策者考虑。该研究基本可靠地测量了各备选方案的结果和成本。

7. 是否对不同时期发生的结果和成本进行了调整（贴现） 该研究假定 CML 患者连续用药的时间最长为 30 年，由于研究时间长于 12 个月，所以该研究对成本和效果进行了贴现。国内药物经济学领域对贴现率问题尚存在争议，该研究的贴现率基线值设定为 3%，敏感度分析范围设定为 0~5%。该研究选择了药物经济学领域常用的贴现率。

8. 是否对干预方案的结果和成本进行了增量分析 该研究在 Markov 模型和 Monte Carlo 模拟中均对备选方案的结果和成本进行了增量分析。

9. 是否进行了不确定性分析 该研究将持续用药时间设定为 30 年后，利用 Treeage 软件中的旋风图功能进行初步分析，结果显示出各种参数的取值对评价结果影响程度的大小，其中贴现率的取值对结果的影响程度远远高于其他参数，因此主要选择了贴现率进行敏感性分析。无论贴现率如何变化，确定性敏感度分析表明达沙替尼的成本-效用比均小于大剂量伊马替尼，因此，达沙替尼为优势药物的结论比较可靠。

10. 研究结果与讨论是否包含了使用者所关心的全部问题 该研究的结果主要选择成本-效用比(C/U)和增量成本-效用比(ΔC/U)，研究者对结果进行了清楚的解释和讨论。该研究讨论了结果对于其他情况下和不同患者的普遍适用性，也提到了如公司优惠或慈善活动、实际发生的不良反应情况和患者不同耐受程度等因素对结果的影响。

综上所示，根据 Drummond 10 条评价标准(表 3-16)对该研究进行质量评价的总体结果如表 3-18 所示。

表 3-18 根据 Drummond 10 条标准的评价结果

10 条评价标准	是	否	不清楚
1)是否以可回答的方式提出一个明确定义的问题	√		
2)全面描述比较的干预措施(包括谁对谁做了什么，地点和干预频率)	√		
3)是否有证据证明干预措施的效果	√		
4)是否识别了各备选方案的所有重要的和相关的结果和成本	√		
5)在进行评价之前，是否选择适当的指标来测量结果和成本(如护理时间，就诊次数、获得的生命年)	√		
6)是否可靠地测量了结果和成本	√		
7)是否对不同时期发生的结果和成本进行了调整(贴现)	√		
8)是否对备选方案的结果和成本进行了增量分析	√		
9)是否进行了不确定性分析	√		
10)研究结果与讨论是否包含了使用者所关心的全部问题	√		

(三)证据应用评价(根据临床经济学证据的真实性、重要性和适用性的评价标准)

1. 真实性评价

(1)是否所有切实可行的方案均进行了比较分析：该研究中，作者比较了达沙替尼和大剂量伊马替尼在治疗慢性粒细胞白血病(CML)慢性期患者时的健康产出、不良反应及治疗成本。其中达沙替尼(实验组)：慢性期 CML 患者服用剂量及频率为 100mg/qd，加速期和急变期 CML 患者服用剂量及频率为 70mg/bid。大剂量伊马替尼(对照组)：CML 病程各阶段患者的服用剂量及频率为 400mg/bid。该研究不是基于临床试验的经济学分析，而是采用马尔可夫模型的队列分析法和蒙特卡洛(Monte Carlo, MC)模拟，以国外一项关于达沙替尼不同剂量及频次的III期临床试验研究作为模型中的治疗方案的起点，文章中对模型研究中的干预措施的具体实施方法及参数等进行了比较详细的陈述。

(2)是否具体陈述了成本、结局的经济学分析角度：该研究从全社会的角度出发，综合比较了两种治疗方案的直接医疗成本和效用。研究中的两种靶向药物为口服药，且不需要同时服用其他辅助治疗药物，因此国内 CML 患者服用靶向药物进行治疗产生的费用主要来源于靶向药物成本及对症治疗靶向药物产生的不良反应治疗成本，不良反应的治疗成本-费用通过专家咨询法获得。

(3)证实替代方案/措施效果的证据是否足够充分：该研究中的干预效果数据主要来自误差范围主要来源于国外 CML 患者生存质量研究或相关治疗药物的药物经济学研究文献，包括不同干预措施下的 QALM 值、不良反应发生率及不同健康状态见的转化概率等；同时又利用 15 位广州一线临床专家意见估计得到的各种不良反应相应级别所需的治疗费用。

(4)是否准确测量了所有相关的成本和结果：该研究仅考虑了直接成本，包括药品本身的成本和不良反应的治疗成本。理由是治疗方案的两种靶向药物为口服药，且不需要同时服用其他辅助治疗药物，因此国内 CML 患者服用靶向药物进行治疗产生的费用，主要来源于靶向药物成本，及对症治疗靶向药物产生的不良反应治疗成本。

该研究选择以质量调整生存月(QALMs)作为效用指标。选择 QALMs 的理由是，目前国内外关于 CML 患者生存时间大多数以月计，因此将一个循环周期设为 1 个月，效用指标设定为质量调整生存月(QALMs)。

(5)采用的经济学分析方法是否适用于所提出的循证问题：该研究采用了成本-效用分析方法及其增量分析。该研究的研究对象是慢性粒细胞白血病(CML)患者，在慢病研究中应尤其注重患者的生存质量研究，成本-效用分析的结果指标是质量调整生存月(QALMs)，适用于该研究的研究对象。因此，该研究对经济学分析方法的选择十分恰当。

该研究采用马尔可夫模型和蒙特卡洛模拟进行成本-效用分析，模型中考虑了疾病转归的四个状态，分别为慢性期、加速期、急变期和死亡。模型以 1 个月为周期，分别分析了 5、10、20、30 年的治疗成本和效用。

2. 重要性评价

(1)干预措施的成本效果比或增量成本效果比是否具有临床重要性：该研究将贴现率设定为 3%且假定患者连续用药 30 年时，马尔可夫的队列分析法与 Monte Carlo 模拟计算出达沙替尼组的成本-效用比分别为 38 881.74 元/质量调整生存月(QALM)、40 096.06 元/QALM；大剂量伊马替尼组成本-效用比分别为 53 844.15 元/QALM、55 500.70 元/QALM。结果显示，达沙替尼比大剂量伊马替尼更具经济性。增量成本-效用比的结果也证明了达沙替尼治疗方案更具经济性。因此干预措施的成本-效用比具有临床重要性。

(2)经济学分析结果的稳定性如何，是否与成本或效果等的变化有关：该研究根据广州市 GDP 相关信息，将意愿支付阈值(willingness to pay, WTP)设定为 30 033.00 元/QALM(约为 2013 年广州市月人均 GDP 的 3 倍)后进行单因素敏感性分析。贴现率在 0~5%的范围之间变动。达沙替尼与大剂量伊马替尼相比，当不考虑贴现时，达沙替尼的成本和效用值均高于伊马替尼，成本-效用比却低于伊马替尼，增量成本-效用比为 19 138.23 元，该值小于广州市居民的意愿支付阈值，说明达沙替尼经济性较好；当贴现率不为 0 时，达沙替尼的成本低于伊马替尼，但效用值高于伊马替尼。无论贴现率如何变化，确定性敏感度分析表明达沙替尼的成本-效用比均小于大剂量伊马替尼的。因此，该研究的经济性分析结果比较稳定，研究结论可靠。

3. 适用性评价

(1)患者是否有相似的临床特征及相似的临床预期结果：该研究采用的是模型研究，模型中的许多参数值、药物临床试验等数据均来自国外，由于国内 CML 患者遗传因素及个体体质与国外患者可能存在差异，其相关指标可能与国内患者的指标有差异。

(2)患者的施治成本是否相似：仔细阅读经济性分析研究中有关成本事件构成、成本数据来源、成本计算等信息，再结合自己患者的临床实际，判断患者的治疗成本是否相似。该研究只考虑了治疗的直接成本，且主要成本数据皆来自广州市。不良反应治疗费用依靠专家咨询法，所选的 15 名专家均为广州市三甲医院的一线临床医师，且药物成本是制药公司按照广东省当地实际价格提供的，其结果不一定适用于其他地区或基层医疗机构，同时制药公司短期内会实行相关惠民政策或慈善活动，决策时要有所考虑。并且，应用大剂量伊马替尼治疗 CML 时带来的不良反应程度可能会强烈，患者不耐受的情况较多，医疗成本可能会增大。

(3)增量成本效果比和敏感性分析结果是否有助于临床决策：该研究的增量成本-效用比的结果与成本效用比的结果相同，都证明达沙替尼的经济性更好。敏感性分析的结果显示，无论贴现率如何变化，确定性敏感度分析表明达沙替尼的成本-效用比均小于大剂量伊马替尼的。结果稳定，有助于临床决策。

【实践】

根据本教材第一、二部分实践的结果进行临床经济学研究证据评价的实践。

（钟　丽）

七、随机对照试验的系统评价/Meta 分析的评价

【目的】

掌握随机对照试验（RCT）的系统评价或 Meta 分析的报告规范；掌握系统评价或 Meta 分析再评价中的方法学质量评价；掌握系统评价或 Meta 分析证据的评价原则（真实性、临床重要性、适用性）。

【知识点】

（1）随机对照试验的系统评价或 Meta 分析报告规范 PRISMA（Preferred Reporting Items for Systematic reviews and Meta-Analyses，PRISMA），见表 3-19：运用于 RCT 系统评价/Meta 分析的报告撰写与发表，也可以作为其他类型研究系统评价/Meta 分析报告的基础规范（来源：http://www.prisma-statement.org）。

PRISMA 声明是 2005 年 6 月在渥太华召开会议，修订和扩展 QUOROM，并将之更名为 PRISMA。PRISMA 清单包括 7 个部分 27 个条目。

（2）系统评价或 meta 分析再评价的系统评价质量评价工具 AMSTAR（A Measurement Tool for the 'Assessment of multiple Systematic Reviews'，AMSTAR）见表 3-20：运用于系统评价再评价中评估纳入系统评价的方法学质量（来源：http://www.biomedcentral.com/1471-2288/7/10/）。

AMSTAR 是 2007 年荷兰 Vrije Universiteit 大学医学研究中心和加拿大渥太华大学的临床流行病学专家们在《BMC Med Res Methodol》上发表的名为 "Development of AMSTAR：A Measurement Tool to Assess Systematic Reviews" 的文章而得名。AMSTAR 的条目形成基础有 OQAQ 的 10 个条目、SQAC 的 24 个条目以及另外 3 个考虑语种、发表偏倚和发表状态的条目。目前，AMSTAR 的标准条目共有 11 个条目。

（3）评价系统评价或 meta 分析证据的真实性、临床重要性、适用性的标准，见表 3-21：运用于治疗性研究系统评价证据质量的评价。

在阅读或应用系统评价或 meta 分析指导临床实践前，必须对其方法和每一个步骤进行严格评价，以确定系统评价或 meta 分析的结论是否真实、可靠，否则有可能被误导。为此需要评价系统评价结果的真实性、临床重要性和适用性。

表 3-19　系统评价或 Meta 分析报告 PRISMA 清单（2009）

章节/主题	#	条目清单
题目		
标题	1	确定本研究报告是系统评价、Meta 分析，还是两者兼有
摘要		
结构式摘要	2	提供结构式摘要，包括背景、目的、资料来源、研究纳入标准、研究对象和干预措施、研究评价和合成方法、结果、局限性、结论和主要发现、系统评价的注册号

续表

章节/主题	#	条目清单
前言		
理论基础	3	描述当前已知的研究理论基础
目的	4	参照研究对象、干预措施、对照措施、结局指标和研究设计(PICOS 原则)5 个方面,提出所需要解决的清晰明确的研究问题
方法		
方案和注册	5	如果已有研究方案,则说明方案内容并给出可获得该方案的途径(如网址);并且提供现有的已注册的研究信息,包括注册号
纳入标准	6	将指定的研究特征(如 PICO 和随访的期限)和报告特征(如年限、语种和发表情况)作为纳入研究的标准,并给出合理的说明
信息来源	7	在检索策略中列出所有的信息来源(如使用的数据库、与研究作者联系获得详细信息)和最后检索日期
检索	8	至少提供一个数据库的完整检索策略,包括对检索的限制,以便对检索进行重复
研究选择	9	说明研究筛选过程(如筛查、是否符合纳入标准、纳入系统评价中,如有可能纳入 Meta 分析中)
资料提取	10	描述从研究中提取资料的方法(如预提取表格、独立地、重复地),以及任何向研究者获得或确认数据的过程
资料条目	11	列出和定义所有与资料相关的变量(如 PICOS 和资金来源),以及做出的任何假设和简化
单个研究的偏倚风险	12	描述用于评价单个研究的偏倚风险方法(包括明确该方法是针对研究水平还是结局水平),及在数据合成时是如何使用这些方法的
合并效应量	13	说明主要的合并效应量(如危险度比值、均值差)
结果合成	14	描述处理数据和合成研究结果的方法,如果进行了 Meta 分析,则说明所进行的每个 Meta 分析的一致性检验效应量(如 I^2)
各研究间偏倚风险	15	详细说明任何可能影响累积证据的偏倚风险评价(如发表偏倚及研究中选择性报告偏倚)
附加分析	16	如果做了附加分析,描述附加分析方法(如敏感性分析或亚组分析及 Meta 回归分析),并说明哪些分析是预先计划的
结果		
研究选择	17	提供初筛、评价符合纳入标准及最终纳入系统评价的文献数,并给出每个阶段排除的原因,最好提供流程图
研究特征	18	说明每个被提取资料的研究特征(如样本量、PICOS、随访时间),并提供其引文出处
研究内偏倚风险	19	说明每个研究的偏倚风险评估结果,如有可能,还应给出结局水平的评估结果(见条目 12)
单个研究的结果	20	针对所有结局指标(有益或有害),每个研究需提供:①每个研究干预组的简单数据小结;②效应估计值及其置信区间;最好提供森林图
结果合成	21	提供每个 Meta 分析的结果,包括置信区间和一致性检验的效应量
研究间偏倚风险	22	提供研究间的偏倚风险评估结果(见条目 15)
附加分析	23	如果做了附加分析,提供附加分析的结果(如敏感性分析或亚组分析及 Meta 回归分析,见条目 16)
讨论		
证据总结	24	总结研究的主要发现,包括每个主要结局的证据强度;并分析其与主要利益群体的关联性(如医疗保健提供者、使用者及政策决策者)
局限性	25	探讨研究水平和结局水平的局限性(如偏倚风险)和系统评价水平的局限性(如检索不全面、报告偏倚)
结论	26	联合其他证据解释结果,给出对未来研究的启示
资金		
资金	27	描述系统评价的资金来源和其他支持(如提供数据),以及资助者在系统评价制作过程中所扮演的角色

表 3-20　系统评价或 Meta 分析再评价方法学质量的 AMSTAR 清单

条目		是	否	不知道	不适用
1	是否提供了前期方案				
	·在系统评价制作之前，应确定研究问题及纳入/排除标准				
2	纳入研究的选择和资料提取是否具有可重复性				
	·至少要有两名独立的资料提取员，且对不同意见采用适当的方法达成一致				
3	是否进行了全面的文献检索				
	·至少检索 2 种电子数据库。检索报告必须包括年份以及数据库，如 Central*、EMbase 和 MEDLINE。必须说明采用的关键词和(或)主题词，如果可能应提供检索策略。				
	·应对最新信息的目录、综述、参考书、专业注册库，或特定领域的专家进行补充检索或咨询，同时还需检索纳入研究后的参考文献				
4	发表状态是否已考虑在纳入标准中，(如灰色文献)				
	·作者应说明其检索不受发表类型的限制。				
	·应说明是否根据文献的发表情况排除文献(从系统评价中)，如语种				
5	是否提供了纳入和排除的研究清单				
	·应提供纳入和排除的研究清单				
6	是否描述纳入研究的基本特征				
	·从原始研究提取的资料应包括受试者、干预措施和结局指标，并以诸如表格的形式进行总结。				
	·应报告纳入研究的系列特征，如年龄、种族、性别、相关社会经济学数据、疾病状态、病程、严重程度或其他应报告的疾病等				
7	是否评价和报道了纳入研究的科学性				
	·应提供预先选用的评价方法(如有效性研究，评价者是否把随机、双盲、安慰剂对照或分配隐藏作为评价标准)；其他类型研究的相关标准条目亦需交代				
8	是否恰当地运用纳入研究的科学性推导结论				
	·在分析结果和推导结论中，应考虑方法学的严格性和科学性；且在形成推荐意见时，亦需要明确说明				
9	合成纳入研究结果的方法是否恰当				
	·对于合成结果，应首先确定纳入的研究结果是可合并的，并采用一定的统计方法评估异质性(如卡方和 I^2 检验)。如果存在异质性，应采用随机效应模型，和(或)考虑合成结果的临床适宜程度(如是否适合合并？)				
10	是否评估了发表偏倚的可能性				
	·发表偏倚的评估应采用某一种图形进行辅助(如漏斗图及其他可行的检测方法)和(或)统计学检验方法(如 Egger 回归法)				
11	是否报告了利益冲突				
	·应清楚交代系统评价及纳入研究中潜在的资助来源				

*Cochrane Central Register of Controlled Trials

表 3-21　评价系统评价或 meta 分析证据的真实性、重要性、适用性的标准

真实性评价标准	重要性评价标准	适用性评价标准
①是否是纳入 RCT 的系统评价 ②是否采用系统全面的检索策略检索相关文献 ③是否评估纳入的单个研究的真实性 ④Meta 分析采用的数据是单个病例资料还是每个研究的合成结果	①不同研究的结果是否一致 ②治疗效果的大小如何	①当前患者的特征是否与系统评价中的研究对象差异较大，导致系统评价结果不能应用 ②系统评价中的干预措施在当地医院是否可行 ③当前患者从治疗中获得的利弊如何 ④对治疗的疗效和不良反应，当前患者价值观和选择如何

【案例分析】

本案例来源于中华中医药学刊，2014 年出版，第 32 卷第 4 期，由徐晓卫、林观样、袁拯忠等作者著，文献题目为《康莱特联合化疗治疗非小细胞肺癌的系统评价》。该研究目的是评价临床上康莱特联合化疗治疗非小细胞肺癌的疗效和不良反应及生活质量改善情况，属于治疗性研究系

统评价证据。下面拟根据 RCT 的系统评价报告规范、系统评价再评价的系统评价质量评价工具、治疗性研究系统评价证据应用评价标准三方面进行评价。

(一)原文剖析(根据 RCT 的系统评价报告规范——PRISMA)

1. 题目 该文献题目是"康莱特联合化疗治疗非小细胞肺癌的系统评价"。题目中已明确描述是系统评价。

2. 摘要 该系统评价文献摘要描述研究的目的是"评价临床上康莱特联合化疗治疗非小细胞肺癌的疗效和不良反应及生活质量改善情况"。主要方法是从 Cochrane Library、Web of Science、PubMed、FMJS、CBM、VIP、CNKI、万方数据库,同时辅助其他检索获取研究资料,研究纳入标准是随机对照试验(RCT),研究对象是非小细胞肺癌患者,干预措施是康莱特联合化疗药物,研究的评价和合成方法是由 2 名研究员分别独立提取数据和进行文献质量评价,并用 RevMan5.2 软件进行 Meta 分析。主要结果是共纳入 17 篇 RCTs,共计病例数为 1615 例,康莱特联合化疗药物可以提高临床有效率(OR=1.71);改善生活质量(OR=3.17);提高免疫力,CD3(MD=9.84);CD4(MD=11.16);CD8(MD=−0.66);CD4/CD8(MD=0.48),减轻白细胞下降(OR=0.54)、降低恶心呕吐等胃肠道反应(OR=0.40)。结论是康莱特联合化疗药物可提高非小细胞肺癌治疗的临床有效率,改善骨髓抑制,降低化疗产生的不良反应,提高患者免疫功能并提高患者生活质量,值得临床推广使用。

该系统评价有结构式摘要,报告了系统评价的目的、资料来源、研究对象、干预措施及纳入标准、研究的评价和合成方法、结果和结论。没有提出研究背景、局限性、重要发现的意义以及系统评价的注册号。

3. 背景

(1)理论基础:肺癌是严重影响人类健康的疾病,确诊的肺癌中约 80% 为非小细胞肺癌(NSCLC)。化疗已成为晚期肺癌的首选治疗手段,但化疗会导致患者出现一系列不良反应,少数患者因难以耐受不良反应而被迫中断治疗,从而大大降低疗效,因此寻找一种增强化疗疗效同时又能提高宿主机体免疫功能并减少不良反应的药物,是目前肿瘤治疗的研究方向之一。祖国传统医学对于提高肿瘤化疗患者生存质量有明显优势,在稳定病灶、改善临床症状、提高患者生存质量、延长生存期等方面的优势已得到临床认同。康莱特注射液是我国自行开发研制的二类抗肿瘤中药,是双向广谱抗癌药,抑杀癌细胞,同时可以显著提高机体免疫功能,减低化疗的不良作用。然而目前所进行的大多是小样本试验,缺乏一定的说服力。

(2)目的:本研究旨在通过收集所有有关康莱特联合化疗方案治疗 NSCLC 的试验,采用 Cochrane 系统评价的方法,客观的评价康莱特的有效性和安全性,以期为 NSCLC 的临床用药提供真实可靠的依据。

该系统评价阐述了理论基础和目的,但是没有严格参考 PICOS 原则清晰阐述系统评价所关注的问题。

4. 方法

(1)方案和注册:该系统评价没有提供系统评价方案和注册信息。

(2)纳入标准:报告特征是"纳入公开发表的随机对照试验(RCTs),语言中英文"。研究特征是"P:经病理检查,或细胞学或影像学等检查确诊为 NSCLC,年龄和性别不限,肝肾功能和心电图等无明显异常并且无化疗禁忌证的患者。I:试验组是在对照组的基础上予以康莱特。C:对照组为所有化疗为基础的联合化疗方案。O:主要结局指标有,临床有效率、生活质量、骨髓抑制、消化道不良反应(如恶心、呕吐、腹泻等)。"

该部分详细描述了符合纳入标准的研究的特征和报告特征,并对主要结局指标做了解释。但没有提及研究随访时间长短和报告年限。

(3)信息来源与检索:该系统评价计算机检索了 Cochrane Library、Web of Science、PubMed、

FMJS、CBM、VIP、CNKI、万方数据库，检索时间从各数据库建库至 2012 年 12 月 31 日。另外，补充 Google Scholar、Medical martix 等搜索引擎在互联网上查找相关的文献，追查已纳入文献的参考文献，与本领域的专家、通信作者等联系，以获取以上检索未发现的相关信息。

文中提到"RCT 检索策略遵循 Cochrane 系统评价手册 5.0.2，其他检索采用主题词与自由词相结合的方式，并根据具体数据库调整，所有检索策略通过多次预检索后确定"。

该系统评价在检索策略中描述了所有信息来源，未描述最后检索日期。没有提供一个数据库的完整检索策略，只是描述了检索词，不能对检索进行重复。

(4)研究选择、资料收集过程及资料条目：该文介绍资料提取方法由"2 位研究者交叉核对纳入研究的结果"；资料提取项目有一般资料(题目、作者姓名、发表日期和文献来源)、研究特征(研究对象的一般情况、各组患者的基线可比性及干预措施)、结局指标。

这部分没有说明研究筛选过程，没有详细说明资料提取的方法，没有描述向原始研究作者获取或确认资料的过程。列出了资料提取项目。

(5)单个研究的偏倚风险：按照 Cochrane5.0.2 手册推荐的 RCT 的质量评价标准进行。评价指标有，随机序列的产生、分配隐藏、盲法、数据缺失、选择性报道结果、其他可能的偏倚。

该系统评价明确描述了单个研究偏倚风险的评估方法，没有描述数据合并时如何使用偏倚风险评估结果。

(6)合并效应量与结果综合：本研究分析指标采用比值比(OR)表示。用 RevMan5.2 软件进行 Meta 分析，采用 χ^2 检验、P 及 I^2 综合判断各研究间异质性。

这部分说明了主要的合并效应量，没有描述处理数据和合并研究结果的方法。

(7)各研究的偏倚风险：本文描述了对潜在的发表偏倚通过漏斗图来检验。

(8)附加分析：文中没有做附加分析，但提到了"采用不同的统计模型或去除低质量文献进行敏感性分析"。

5. 结果

(1)研究选择：共获得中文文献 186 篇，去重后阅读题目和摘要初步纳入 58 篇文献，再通过阅读全文排除不符合要求的文献，最后共纳入 17 篇 RCTs。

该系统评价提供了文献纳入流程图，图中给出了每一阶段排除文献的原因。

(2)研究特征：主要包括作者、发表年限、研究病例数、性别和年龄、治疗方案及给药方式等，17 篇研究共纳入 1605 名受试者，观察组和对照组分别有 803、812 例。最小样本量为 42 例，最大样本量为 288 例。

文中用表格呈现了纳入文献的基线资料，但信息不完整，表中没有列出每个研究的样本量、随访时间和主要结局指标。

(3)研究内偏倚风险：4 篇文献与作者联系确定为随机，1 篇为计算机随机数字分组，1 篇为纸袋法分组，2 篇按照入院顺序随机分配，属于半随机试验，其余只提及随机字样。所有纳入试验均未提及分派隐藏和盲法，均未有不完整数据报告和数据缺失。

文中没有呈现出每个研究的偏倚风险评估结果。

(4)单个研究的结果和结果合成：临床有效率、生活质量、免疫功能(CD3、CD4、CD8、CD4/CD8)、不良反应(骨髓抑制、恶心/呕吐为主的消化道症状)分别进行了 Meta 分析。

所有结局指标都以森林图的形式呈现了每个研究的干预组简单数据小结和效应估计值及其置信区间。8 个 Meta 分析的结果都描述了合并效应估计值及其置信区间和一致性检验的效应量。

(5)研究间偏倚风险：对纳入文献的疾病有效率的偏倚性分析，结果显示"漏斗图"不对称表明存在发表偏倚，可能与试验组与对照组观察药物种类不同，干预剂量与疗程的差异及部分样本量偏小有关。

文中对研究间的偏倚风险评估结果进行了解释。

6. 讨论

(1)证据总结：文中总结"所有纳入文献未提及分配隐藏和盲法，但均未有不完整数据报告和选择性数据报告，总体质量相当。各研究之间的纳入标准基本一致，对照组和实验组在性别、年龄等基线资料无统计学差异，具有可比性，所有研究的质量评级 2 篇为 B 级，其余均为 C 级，以上提示本 Meta 分析的证据强度不高。Meta 分析所得结果比较稳定，通过不同的分析模型所得结果基本一致"本系统评价纳入研究质量尚可，对中药注射剂的研究结果有一定的论证强度"。

(2)局限性：文中指出"大多数研究均未提及样本量估算的依据，各研究化疗方案并不完全一致，纳入的研究均未提及分配隐藏，可能会夸大疗效"。

(3)结论："康莱特注射液能提高患者的化疗效果，改善生活质量，降低化疗药物产生的白细胞下降、减轻恶心、呕吐等消化道的不良反应，增强机体免疫力等作用，值得临床参考，期待设计严格的随机对照试验验证结果的稳定性"。

该部分对研究结果做出了较客观的评价，对可能存在的局限性进行了描述。

7. 资金　该文未描述系统评价的资金来源和其他支持。

(二)方法学质量评价(根据系统评价再评价的系统评价质量评价工具 AMSTAR)

见表 3-22。

表 3-22　系统评价或 Meta 分析再评价方法学质量的 AMSTAR 清单结果

条目		是	否	不知道	不适用
1	是否提供了前期方案			√	
2	纳入研究的选择和资料提取是否具有可重复性	√			
3	是否进行了全面的文献检索	√			
4	发表状态是否已考虑在纳入标准中，(如灰色文献)		√		
5	是否提供了纳入和排除的研究清单		√		
6	是否描述纳入研究的基本特征	√			
7	是否评价和报道了纳入研究的科学性	√			
8	是否恰当地运用纳入研究的科学性推导结论	√			
9	合成纳入研究结果的方法是否恰当	√			
10	是否评估了发表偏倚的可能性	√			
11	是否报告了利益冲突				√

(三)证据评价(根据治疗性研究系统评价证据的真实性、重要性、适用性的评价标准)

1. 真实性评价

(1)是否是纳入 RCT 的系统评价：据作者描述，6 篇为随机分组，2 篇为半随机分组，9 篇为只提及随机字样，各研究化疗方案不完全一致，试验组的康莱特注射液使用剂量不尽相同，纳入的研究均未提及分配隐藏。

可见，纳入的研究不完全是标准设计方案的 RCT，该系统评价的证据强度不高。

(2)是否采用系统全面的检索策略检索相关文献:据作者描述,计算机检索了 Cochrane Library、Web of Science、PubMed、FMJS、CBM、VIP、CNKI、万方数据库，还利用 Google Scholar、Medical martix 等在互联网上查找相关的文献，追查已纳入文献的参考文献，与本领域的专家、通信作者等联系。RCT 检索策略遵循 Cochrane 系统评价手册 5.0.2,其他检索采用主题词与自由词相结合的方式，并根据具体数据库调整，所有检索策略通过多次预检索后确定。

可见，检索的文献较系统全面。全面的文献检索还应有手检相关杂志、检索会议论文集、毕业论文、药厂数据库等未发表的文献，这样结论受发表偏倚的影响就越小，可信度就越大。

（3）是否评估纳入的单个研究的真实性：据作者描述，评估纳入的单个研究的真实性是按照Cochrane5.0.2手册推荐的RCT的质量评价标准进行。评价指标包括6个方面。质量评价由2位研究者独立进行并交叉核对，如遇分歧则通过讨论或请专家经讨论协助解决。

可见，文中已描述了评价单个研究文献质量的方法。

（4）Meta分析采用的数据是单个病例资料还是每个研究的合成结果：本文Meta分析采用的数据是每个研究的合成结果。

综上所述，较系统全面的检索相关RCT文献，并且评价了每个研究的真实性，因此该系统评价具有一定的真实性。

2. 重要性评价

（1）不同研究的结果是否一致：据文中各森林图描述，临床有效率、生活质量、恶心/呕吐为主的消化道症状不良反应3个指标分别在各研究间的异质性无统计学差异，结果是一致的；免疫功能（CD3、CD4、CD8、CD4/CD8）和骨髓抑制不良反应在各研究间存在统计学异质性，结果不完全一致。文中没有解释差异的原因。

（2）治疗效果的大小如何：据文中临床有效率森林图描述，康莱特联合化疗方案能较大提高患者的治疗有效率，差异有统计学意义（OR=1.71，95% CI：1.40～2.10，$P<0.00001$）。

3. 适用性评价

（1）当前患者的特征是否与系统评价中的研究对象差异较大，导致系统评价结果不能应用：当前患者应与系统评价中的研究对象在性别、年龄、合并症、疾病严重程度、病程、依从性、文化背景、社会因素、生物学及临床特征等方面进行比较，并结合临床专业知识综合判断系统评价的结果能否应用。

（2）系统评价中的干预措施在当地医院是否可行：要根据当地医院的技术力量、设备条件等因素看能否实施系统评价中的干预措施。

（3）当前患者从治疗中获得的利弊如何：医生给当前患者作临床决策时必须权衡利弊和费用，只有利大于弊且费用合理时才有价值用于患者。

（4）治疗的疗效和不良反应，当前患者价值观和选择如何：不同的患者对于同一干预措施会因各种原因做出不同的选择。医生要想为当前患者做出最佳决策必须先要了解患者价值观和意愿。

4. 评价结论 该系统评价有结构式摘要，提出了系统评价的目的，报告了文献检索方法和时间范围、文献纳入标准。作者较全面系统地检索了康莱特联合化疗治疗非小细胞肺癌的相关文献共36篇，按明确的纳入和排除标准得到了17篇符合要求的文献，收集的数据主要是临床有效率、生活质量和不良反应（骨髓抑制、消化道不良反应）。结论认为，康莱特注射液能提高患者的化疗效果，改善生活质量，降低化疗药物产生的不良反应，增强机体免疫力等作用。作者能紧密联系临床问题，用循证医学的系统评价方法分析康莱特联合化疗治疗非小细胞肺癌的疗效和不良反应及生活质量改善情况，为临床实践、医疗决策提供依据，这些都是较好的。

本研究也存在一些问题，主要有以下几点。

（1）选题过程：系统评价选题一般要与Cochrane协作网进行联系，以确定各专业评价小组是否有人注册进行相关题目的系统评价。如果没有人注册，还要制订系统评价方案请协作网工作人员进行审定是否符合要求，批准后才能进行正式的系统评价。如果有注册信息，需要在文章中表明这一点，可以更加明确该系统评价的权威性。

（2）检索文献的范围和类型：检索文献应更广泛一些，系统评价除了收集公开发表的文献外，还强调要获得未发表的文献如学术报告、会议论文集或毕业论文等。另外，语种限制也影响系统评价质量。

(3) 纳入研究及其质量评价：文章对纳入研究的设计特点及质量评价没有详细描述，而这恰是系统评价的重要部分。应该设计研究偏倚风险评估结果表，这样对临床实际的指导会更好一些。

(4) 总体评价：由于肿瘤化学治疗的特殊性，往往难以严格按照随机对照试验原则设计，所以虽然纳入的 RCT 发生偏倚的可能性很大，但对于化疗药物治疗肿瘤的临床研究而言，仍可认为是较高质量的 RCT。所列资料，可以支持作者结论。由于没有直接查阅纳入研究，评价可能有不准确的地方。上述意见，愿与大家共研讨。

【实践】

根据本教材第一、二部分实践的结果进行系统评价或 Meta 分析证据评价的实践。

（李晓珍）

八、临床实践指南的评价

【目的】

熟悉欧洲指南研究与评价工具；掌握临床实践指南的真实性、重要性、适用性评价。

【知识点】

(1) 临床实践指南的质量评价，见表 3-23：采用欧洲指南研究与评价工具（Appraisal of Guidelines Research and Evaluation in Europe，AGREE Ⅱ）。（来源：http：//www.agreeturst.org）

表 3-23　AGREE Ⅱ评价工具

领域 1.范围和目的
1. 明确描述指南的总目的
2. 明确描述指南涵盖的卫生问题
3. 明确描述指南的适用人群(患者、公众等)
领域 2.参与人员
4. 指南开发小组包括了所有相关专业人员
5. 收集目标人群(患者，公众，等)的观点和选择意愿
6. 明确规定指南的使用者
领域 3. 严谨性
7. 应用系统方法检索证据
8. 清楚描述选择证据的标准
9. 清楚描述证据的强度和局限性
10. 清楚描述形成推荐建议的方法
11. 形成推荐建议时考虑了对健康的益处、副作用以及危险
12. 推荐建议和支持证据之间有明确的联系
13. 指南在发布前经过专家的外部评审
14. 提供指南更新的步骤
领域 4. 清晰性
15. 推荐建议明确，不含糊
16. 明确列出不同的选择或卫生问题
17. 容易识别重要的推荐建议

续表

领域 5. 应用性

18. 指南描述了应用时的促进和阻碍因素

19. 指南提供应用推荐建议的意见和/或工具

20. 指南考虑了推荐建议应用时潜在的相关资源

21. 指南提供了监督和/审计标准

领域 6. 独立性

22. 赞助单位的观点不影响指南的内容

23. 指南开发组成员有利益冲突并公布

指南总体评价

1. 指南总体质量的评分

2. 我愿意推荐使用该指南

AGREE Ⅱ评估系统包括 6 个领域 23 个主要条目，以及 2 个总体评估条目。每个领域针对指南质量评价的一个特定问题。每个条目均按 7 分划分等级（1 代表很不同意，7 代表很同意）。条目报道不能满足全部标准或条件，则根据不同情况给予 2~6 分。

AGREE Ⅱ要求分别计算各领域的质量分值。6 个领域的分值是独立的，不能将其合并为一个单一的质量分值。每个领域得分等于该领域中每一个条目分数的总和，并标准化为该领域可能的最高分数的百分比。例如，四位评价者给领域一各条目的评分如表 3-24。

表 3-24　四位评价者给领域一各条目的评分表

	条目 1	条目 2	条目 3	总　计
评价者 1	5	6	6	17
评价者 2	6	6	7	19
评价者 3	2	4	3	9
评价者 4	3	3	2	8
总　计	16	19	18	53

最大可能得分= 7（很同意）×3（条目）× 4（评价者）= 84

最小可能得分= 1（很不同意）×3（条目）× 4（评价者）= 12

则领域一的分值是：

（实际得分–最小可能得分）/（最大可能得分–最小可能得分）

=（53–12）/（84–12）=0.5694 ×100 = 57%

如果评价过程中没有包括某些条目，则需要适当修改最大可能得分和最小可能得分的计算方法。

（2）临床实践指南的真实性、重要性和适用性的评价标准，见表 3-25。

表 3-25　临床实践指南的真实性、重要性和适用性的评价标准

真实性	重要性	适用性
（1）临床实践指南是否以最新最佳证据为基础，是否对过去 12 个月内的文献进行了全面的复习，确保意见为当前最佳 （2）对每条推荐意见的支撑证据是否清楚表明了证据级别和注明文献出处，是否清楚阐述了形成推荐意见的方法，是否同时考虑了对健康的益处、不良反应和可能的风险		（1）使用者的患者情况是否与指南目标人群相似，如年龄、病程、疾病的严重程度、并发症等 （2）地区性因素 ①疾病负担 ②患者和社区关于干预措施价值和后果的看法及信仰是否与指南相符 ③是否与当地资源相符 ④地域、结构、传统、权威、法律或行为障碍是否太大

【案例分析】

本案例来源于《中国循证儿科杂志》2008年第3卷第6期，由王艺，万朝敏等撰写，文章标题为《中国0至5岁儿童病因不明的急性发热诊断处理指南(标准版)》。本章将采用 AGREE Ⅱ 对该指南的质量进行评价，并对该指南的真实性、重要性和适用性进行评价。

(一)原文剖析

1. 指南的制定过程 该指南在第一部分，陈述了计划的目标人群、应用人群、指南的制定原则、制定单位和制定人员、指南制定的方法与过程；其中在制定方法与过程中分别对文献检索、文献评阅、证据评价等级、制定过程和声明等内容进行了陈述。

该指南的计划目标人群是0～5岁儿童病因不明的急性发热。计划应用人群是儿科医生、急诊科医生和护理人员。

制定原则是，确定具有儿科临床工作经验和循证医学研究背景的专家作为主要制定人员，参照国际儿童发热的相关指南及规范，制定过程中广泛征询了儿科临床医生、护理和药剂等相关人员意见。对指南中重要或不确定的临床问题，文献检索难以找到证据或证据无法纳入本指南的，通过德菲尔调查量表对需要回答的问题取得多数人意见。

受中华医学会临床流行病学分会、儿科学分会委托，由《中国循证儿科杂志》编辑部组织实施。中国循证医学中心和复旦大学循证医学中心监制。由复旦大学附属儿科医院王艺教授，四川大学华西第二医院万朝敏教授主要制定，部分儿科专家、医生、儿科护理和药剂等相关人员参与制定。

本指南引用的证据均来自 OVID 数据库、Medline(1966年1月～2008年8月)、EMABSE(1980年1月～2008年8月)、Cochrane 数据库(2004年1月～2008年8月)、National Guideline ClearingHouse、SunSearch TRIP、万方-数字化期刊全文库、中国期刊全文数据库、中文生物医学期刊文献数据库(1997年1月～2008年8月)等数据库中检索到的中英文文献。本指南文献检索未纳入包括中医、中药和中西医结合制剂研究的相关文献。由2位评价者对纳入的2412篇文献阅读标题和摘要，对确定入选的652篇文献阅读全文，并按证据等级评价原则对文献进行等级评价，确定最终入选134篇文献，当2位评价者意见不同时，征询第3位评价者讨论后确定文献等级。

制定过程从2007年4月～2008年9月，经多次会议和德尔菲调查，最终形成该指南。指南在制订过程中未接受外来资助。指南主要制订成员，指南修改过程中征询意见的专家、护士和药剂师之间不存在任何利益冲突。

2. 指南推荐意见 该指南在这一部分阐述了其制定的目的,规定了发热及体温测量的标准和测量仪器，列出了发热患儿的常规评估指标，描述了脱水情况下的临床表现，以及与儿童发热相关的严重疾病及危险因素评估，并根据评分等级对临床表现进行预警分级；对常见重症疾病的相关症状和体征进行了描述，规定了实验室检查的项目及其参数值，及腰椎穿刺检查。提出对于<3个月的发热患儿的临床评估建议、急性发热的退热处理的方案及其所使用的药品。

(二)质量评价(根据 AGREE Ⅱ 对该指南进行质量评价)

范围和目的 涉及指南的总目的，特定卫生问题和目标人群(条目1～3)

(1)明确描述指南的总目的：该指南的目的是通过制定以临床研究证据为基础的儿童急性发热诊断治疗指南，有助于早期有效判断发热儿童是否有潜在的、患严重发热性疾病的可能，并就发热的病因诊断、诊断性检查选择和发热处理提出建议。

(2)明确描述指南涵盖的卫生问题：该指南涵盖的卫生问题是0～5岁儿童病因不明的急性发热。

(3)明确描述指南的适用人群(患者、公众等)：该指南的计划目标人群是 0～5 岁儿童。

由此可见，该指南明确描述了总目的、涵盖的卫生问题及适用人群。所以条目 1～3 的得分分别为 7 分、7 分、7 分，该领域得分为 21 分。

参与人员　涉及指南开发小组成员组成的合理程度，并能代表目标使用人群的观点(条目 4-6)

(4)指南开发小组包括了所有相关专业人员：该指南选择具有儿科临床工作经验和循证医学研究背景的专家作为主要制定人员，参照国际儿童发热的相关指南及规范，制定过程中广泛征询了儿科临床医生、儿科护理和药剂等相关人员意见。

(5)收集目标人群(患者，公众等)的观点和选择意愿：该指南未收集目标人群(患者、公众等)的观点和选择意愿。

(6)明确规定指南的使用者：该指南的计划应用人群是儿科医生、急诊科医生和护理人员。

因此，该指南的开发小组包括了所有相关专业的人员，能代表使用者的观点，并且明确规定了指南的使用者。但该指南只陈述了部分有关专家经验方面的信息，同时也并未收集目标人群(患者、公众等)的观点和选择意愿。因此，条目 4～6 的得分分别为 6 分、1 分、7 分，该领域得分为 14 分。

严谨性　涉及证据的收集和综合过程、陈述和更新推荐建议的方法(条目 7～14)

(7)应用系统方法检索证据：该指南从多个数据库中对证据进行全面系统的检索，对信息来源，文献涵盖的时间范围进行了描述，但并未列举检索词。因此评价该条目得 5 分。

(8)清楚描述选择证据的标准：该指南指出文献检索未纳入包括中医、中药和中西医结合制剂研究的相关文献。只对文献的排除标准进行了描述，并未描述证据的入选标准。因此评价该条目得 4 分。

(9)清楚描述证据的强度和局限性：该指南由 2 位评价者对纳入的 2412 篇文献阅读标题和摘要，对确定入选的 652 篇文献阅读全文，并按证据等级评价原则对文献进行等级评价，确定最终入选 134 篇文献，当 2 位评价者意见不同时，征询第 3 位评价者讨论后确定文献等级。该指南使用了正式的等级评价工具对证据进行了评价，但并未对所有研究结果的一致性、方向等进行描述，也未对实践背景的可应用性进行探讨。因此评价该条目得 5 分。

(10)清楚描述形成推荐建议的方法：该指南的制定过程从 2007 年 4 月～2008 年 9 月，经多次正式的会议和德尔菲量表的两次调查，最终形成该指南。清楚描述了形成推荐建议的方法，评价该条目得 7 分。

(11)形成推荐建议时考虑了对健康的益处、副作用以及危险：该指南在与儿童发热相关的严重疾病及危险因素评估中，推荐采用耶鲁观察评分(YOS)与耶鲁婴儿观察评分(YIOS)相结合的方法评估，有助于 3 个月至 3 岁儿童危重病的早期评估和预警(IIa)。若结合病史询问和体格检查，则能增加危重患儿的检出率，YOS 敏感度由 86%增至 89%～93%，阴性预测值由 85%～97%增至 96%～98%。对 3 个月至 3 岁 YOS 评分≥6 分的患儿，发生细菌感染阴性预测值为 97.4%。该指南在开发推荐建议时考虑了对健康的益处，不良反应和危险，评价该条目得 7 分。

(12)推荐建议和支持证据之间有明确的联系：例如，该指南中急性发热的退热处理推荐建议中陈述了证据支持，"对乙酰氨基酚用于新生儿止痛的 RCT 研究表明，75 例新生儿，研究期间(3日)未发现不良反应；布洛芬用于早产儿和新生儿动脉导管未闭的 RCT 研究和系统评价，均未见明显不良反应发生"。该指南的每个推荐建议都标有参考文献，即每个推荐建议都与重要证据描述和参考文献目录相联系，但该指南未描述指南开发小组是如何联系和如何使用证据产生推荐建议的。评价该条目得 6 分。

(13)指南在发布前经过外部专家评审：指南在发表前应经过专家的外部评审。评审人员不应该是指南开发小组成员，评审人员应包括临床领域的专家、方法学专家，目标人群代表(患者、公众等)也可以包括在内，并对外部评审的方法学进行描述，包括评审人员名单和他们的机构。该指南并未对上述内容进行描述，评价该条目得 1 分。

(14)提供指南更新的步骤：指南需要反映当今最新的研究成果，应提供一个关于指南更新步骤的清楚陈述。例如，给出 1 个时间间隔或成立 1 个工作小组，这个小组能定期接受更新文献研究并按要求进行相应的更新。该指南并未提供指南更新的步骤，评价该条目得 1 分。

综上，该领域得分为 36 分。

清晰性　涉及指南的语言、结构及表现形式(条目 15～17)

(15)推荐建议明确，不含糊：例如，该指南中对于<3 个月的发热患儿的临床评估建议：①进行血常规、血培养和 CRP 检查；②尿常规用于除外泌尿道感染；③对有呼吸道症状和体征者行 X 线胸片检查；④腹泻患儿行粪常规及粪培养。以及安乃近可致中性粒细胞数减少，儿童不推荐应用。该指南对每个推荐建议适用的人群均有清楚的描述，建议明确，评价该条目得 7 分。

(16)明确列出不同的选择或卫生问题：目标为一种疾病管理的指南将考虑临床筛查、预防、诊断或治疗存在各种不同的选择，在指南中应该明确提到这些可能的选择。例如，该指南对实验室检查和腰椎穿刺检查都列出了不同的情况与要求，对适宜人群和临床状态进行了描述。评价该条目得 7 分。

(17)容易识别重要的推荐建议：使用户能容易发现最相关的推荐建议。这些推荐建议能回答指南包括的主要问题，且能以不同的方法识别。例如，可以总结在一个方框中，或是用黑体字、下划线标出，用流程图、运算式等表示。该指南并未采用上述方式使用户能够更容易地发现最相关的推荐建议，评价该条目得 1 分。

综上，该领域得分为 15 分。

应用性　涉及指南实施过程中的有利条件和潜在不利因素及其改进策略，以及应用指南涉及的相关资源问题(条目 18～21)

(18)指南描述了应用时的促进和阻碍因素：指南应用过程中可能存在某些促进或阻碍因素影响指南推荐建议的实施。例如该指南中指出，儿童发热期间 CRP、PCT 重复检测时间为专家意见，认识不一致，差别很大，但间隔 3 天为相对多数。该指南描述了应用时的促进和阻碍因素，评价该条目得 5 分。

(19)指南提供应用推荐建议的意见和(或)工具：要使一个指南更为有效，需要一些附加的材料使之易于推广实施。例如，这些附加的材料可能包括：一个简介，一个快速参考手册，教具，来自于探索试验的结果，患者活页，计算机支持，以及提供任何和指南一起的附加材料。该指南提供了一个指南的详细解读版。因此，指南提供了应用推荐建议的意见和(或)工具，评价该条目得 6 分。

(20)指南考虑了推荐建议应用时潜在的相关资源：推荐建议可能需要应用额外的资源。例如，可能需要一个更专业的团队、新的设备、昂贵的药物治疗。这可能与卫生预算费用相关，将在推荐建议可能对资源影响的指南中讨论。如该指南对体温测量仪器进行了陈述，包括玻璃水银体温计、电子体温计、红外线电子耳道体温计、红外线测温仪和化学标点相变测温额贴等，并在解读版中配有插图。但对于潜在的或额外的相关资源并没有描述。因此，评价该条目得 2 分。

(21)指南提供了监督和(或)审计标准：测量指南推荐建议的应用有助于推荐建议的持续使用，这要求有清晰确定的并源自于指南中重要推荐建议的标准。标准可以是过程测量、行为测量、临床或健康结局的测量。该指南中，有多处如"当<3 个月的患儿体温≥38℃，～6 个月婴儿体温≥39℃时，提示可能存在严重细菌感染"的陈述，表明该指南提供了监督和(或)审计标准，评价该条目得 7 分。

综上，该领域得分为 20 分。

独立性　涉及指南推荐建议的产生不受相关利益竞争的影响和左右(条目 22～23)

(22)赞助单位的观点不影响指南的内容：许多指南开发时使用外部赞助(比如政府、专业团体、慈善小组、制药公司)。支持可能以财政捐款的形式对整个开发进行支持，也可能是部分的(如指南的印刷)。这将有一个明确的声明：赞助单位的观点或利益不会影响最终推荐建议的形成。该指南在制订过程中未接受外来资助。评价该条目得 7 分。

(23)指南开发小组成员的利益冲突要记载并公布：指南开发小组成员可能会存在利益冲突。例如，由制药公司赞助的指南与这个开发小组成员有关，这个原则就可能应用。所以，必须明确指出参与指南开发小组的所有成员都应声明他们是否存在利益冲突。该指南主要制订成员，指南修改过程中征询意见的专家、护士和药剂师之间不存在任何利益冲突。评价该条目得 7 分。

综上，该领域得分为 14 分。

全面评价包括对指南质量的全面评估，以及是否推荐在实践中使用该指南　综合以上各领域评价，评价该指南总体质量得分为 5 分，并愿意推荐使用该指南。

每位评价者依据上述方式各自完成评价，然后根据 AGREE Ⅱ 的计分方式(表 3-24)计算各领域得分。

(三) 应用评价

1. 真实性和重要性评价

(1)临床实践指南是否以最新最佳证据为基础，是否对过去 12 个月内的文献进行了全面的复习，确保意见为当前最佳。

基于该指南的发布时间，该指南在发布时是以最新最佳证据为基础，对过去 12 个月内的文献进行了全面的复习，意见为当时最佳。

(2)对每条推荐意见的支撑证据是否清楚表明了证据级别和注明文献出处，是否清楚阐述了形成推荐意见的方法，是否同时考虑了对健康的益处、不良反应和可能的风险。

该指南对对每条推荐意见的支撑证据都清楚表明了证据级别和注明文献出处，考虑了对健康的益处、不良反应和可能的风险；但未对形成推荐意见的方法进行阐述。

2. 适用性评价　适用性指使用者的患者情况是否与指南目标人群相似，如年龄、病程、疾病的严重程度、并发症等。使用者还要判断不同地区的疾病负担、患者和社区关于干预措施价值和后果的看法及信仰是否与指南相符、是否与当地资源相符以及地域、结构、传统、权威、法律或行为等方面的障碍等因素。

在《中国 0 至 5 岁儿童病因不明的急性发热诊断处理指南》中描述了指南的制定过程，结构形式上符合循证指南的制定过程，内容的真实性、可靠性和适用性也与临床病例相符，因此可以应用于指导临床决策。

【实践】

根据本教材第一、二部分实践的结果进行临床实践指南证据评价的实践。

（钟　丽）

第四部分　系统评价常用软件的应用

一、文献管理软件 EndNote 的应用

【目的】

掌握文献管理软件 EndNote 的数据库建立、文献管理、文献格式编辑三大功能。

【知识点】

(1)下载安装 EndNote(基本界面)。
(2)建立数据库(手动输入、联网检索、格式转换、网站输出等)。
(3)文献管理(快速浏览、排序、查重、查找、全文下载、附件管理、笔记管理等)。
(4)与 Word 完美结合(参考文献格式编辑、根据期刊格式撰写论文)。

【软件介绍】

　　EndNote 是一个功能强大的文献管理软件,用于帮助科研人员轻松地管理与课题相关的文献,建立个人文献数据库。科研人员应用 EndNote 可以导入和编辑文献信息,并且在论文写作中引用这些文献及自动创建引用的参考文献列表,还可设定各种期刊的投稿模式及相应的参考文献格式,按各出版社要求进行文献引用。每一版本软件的更新都会带来一些新的功能。本文以 EndNote X4 版本为例,介绍其基本操作。

(一)EndNote 软件下载安装和基本界面

1. EndNote 软件安装

　　(1)下载地址 http://www.scientific-solutions.ch/download/demo/endemo.html,试用期一个月。
　　(2)EndNote 软件安装:EndNote 的安装与一般软件的安装类似,建议安装到 D 盘,建立一个 EndNote 文件夹。安装时,关闭所有 Microsoft Office 应用程序。安装完成后,开启 Word 2003,点工具选项会看到 EndNote X4 操作选项,如图 4-1(1);在 Word2007/2010,在菜单栏点击 EndNote X4

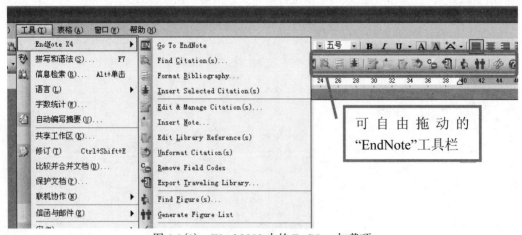

图 4-1(1)　Word 2003 中的 EndNote 加载项

会看到具体操作选项，如图 4-1（2）。此加载项是用来实现 EndNote 在论文写作中的功能。

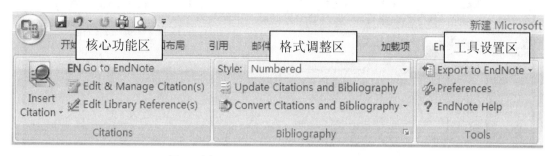

图 4-1（2） Word 2007 中的 EndNote 加载项

（3）EndNote 启动：有 3 种方式启动 EndNote：①在桌面双击 EndNote 图标；②从菜单选择"开始→所有程序→EndNote →EndNote program"；③在资源管理器中双击 EndNote program 文件。

2. EndNote 基本界面　首次运行 EndNote 的第一个界面，如图 4-2，初学者可以根据自己的需要选择，熟悉后可以关闭这个界面。

（1）打开 EndNote X4，其界面如图 4-3 所示。

EndNote 基本界面有 3 个区：文献显示区、导航区、文献预览和检索区。

1）文献显示区：该区显示文献的各个条目，单击条目名称（如"Author"）按钮，所有记录将按该条目顺序/逆序排列。文献标签栏可以显示多个条目，并且可以更换不同条目；字段"Author"前面的回形针图标是显示文献书目是否有附加文件。

2）导航区：呈现不同分组，可以看到管理文献后的结果。

3）文献预览和检索区：显示被选中文献的简单信息，可以在线检索、查找文献和快速编辑文献信息。

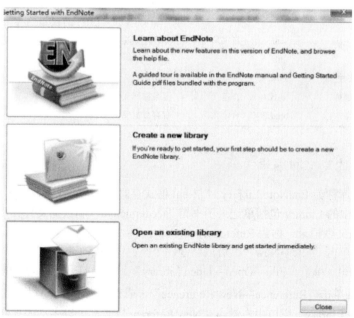

图 4-2　EndNote 的第一个界面

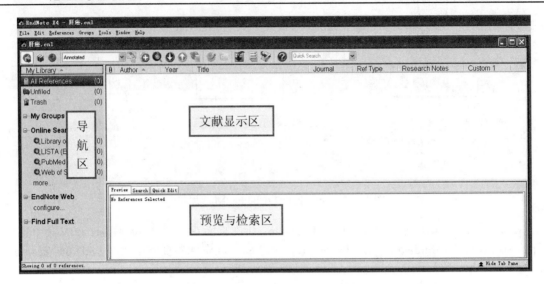

图 4-3　EndNote X4 基本界面

(2) EndNote 的文件格式：EndNote 有很多文件，见表 4-1。

表 4-1　EndNote 有关文件的格式一览表

序号	名称	文件格式	保存文件夹	说明
1	数据库连接文件	.enz	Connections	用于连接远程数据库
2	过滤器文件	.enf	Filters	用于从 TXT 数据文件中导入数据
3	参考文献格式文件	.ens	Styles	设置文档中的参考文献格式
4	投稿模板文件	.dot	Templates	是 Word 模板文件，包含宏代码
5	术语列表文件	.txt	Terms Lists	初次使用一共有三文件，分别罗列着化学、人类学、医学等期刊，多次使用后文件数目会自动增加，会记录 Author、Journal 和 Keyword 等信息，可以用记事本工具编辑
6	数据库文件	.enl .lib	自定义	是 EndNote 的默认格式，必须与一个同名数据文件夹（.Data）配合使用
7	数据库导入文件	.enw	自定义	双击此类文件，其文件内容就导入到一数据库文件中
8	数据库压缩文件	.enlx	自定义	是数据库文件的压缩格式
9	数据库文件	.enq	自定义	保存数据库文件

(二) 数据库的建立和编辑

EndNote 数据库称为 EndNote Library，以 *.enl 格式存储，其中的数据存储于同名文件夹 *.Data 中。本文所举例子中的 Library 包括单记录图书馆 "acedemic.enl" 和数据文件夹 "acedemic.Data"。数据库中的每一条文献记录，称为 Reference。

1. 新建 enl　单击 "File→New"，可以新建一个空白图书馆 Library。

2. 打开既有 enl　单击 "File→Open→Open Library"，可以打开一个既有的图书馆。

3. 新建记录　单击 "Reference→New Reference"，或者单击快捷工具栏第二个按钮图标，或者在 "Reference Library" 窗口中右键→ "New Referenc"，都可以手动添加新记录。

4. 编辑记录　"Reference Library" 窗口中双击选中的记录，或者右键 "Edit References"，都可以进行编辑。编辑记录界面如图 4-4 所示。

一般需要用到的条目包括 Author、Year、Title、Journal、Volume、Issue、Pages、Keywords、Abstract，读书笔记记录在 Notes 或 Research Notes 中，如果有全文 pdf，可以将其链接添加到 Link to PDF,并将附件链接到 File Attachments 中,如果文摘是从网上数据库下载的,URL 中可记录其出处。其余条目相对用得不多。

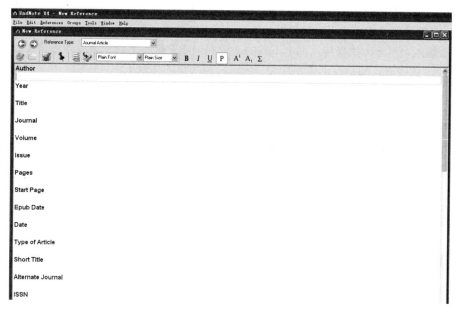

图 4-4 EndNote 记录编辑窗口

(1)Author:每个作者列一行,格式可以是 "Ziaei,J.E.","Ziaei,J E","J E Ziaei",或者标准全名等。原则是姓置前,后面必须加逗号,若按照西方姓名规范置尾,则不必加逗号。逗号后应有空格。如果是中文名字,一般不需要加逗号区分姓和名。在 EndNote 的编辑状态下,红色显示的人名表示当前 Library 中该名字是第一次出现,若该人名先前记录中出现过,则以黑色显示。

(2)Year,Title,Journal,Volume,Issue,Pages:这些条项照抄引用文献的显示即可。

(3)Keywords:同 Author,每个关键词列一行。

(4)File Attachments、Figure:右键 "File Attachments"、"Figure" 即可添加。添加 PDF 后,在 Reference Library 窗口中这条记录前方就会出现一个附件标志。EndNote X4 中,可以直接将全文 PDF 拖放到这个栏位,更为便捷,而且链接永久有效,不会因为相对路径的变化而失效。

(5)复制记录:将一条记录复制到另一个文献图书馆中,只需要在 Reference Library 窗口选中目标记录,"Ctrl+C" 或右键 "Copy",再打开目标文献图书馆的 enl 文件,"Ctrl+V" 或右键 "Paste",即可将它复制进去。剪切的方法与之相似,"Ctrl+X" / "Cut" 即可。

(6)删除记录:在 Reference Library 窗口选中要删除的记录,右键 "Delete References" 即可。选中时可以用鼠标拖选多条记录,也可以按住 Ctrl 间隔点选。直接选中后按 Del 键无效。

【操作】

为了让大家能更好地了解如何使用文献管理软件 EndNote,我们新建一个名为 "肝癌" 的数据库文件,来介绍如何建立本地数据库。

(一)创建数据库

方法:在程序的主界面,file→new→选择保存地址→输入文件名 "肝癌"→以.enl 格式保存。

（二）添加文献

EndNote 可以将不同来源的文献导入到已存在的 Library 库内或新建的 Library 库中。可通过手动输入、联网检索、本地导入和网站输出四种方式向 Library 中添加参考文献。

1. 手动输入 对于无法直接从网上下载的文献和纸质文献或书籍，需要手动将文献信息输入到 Library 中。这种方式的特点是工作量大，无法应付大量的文献工作。

（1）方法 1：单击"Reference→New Reference→Reference Type"下拉菜单选择文献类型→在各字段中键入数据→保存。

（2）方法 2：单击快捷工具栏第二个按钮图标，打开添加文献窗口。

（3）方法 3：在"Reference Library"窗口中右键→"New Reference"，打开添加文献窗口。

在添加文献窗口预设为 Journal Article 类型，如图 4-5，可根据参考文献类型从参考文献下拉选单中选择所需格式（Reference Type）。然后在各字段键入参考文献数据（如 Author、Year、Title、Journal、Volume、Issue、Pages、Keywords、Abstract，读书笔记记录在 Notes 或 Research Notes 中），不需要输入的可保持空白。

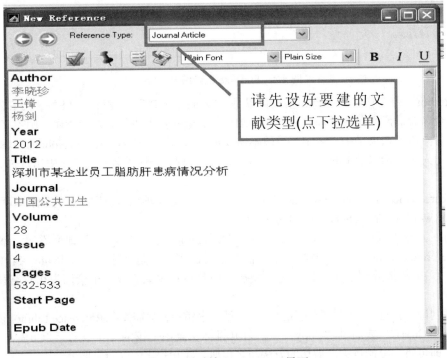

图 4-5 手动输入 Reference 界面

手动输入注意：人名的位置必须一个人名填一行，否则软件无法识别是一个人名还是多个人名，关键词也是一词一行。一条记录输入完毕，点击右上角关闭并自动保存。

2. 联网检索 Endnote 可以方便地直接进入全世界绝大多数的网上文献数据库查找和获得文献，并将连接和搜索这些数据库的信息用"Connection Files"的形式储存起来直接提供给使用者。Connection Files 的设置可以自己创建或修改。

（1）设置常用数据库

1）方法 1：Edit→ Connection files→ Open connection manager →选择常用的数据库→关闭，如图 4-6（1）和（2）。

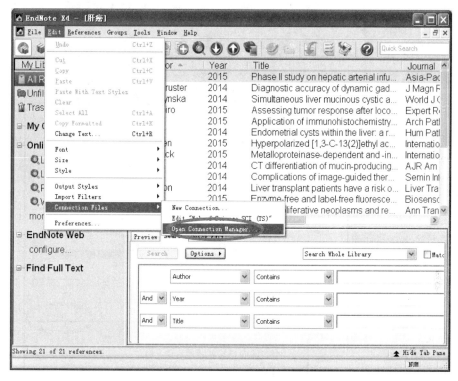

图 4-6(1)　connection manager 窗口

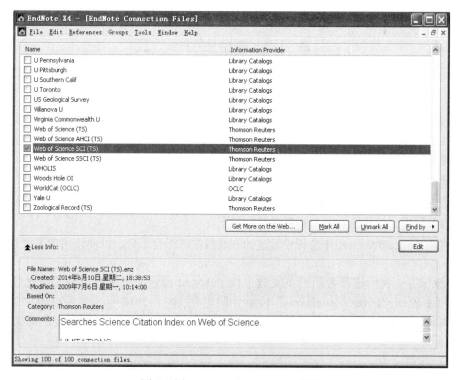

图 4-6(2)　connection manager 窗口

2)方法 2：导航区→ more……→选择常用的数据库→ choose，如图 4-7。

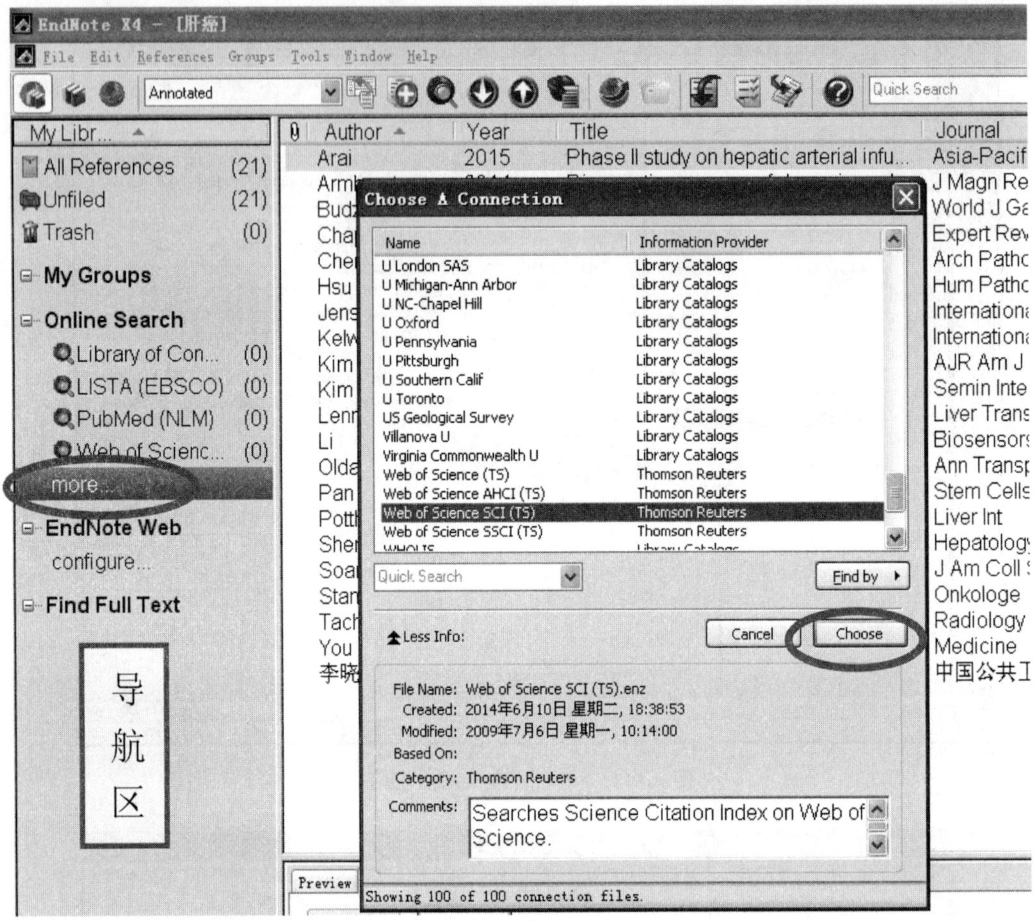

图 4-7　choose A connection 窗口

（2）检索

1）方法 1：Tools → Online Search → "Choose A Connection" 选择数据库→打开 Search 对话框并进行检索。

2）方法 2：导航区选择数据库→打开 Search 对话框并进行检索。

3）方法 3：单击快捷工具栏第三个按钮 Online Search 图标 ，在 "Choose A Connection" 对话框中选择数据库，打开 Search 对话框并进行检索。

在导航区 Online Search 组中会把检索过的在线数据库保存下来，以便使用者下次直接点选、查询。

（3）下载保存：我们选择常用的英文数据库 PubMed 检索文献下载，为了简化起见，英文数据库采用主题词 "Liver Neoplasms" 检索并限定在 2014~2015 年，然后点击 "Search" 进行检索，如图 4-8(1)，出现搜索结果，点击 "OK"，如图 4-8(2)，存入指定的文献库，如图 4-8(3)。

图 4-8(1)　online search-PubMed 检索窗口

图 4-8(2)　online search-PubMed 检索结果窗口

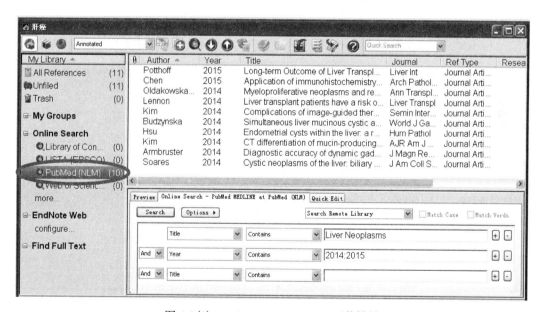

图 4-8(3)　online search-PubMed 下载结果

EndNote 也连接了"SCI—科学引文索引"数据库，SCI 数据库检索和 PubMed 检索步骤一样，如图 4-9(1)、(2)和(3)。

这种联网检索下载的文献题录均包含该文献在线数据库上的 URL 链接地址，可点击链接网址获得进一步信息或下载全文。

"Options"按钮中的"Save Search"可以保存搜索设置；"Load Search"可以导入已保存的搜索设置。

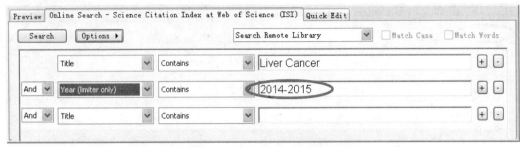

图 4-9(1) online search-SCI 检索过程

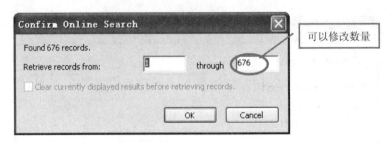

图 4-9(2) online search-SCI 检索过程

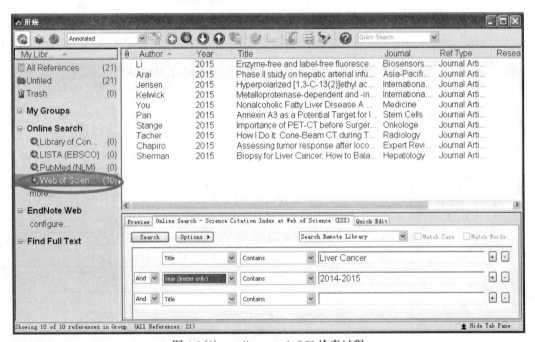

图 4-9(3) online search-SCI 检索过程

联网检索注意：跨年度检索时 SCI 用"–"连接，PubMed 用"："连接，如"2013：2015"；检索出现问题时，可换一时段尝试，或采用网站输出或格式转换的方式导入文献。

3. 本地导入

步骤：

(1)菜单栏：File →Import→ File/Folder；

(2)Import：choose file/folder→ Import Option(选择 PDF)→Duplicates(全选/弃去重复)→Text Translation(视具体)→点击 Import 按钮，如图 4-10(1)和(2)。

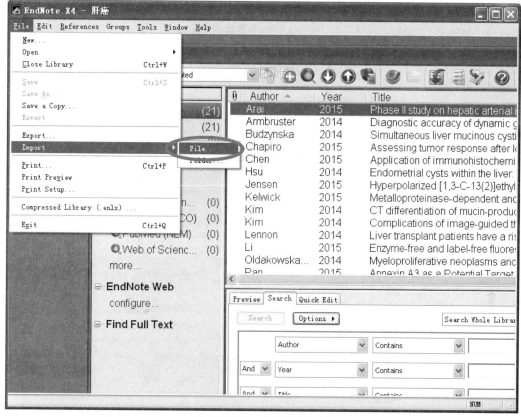

图 4-10(1)　本地导入过程

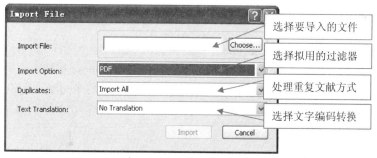

图 4-10(2)　本地导入过程

注意：中文文献输出会有一定的问题，无 DOI 号的文献输出之后只有标题。

4. 网站输出　网站输出是最常用的途径，也是建立文献数据库最重要的步骤，然而操作相对比较复杂，各个在线数据库的操作分别不同，EndNote 也因其版本不同而操作各异。下面以 EndNoteX4 为例，介绍几个经常使用的数据库题录导入方法，如 PubMed、中国期刊网 CNKI、VIP。但是数据库检索结果大多数情况下不能直接导入 EndNote 中。因此，就必须先把结果从数据库中导出，再通过滤镜导入到文献管理软件中进一步处理。

过滤镜的功能是在导入时使 EndNote 能够解读常规的数据资料，相当于一个解读器。它将文献资料内的信息投射到 EndNote 相应的信息域。由于每个特定的数据库都是由供应商以各自的数据组织方式提供的，因此即使供应商相同，每个数据库都需要一个特定的滤镜，不能混用。EndNote 自带的滤镜已经经过设定，可以导入相应数据库的资料。使用者也可以编辑滤镜或新建以适应新的数据库或者自用。

(1)外文数据库——PubMed：网址为：http：//www.ncbi.nlm.nih.gov/pubmed/。

1)从 PubMed 导出文献信息：在 PubMed 主页中检索到所需的文献后，剔选条目左边的框，然后点页面右上方的"Send to"，在弹出的对话框中选择"File"，在"Format"下拉菜单中选择"MEDLINE"，然后点击"Create File"，如图 4-11。在出现的对话框中以名称"pubmed_result.txt"在本地保存题录文档。

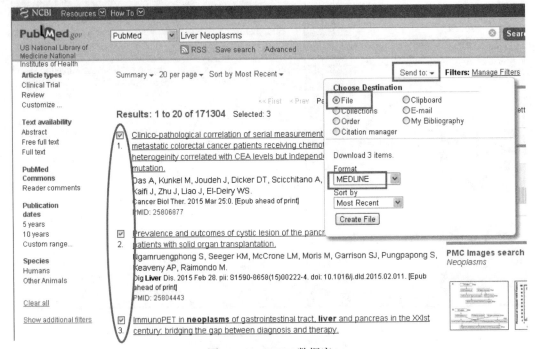

图 4-11　PubMed 数据库

2)EndNote 导入文献信息：在 EndNote 中单击快捷工具栏第四个图标 Import 按钮⬇️，或是点击菜单栏"File"下的"Import file"，在弹出的对话框中点选 Choose 按钮，选中从 PubMed 数据库中导出的.txt 文件，在"Import Option"中选择 Other Filters，在 EndNote 内设的 Filters 中找到"PubMed(NLM)"，点选 Import，进行数据导入，如图 4-12。当导入完成后，Library 窗口会出现新导入的参考文献。

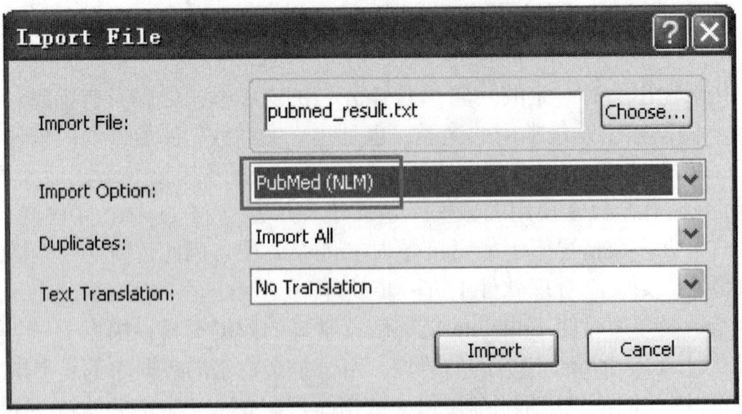

图 4-12　Import 对话框

在导航区的 All References 群组下，会出现一个"Imported References"组，表示刚刚导入的文献资料,如图4-13。要重新呈现所有Library中的参考文献,在Reference选单中→点选Show All References,即可呈现出所有参考文献。

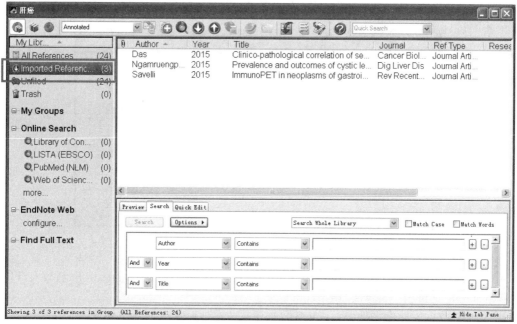

图4-13 EndNote 导入 PubMed 文献资料

(2)外文数据库——Web of Science:网址为:http://apps.webofknowledge.com/UA GeneralSearch_input.do?product=UA&search_mode=GeneralSearch&SID=R1o2dULC1S1P1hxtvhk&preferencesSaved=。

1)从Web of Science导出文献信息:在Web of Science主页中检索并选择要导出的文献,然后选择"保存至EndNote",如图4-14,在弹出的对话框中选择记录内容"作者、标题、来源出版物、摘要",然后点发送,以名称"savedrecs.ciw"在本地保存题录文档。

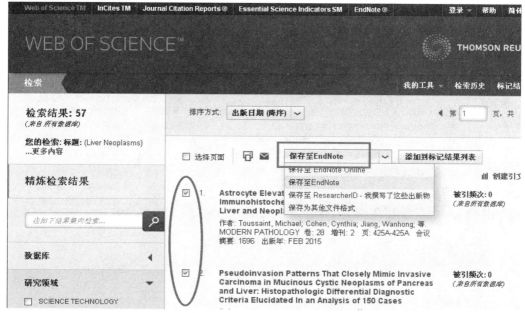

图4-14 Web of Science 数据库

2）EndNote 导入文献信息：在 EndNote 中单击 Import 按钮 ⬇️，在弹出的对话框中点选 Choose 按钮，选中从 Web of Science 数据库中导出的.ciw 文件，在"Import Option"中选择内设 Filters "ISI-CE"，点选 Import，导入文献资料，如图 4-15。

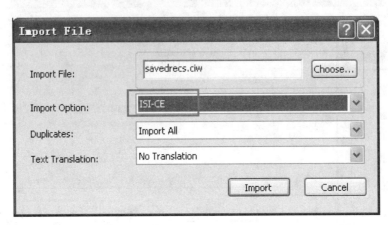

图 4-15　Import 对话框

（3）中文数据库——VIP：网址为本地镜像入口 http：//210.37.67.9：82/index.asp；新版入口 http：//cstj.cqvip.com/或 http：//oldweb.cqvip.com/。

1）从 VIP 数据库导出文献信息：VIP 数据库从"本地镜像入口"访问进入，在检索页面中检索并选择要导出的文献，然后点击"下载"，如图 4-16，在弹出的"下载管理"窗口中选择"EndNote 格式"，然后点击右上角的"下载"按钮，以名称"WPZX.txt"在本地保存题录文档，如图 4-17。

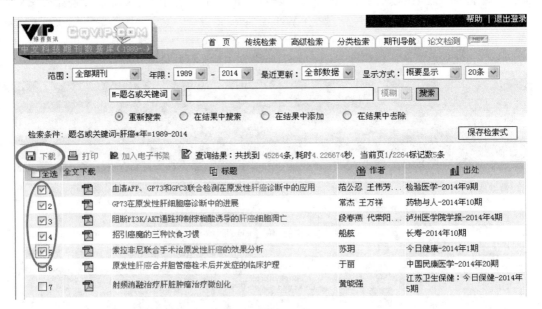

图 4-16　VIP 数据库

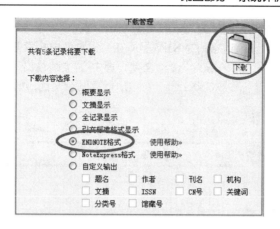

图 4-17　VIP 下载管理对话框

2）EndNote 导入文献信息：在 EndNote 中单击 Import 按钮 <img>，在弹出的对话框中点选 Choose 按钮，选中从 VIP 数据库中导出的.txt 文件，在 "Import Option" 中选择下载的 Filters "VIP"，在 "Text Translation" 选择 "Chinese Simplified（GB2312）"，点选 Import，导入文献资料，如图 4-18。

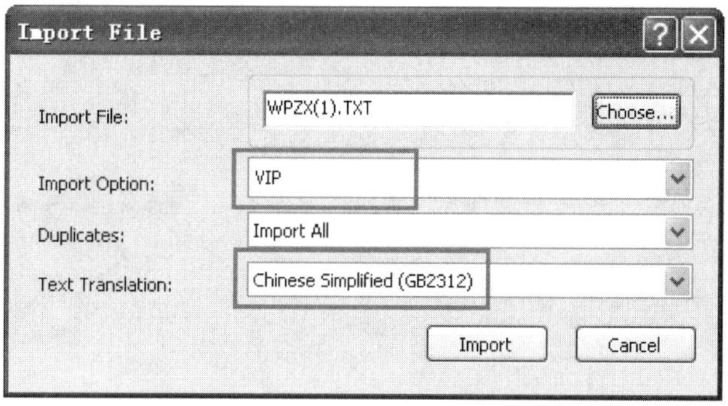

图 4-18　Import 对话框

注意："本地镜像入口" 下载的文献信息导入 EndNote 时，要自己下载 "VIP 过滤镜" 并存放于 EndNote 安装目录下的 Filters 文件夹里，在 "Text Translation" 菜单中要选择 "Chinese Simplified（GB2312）"，才可以正常导入文献信息。如果 "新版入口" 下载的文献信息导入时，不需要下载过滤镜，而是选用 EndNote 内设的 "EndNote Import" 过滤镜，"Text Translation" 不需要选择，如图 4-19。但是 "新版入口" 导入的文献信息的摘要不全，关键词格式不正确，但是有文献链接网址，而 "本地镜像入口" 下载的文献信息没有链接网址。

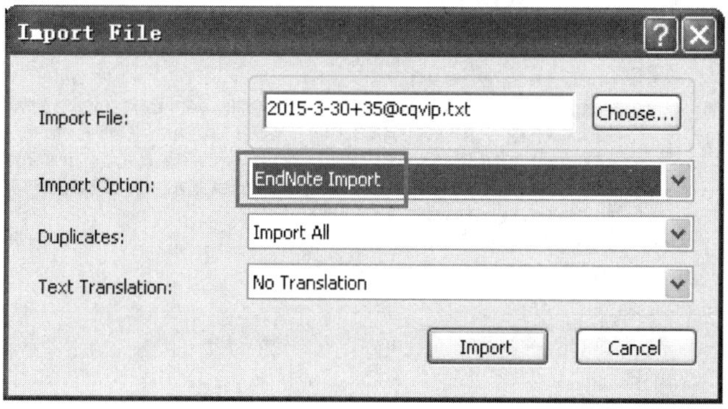

图 4-19　Import 对话框

(4)中文数据库——CNKI：网址为 http：//www.cnki.net/。

1)从 CNKI 数据库导出文献信息：CNKI 数据库在检索页面中检索并选择要导出的文献，然后点击"导出/参考文献"，如图 4-20，在弹出的"文献管理中心-文献输出"窗口中选择"EndNote"，然后点击 "导出"按钮，以名称 "CNKI.txt"在本地保存题录文档，如图 4-21。

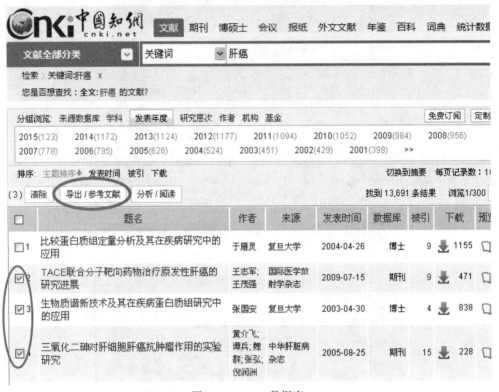

图 4-20　CNKI 数据库

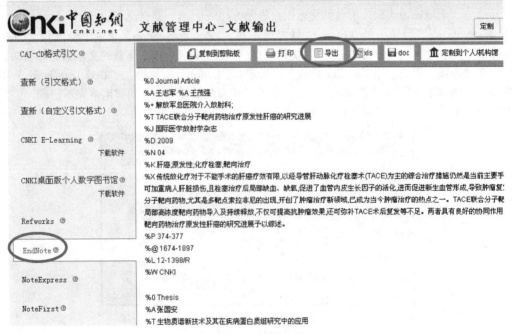

图 4-21　文献输出窗口

2)EndNote 导入文献信息：在 EndNote 中单击 Import 按钮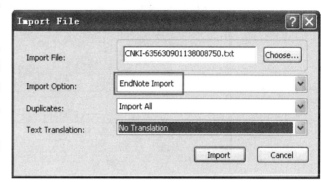，在弹出的对话框中点选 Choose 按钮，选中从 CNKI 数据库中导出的.txt 文件，在"Import Option"中选择 Filters"EndNote Import"，点选 Import，导入文献资料，如图 4-22。

注意：从 CNKI 导入的文献题录内容不全，缺少卷期。在"Text Translation"菜单中可以选择"No Translation"，也可以选择"Unicode(UTF-8)"。

图 4-22 Import 对话框

(5)中文数据库——中国生物医学文献数据库 CBM：网址为为电信入口 http：//sinomed.imicams.ac.cn/zh/。

1)从 CBM 数据库导出文献信息：CBM 数据库在检索页面中检索并选择要导出的文献，然后点击"结果输出"，在下拉菜单中选择保存格式"文摘"，然后点击 "确定"按钮，如图 4-23，以名称"sinomed.txt"在本地保存题录文档。

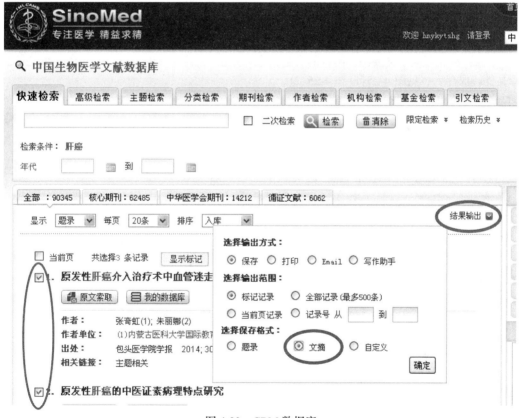

图 4-23 CBM 数据库

2)EndNote 导入文献信息：在 EndNote 中单击 Import 按钮，在弹出的对话框中点选 Choose 按钮，选中从 CBM 数据库中导出的.txt 文件，在"Import Option" 中选择下载的 Filters"CBM"，点选 Import，导入文献资料，如图 4-24。

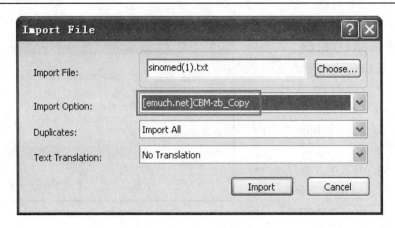

图 4-24   Import 对话框

总结：①EndNote filters 下载地址：http：//endnote.com/downloads/filters。②EndNote filters 手工编辑方法：基本原理是文件中的标识符与相应字段的对应关系。具体方法是从数据库下载需要的文献资料(.txt)；在 Endnote 中"Edit → Import filters→ New filter →templates →Insert field(按照数据文件中的字段标识)"；以回车键添加字段。

(三) 文献管理

1. 添加附件(PDF/ WORD/ EXCEL)

方法 1：在文献显示区要添加附件的文献信息处点击"右键→File Attachments→Attach File→选择文件→保存"，见图 4-25(1)和 4-25(2)。

方法 2：菜单栏中"References→File Attachments→Attach File→选择文件→保存"。

方法 3：在文献信息处双击左键，在添加信息窗口中的"File Attachments"处复制粘贴附件。

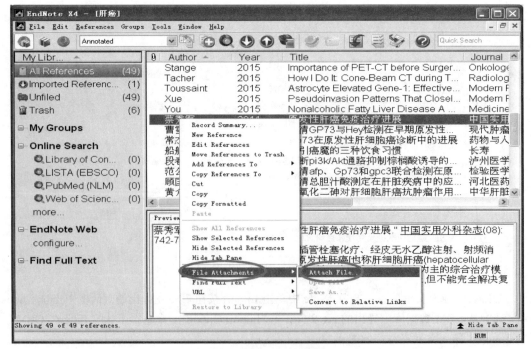

图 4-25(1)   添加附件

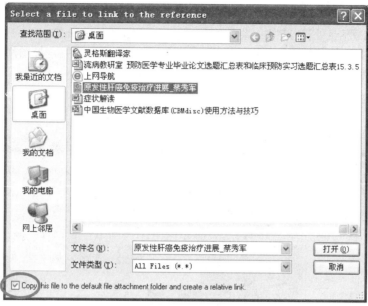

图 4-25(2)　保存添加附件

注意：在保存附件窗口中，要勾选 "Copy this file to the default file attachment folder and create a relative link."，以确保所选的这个附件会被 EndNote 储存一个附件复本，以使这个附件能随着储存的 EndNote Library 移动。添加附件后，在相应的文献信息前会出现一个附件标志 🔗 图标，且链接不会因为相对路径的变化而失效。点击快捷图标 📂，便可以打开附件阅览，如图 4-26。

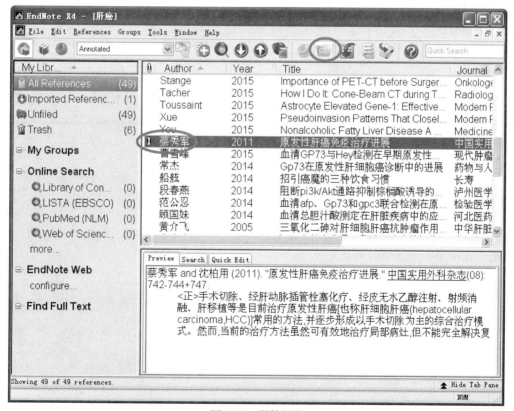

图 4-26　附件阅览

2. 添加图片

方法1：在文献信息处双击左键→菜单栏 References→Figure→Attach Figure→选择图片→打开。

方法2：在文献信息处双击左键→右键→Figure→Attach Figure→选择图片→打开。或者在"Figure"处复制粘贴图片。

3. 查找全文

方法1：选择需要查找全文的文献→右键→Find Full Text→OK→自动查找，如图4-27。

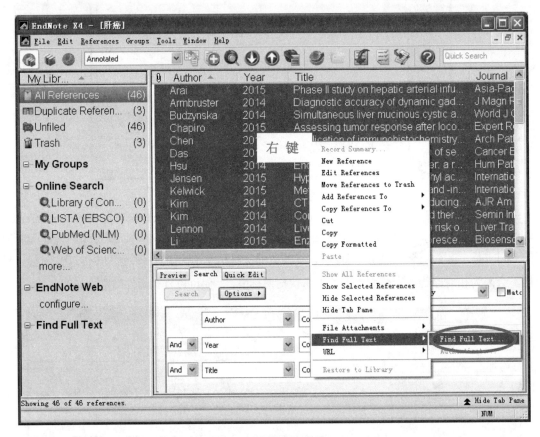

图 4-27　查找全文方法一

方法2：选择需要查找全文的文献→菜单栏 References→Find Full Text→OK→自动查找，如图4-28（1）和4-28（2）。

方法3：点击快捷图标 →OK→自动查找。

注意：目前，EndNote 在线查找电子全文的功能尚不支持中文文献。在相应文献信息前出现"曲别针"图标 ，代表查找到全文。

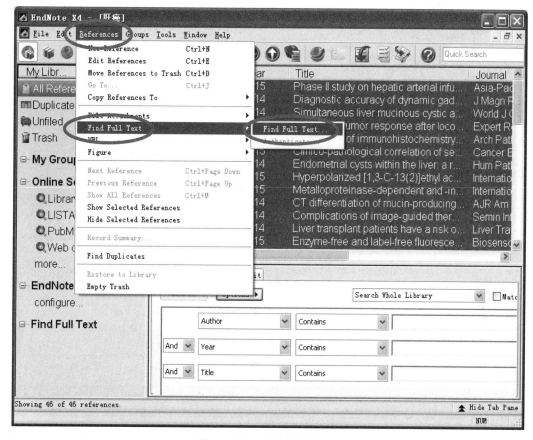

图 4-28(1)　查找全文方法二

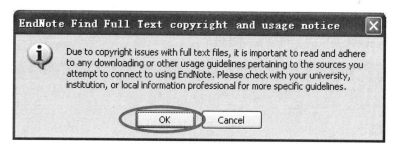

图 4-28(2)　查找全文方法二

正在查找电子全文的过程中，导航区下方的"Find Full Text"处会出现一个"Searching"群组，显示正在在线搜寻全文。在线搜寻全文是一个背景处理模式的功能，待查找全文过程，仍可使用 EndNote 软件直接操作。当在线查找完电子全文后，Searching Group 即会消失，并依 Found PDF、Found URL 或 Not found 三个类目显示检索结果，如图 4-29。

方法：在文献处双击左键→Research Notes→手工输入→保存，如图 4-30。

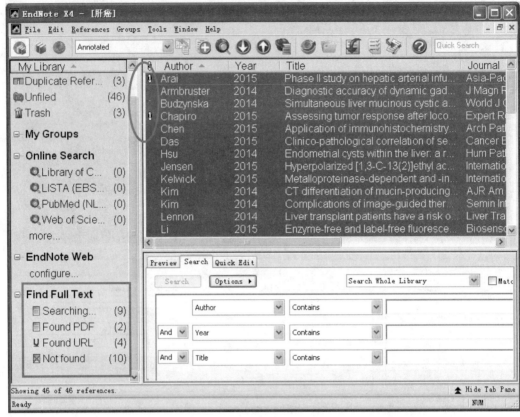

图 4-29　查找过程

4. 添加笔记　有三个位置可以添加大量的文字内容：Abstract、Notes 和 Research Notes，每处可以记录 32K 文字信息，如果是纯文本，差不多有五页纸的内容。通常 notes 里有一些引用信息等，只有 research notes 是空的，可以在此处做笔记。

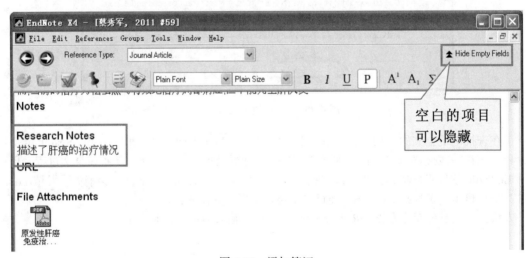

图 4-30　添加笔记

在菜单栏 Edit 下的 Preferences 中，可以在 display fields 中设定"Research Notes"，这样在文献显示区就可以浏览到添加的笔记信息，如图 4-31。

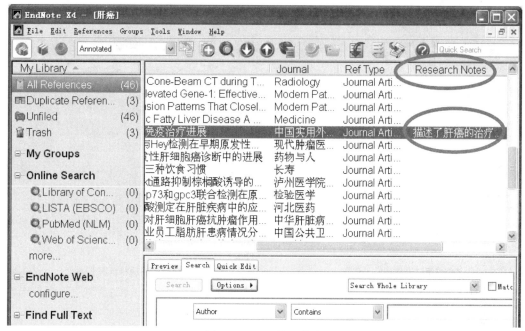

图 4-31 显示笔记信息

5. 查重 在查重前保存好从每个数据库导入的库文件，然后新建一个库文件，把所有数据库的结果都复制到这个库文件中。查重操作后，另新建一个叫"查重结果"的库文件，把刚才查出来的重复文献剪切到这个库文件中。这样有利于后期统计检索各个阶段纳入的文献数。

方法：菜单栏 References→Find duplicates→Keep this record，如图 4-32。在打开的对话框中，可以对重复的文献进行对比编辑修改，选择一个保存"Keep this record"，如图 4-33。如果不需要对每个重复文献进行对比，直接点击图 4-33 中的"cancel"，就会出现查重结果，如图 4-34。

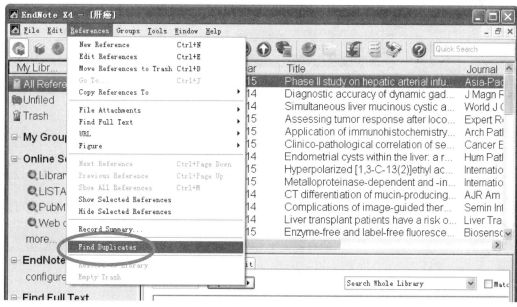

图 4-32 查重界面

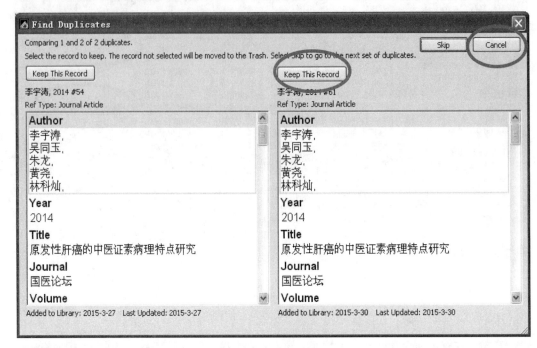

图 4-33　查重对话框

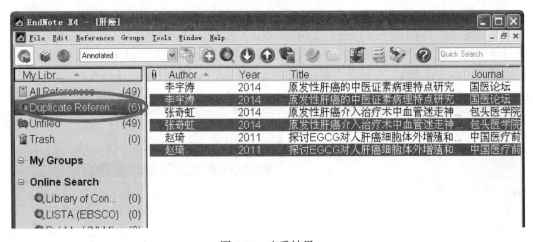

图 4-34　查重结果

设置判定重复的字段名：菜单栏 Edit→Preferences→Duplicates，如图 4-35。

6. 查找文献　方法：search→Search Results。在 EndNote 中查找需要的文献信息时，可以通过"Quick Search"快速查找到，如图 4-36。

7. 分组　在 EndNote 中可以创建自定义组和智能组，创建智能组可以自动识别归类。方法如下。

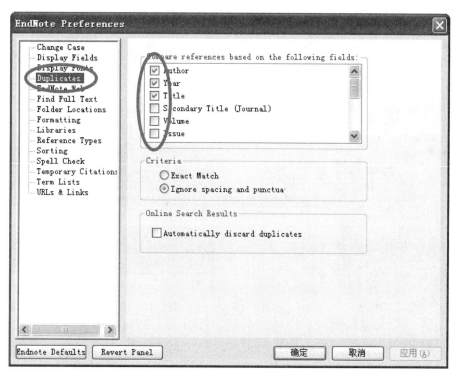

图 4-35　查重设置

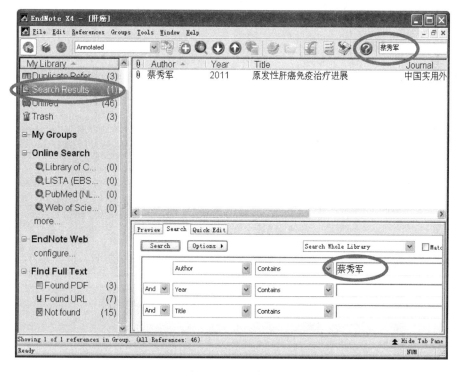

图 4-36　查找界面

（1）Custom Group：某个类型的文献集合→全选→右键→Add References To →Create Custom Group →重命名→保存，如图 4-37（1）和图 4-37（2）。

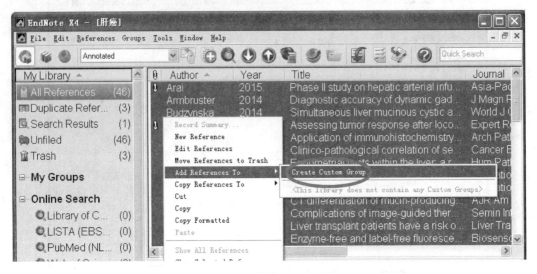

图 4-37（1） 创建自定义组界面

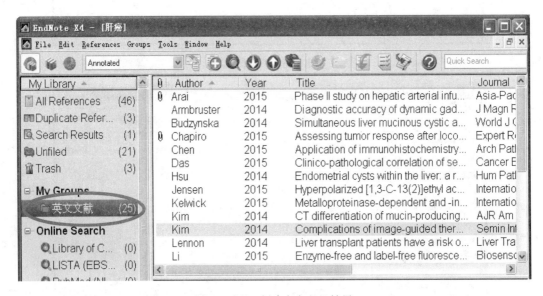

图 4-37（2） 创建自定义组结果

（2）Smart Group：My Groups 处点击右键→ Create Smart Group→命名→设置条件→Create，如图 4-38（1）和图 4-38（2）。通过菜单栏"Groups"也可以创建分类组。

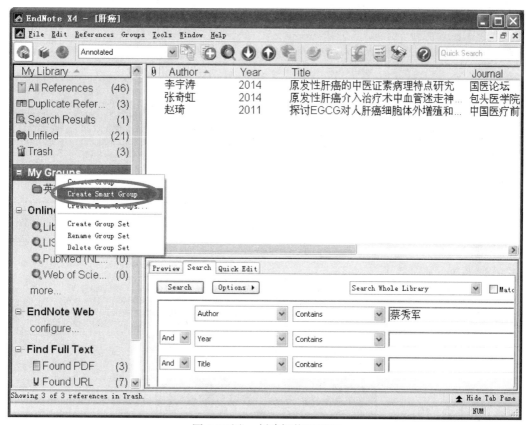

图 4-38(1)　创建智能组界面

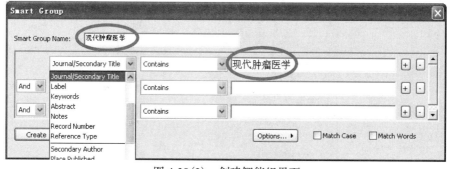

图 4-38(2)　创建智能组界面

8. 文献排序

(1)方法 1：菜单栏 Tools →Sort Library→Sort by……，如图 4-39(1)和图 4-39(2)。可以按照自己的要求进行排序。

(2)方法 2：点击文献标签栏-Year，即可实现按照年份排序；再次点击即逆向排序。

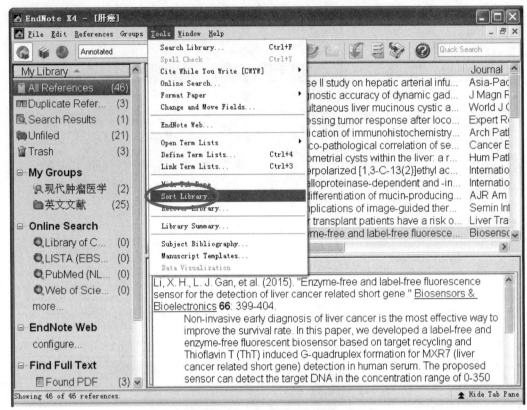

图 4-39(1)　文献排序界面

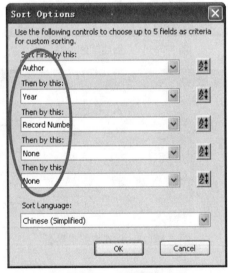

图 4-39(2)　文献排序界面

9. 分类分析　方法：菜单栏 Tools → Subject Bibliography →选择条目（year/author/publisher/……）→OK，如图 4-40（1）和图 4-40（2）。

选择按"year"分析，就可以统计出 EndNote 中文献的同年发表的篇数，如图 4-41。选中图 4-41 所有条目，点击 OK，即可以清单的形式列出同年发表的文献信息，可以在"Output Style"中选择文献样式，按照不同的风格打印或导出，如图 4-42。

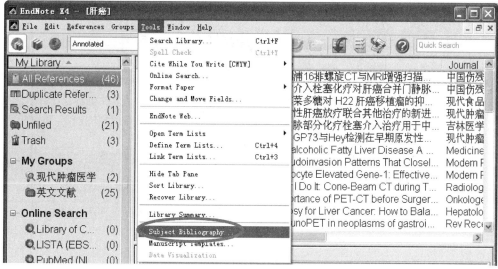

图 4-40(1) 文献分析操作界面

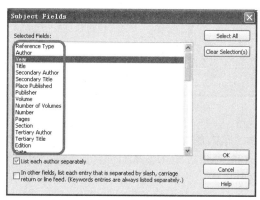

图 4-40(2) 文献分析操作界面

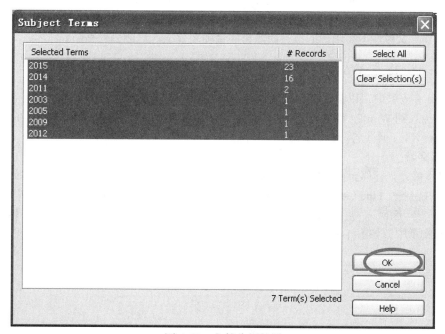

图 4-41 文献分析结果

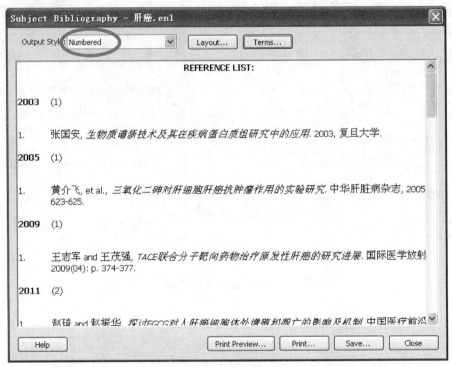

图 4-42　文献清单输出界面

10. 导出文献　EndNote 库内的文献可以以 4 种格式导出：Text File(*.txt)，Rich Text Format(*.rtf)，HTML(*.htm)和 XML(*.xml)。从而创建独立的文献集或者创建可以导入到其他数据库的参考文献。导出的文献样式由当前样式决定，当前样式可以从"Edit"菜单下的"Output Styles"或者工具栏上的样式下拉框选定。

导出方法：选定要导出的文献库；按照自己的要求排列文献的顺序；选择合适的文献样式；从"File"菜单下点选"Export"；出现导出对话框，选择要保存的文件格式和文件名，保存。

注意：如果文献库内有图像的话，图像将不会随之导出。只能另外粘贴。

（四）EndNote 与 Word 完美结合

EndNote 在安装时可以自动整合到 Word 2003~2010 中，使用者可以简单轻松地将 EndNote X4 的库内文献加入到 Word 文档里，进而格式化引文，形成合乎杂志要求的引文样式。在 Word 2003 中的 EndNote X4 工具条各图标解释如图 4-43。

1. 插入文献

方法 1：首先光标移至插入位置，在 Word 中，单击"EndNote X4"，点击"Insert Citation"右下角，下拉选择"Find Citation"，出现"Find My References"对话框，输入要查找的文献关键词，如作者"李宇涛"，点击"Find"，出现检索结果后点选要引用的文献，点击"Insert"，引文即插入到文章中，如图 4-44(1)、(2)、(3)。

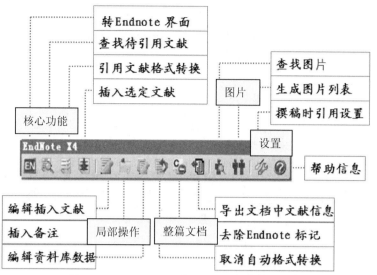

图 4-43 EndNote X4 在 Word2003 中的工具条

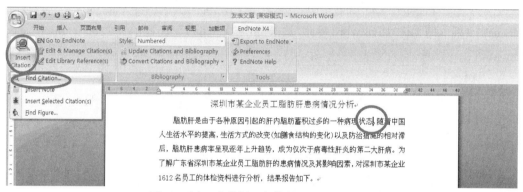

图 4-44(1) 查找插入文献的 Word2003 界面

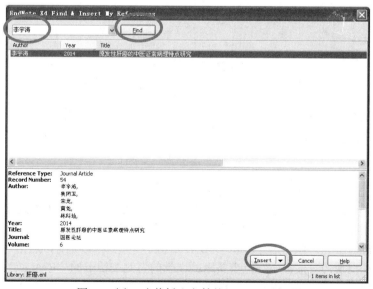

图 4-44(2) 查找插入文献的 EndNote 界面

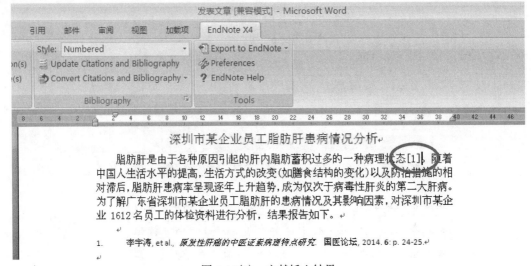

图 4-44(3)　文献插入结果

方法 2：在"EndNote X4"加载项中，选择"Go To EndNote"，进入 EndNote 界面，打开文献库，选中要插入的文献，回到 Word 界面，点击"Insert Citation"右下角，下拉选择"Insert Selected Citation(s)"，文献即插入文章中，如图 4-45；或者在 EndNote 库中，单击快捷图标 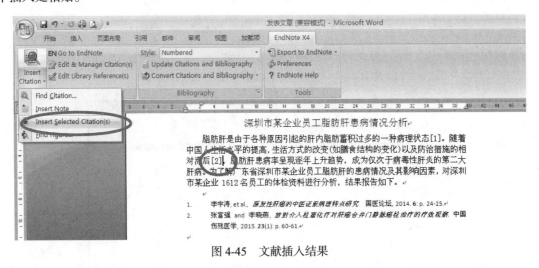，该文献即插入 Word 中。

方法 3：可以把选中的文献直接拖到 Word 里插入，或者在 EndNote 中 Copy 文献，在 Word 中插入处粘贴。

图 4-45　文献插入结果

注意：在缺省设置状态下"Instant Formatting"即"立即格式化"是启动的，每次加入的引文会立刻转换成相应格式，同时在文章结尾自动加上文献列表。如果"立即格式化"未启动，引文则保持临时引用格式即{第一作者，年代#记录号}，文章结尾也没有文献列表产生。

2. 删除文献引用　方法：在 Word 的"EndNote X4"加载项中，点击"Edit & Manage Citation(s)"，在出现的对话框中，点击要删除文献的右侧按钮下的"Remove Citation"，点击 OK 就把文献删除了，如图 4-46。切忌直接删除文献。

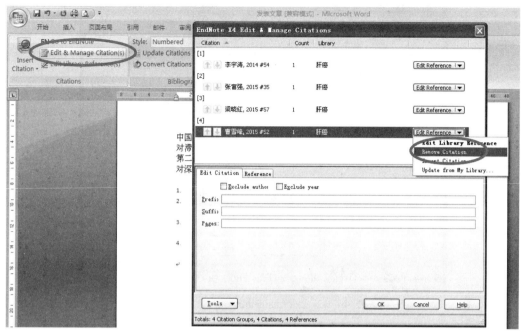

图 4-46 删除界面

3. 移动引文 只需要选中要移动的引文，拖放到新位置，其文末参考文献及序号都将随之自动发生变化。

4. 格式化引文 所有引文插入完成后，在 Word 的 EndNote X4 加载项中，在"Bibliography"区块点击右下角，打开"Format Bibliography"对话框，如图 4-47(1)，点击"Browse"，选择合适的引文格式，点击 OK，如图 4-47(2)。或者在 EndNote 界面单击快捷图标，出现"Format Bibliography"对话框。EndNote 会扫描整个文章将引文格式转换成新的格式。如图 4-48(1)和图 4-48(2)。引文格式也可以在文献插入前选择。

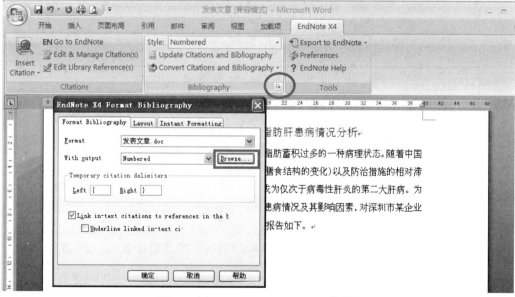

图 4-47(1) Format Bibliography 对话框

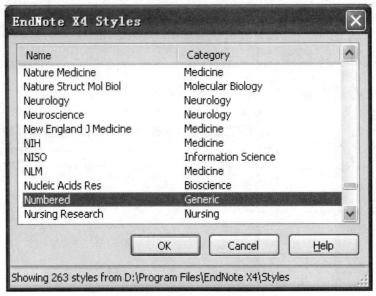

图 4-47（2）　Format Bibliography 对话框

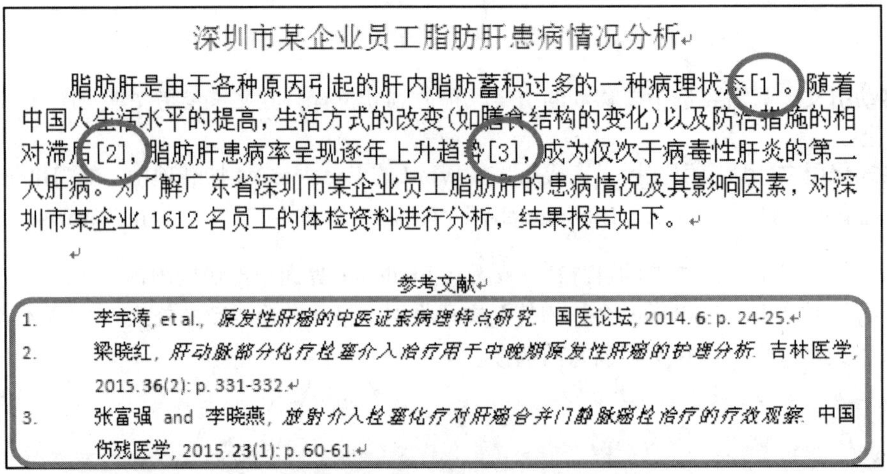

深圳市某企业员工脂肪肝患病情况分析

脂肪肝是由于各种原因引起的肝内脂肪蓄积过多的一种病理状态[1]。随着中国人生活水平的提高，生活方式的改变（如膳食结构的变化）以及防治措施的相对滞后[2]，脂肪肝患病率呈现逐年上升趋势[3]，成为仅次于病毒性肝炎的第二大肝病。为了解广东省深圳市某企业员工脂肪肝的患病情况及其影响因素，对深圳市某企业 1612 名员工的体检资料进行分析，结果报告如下。

参考文献

1.　李宇涛, et al., 原发性肝癌的中医证素病理特点研究. 国医论坛, 2014. 6: p. 24-25.
2.　梁晓红, 肝动脉部分化疗栓塞介入治疗用于中晚期原发性肝癌的护理分析. 吉林医学, 2015. 36(2): p. 331-332.
3.　张富强 and 李晓燕, 放射介入栓塞化疗对肝癌合并门静脉癌栓治疗的疗效观察. 中国伤残医学, 2015. 23(1): p. 60-61.

图 4-48（1）　Numbered 样式的引文格式

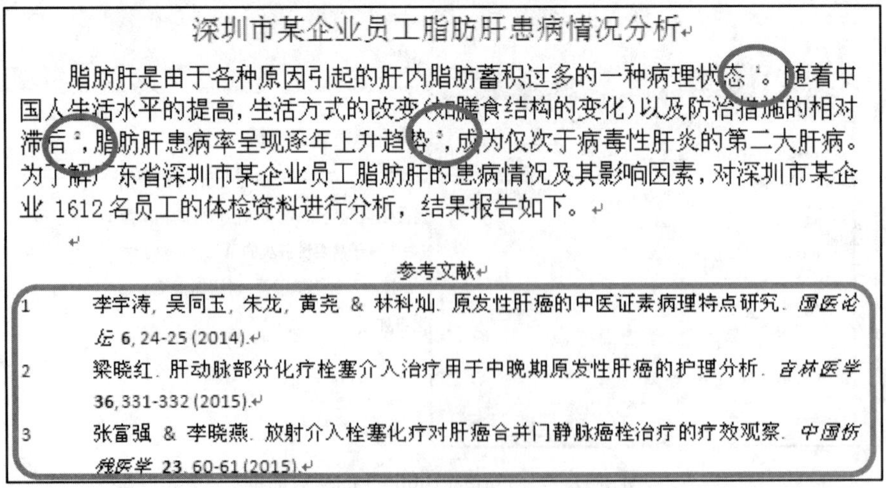

深圳市某企业员工脂肪肝患病情况分析

脂肪肝是由于各种原因引起的肝内脂肪蓄积过多的一种病理状态[1]。随着中国人生活水平的提高，生活方式的改变（如膳食结构的变化）以及防治措施的相对滞后[2]，脂肪肝患病率呈现逐年上升趋势[3]，成为仅次于病毒性肝炎的第二大肝病。为了解广东省深圳市某企业员工脂肪肝的患病情况及其影响因素，对深圳市某企业 1612 名员工的体检资料进行分析，结果报告如下。

参考文献

1　李宇涛, 吴同玉, 朱龙, 黄尧 & 林科灿. 原发性肝癌的中医证素病理特点研究. 国医论坛 6, 24-25 (2014).
2　梁晓红. 肝动脉部分化疗栓塞介入治疗用于中晚期原发性肝癌的护理分析. 吉林医学 36, 331-332 (2015).
3　张富强 & 李晓燕. 放射介入栓塞化疗对肝癌合并门静脉癌栓治疗的疗效观察. 中国伤残医学 23, 60-61 (2015).

图 4-48（2）　Nature 样式的引文格式

在已经格式化的文章里可以继续加入引文，加入以后重新格式化，EndNote 会对引文重新排序和整合。如果该处原有多个旧引文，EndNote 只能在旧引文之前或之后加入新引文，而不能在旧引文中间加入新引文。

5. 编辑引文（基本不用）　对引文的编辑只能在引文格式化之后进行，否则系统会提示找不到可编辑的引文。在引文格式化以后，在 Word 的 EndNote X4 加载项中，点击"Edit & Manage Citation(s)"，出现"Edit & Manage Citation"对话框，在对话框下边进行编辑，编辑后要重新格式化才会保存所作更改。如图 4-49。

Exclude Author：省略所选引文的作者

Exclude Year：省略所选引文的年代

Prefix：给引文加上前缀

Suffix：给引文加上后缀

Pages：给引文加上页码，在文章内以"@页码"的形式出现。

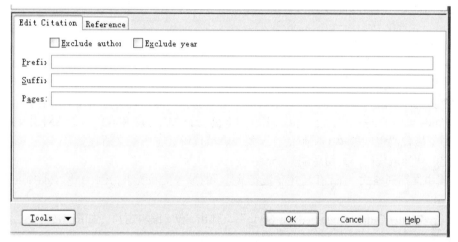

图 4-49　Edit & Manage Citation 对话框

6. 修改引文格式和参考文献的输出样式　一般不作修改，如果确有必要修改，在 Word 的 EndNote X4 加载项中，在"Bibliography"区块点击右下角，打开"Format Bibliography"对话框，对话框包括以下内容。

（1）"Format Bibliography"键下的内容

1）Format：显示当前要进行修改的文章。

2）With output：选择合适的格式，点击"Browse"可呈现更多种类格式。

3）Temporary citation delimiters：临时引文格式的定界符，缺省为大括号。

（2）"Layout" 键下的内容

1）Font and size：参考文献的字型字号。

2）Bibliography：参考文献列表的标题，一般是"REFERENCES"或"参考文献"。

3）Text Format：参考文献列表标题的字型字号。

4）Start with bibliography：第一个文献的编号。

5）First line indent and Hanging indent：首行缩进和悬挂缩进，同 Word。

6）Line spacing and Space after：文献内行距和文献间行距（Set the line spacing for within a reference and the space after for spacing between references）。

（3）"Instant Formatting"键：启动和停止"立即格式化（Instant Formatting）"，使 EndNote 在插入引文的同时能/不能对引文进行格式化。

对以上各项进行修改后点击"确定"，EndNote 会依据上述参数自动重新格式化文章，修改引文格式和参考文献的输出样式。如果我们删除或者加入了参考文献，序号的调整也是自动的，文章后面参考文献列表的格式都可自动随意调整。这对修改退稿准备另投他刊时特别有用。

注意：自己也可以在文献列表里手动修改文献，但重新格式化的时候这些手动修改不会被保存下来。自己也可以在文献列表后手动填写新文献，但新文献必须位于文献列表域之外，否则也不会被保存。

7. 去掉域代码生成纯文本文件 格式化后的文稿含有大量域代码，投稿前需要去掉文稿里的域代码。

方法：在 Word 的 EndNote X4 加载项中，在"Bibliography"区块点击 "Convert Citations and Bibliography"按钮，选择点击 "Convert to Plain Text"，出现一个提示框，告诉你"该操作将创建一个新的去掉了所有域代码的 Word 文档，原文件仍然可以打开且无改动"，点击"确定"将新文件存到指定地点。新文件内容和原文件完全相同，只是无域代码，因此不能再对引文进行格式化。

附：域代码的由来和作用

当对文稿进行格式化时，EndNote 会自动生成一个随行库(Traveling Library)以隐藏方式植入到文稿，库里含有当前文稿里所有的文献信息(除了注释、摘要、映像和图解外)，域代码可以认为就是这个随行库的触角，存在于格式化后的引文周围和内部，含有该引文的信息。因此即使换一台没有 EndNote 文献库的电脑上，格式化后的文稿也能靠随行库和域代码继续对引文进行修改，而一旦去掉了域代码也就去掉了文献信息。要查看域代码，选中引文所在处(区域呈灰色)点击鼠标右键选定"切换域代码"，切忌胡乱修改。

8. 编辑中文期刊格式 下面以《中华流行病学》的参考文献要求为例，介绍 EndNote 中 Output styles 的编辑。

(1)点击"Edit→Output Styles→New Style"，弹出 Style 编辑窗口，如图 4-50。

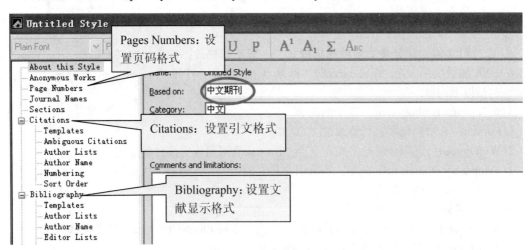

图 4-50 Style 编辑窗口

(2)"Pages Numbers"可按照期刊要求选择页码显示方式，选项后面有例子，按照《中华流行病学》的要求，应选择"Show the full range of pages"，如图 4-51。

(3)Citations 定义正文中的文献引用格式，"Citations→Templates→Insert Field"，选择 "Bibliography Number"，然后选中单击上标按钮，"Bibliography Number"显示为上标格式，如图 4-52。

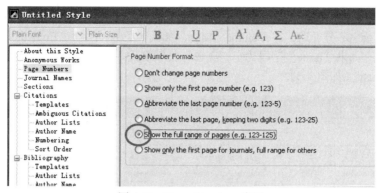

图 4-51　Pages Numbers 窗口

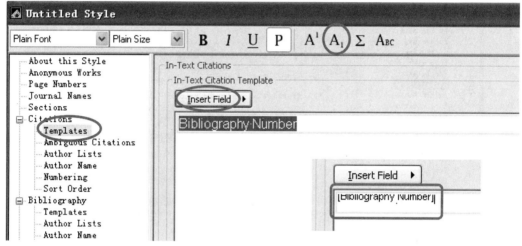

图 4-52　Citations- Templates 窗口

（4）"Numbering"此项目设置数字编号方式，选中"Use ranges for consecutive citations"复选框，表示采用跨度编号，一般默认选项。

（5）Bibliography 定义文末的文献列表格式，"Bibliography→Templates"，这里设置参考文献格式模板，左边的按钮"Reference Types"是选择参考文献类型，右边的"Insert Field"按钮是选择设置的相应字段。如"Reference Types"选择"Journal Article"，编辑期刊文章的参考文献格式；"Insert Field"按照期刊设置需要，逐个插入编辑，如图 4-53。还可继续设置 Book、Report 等文献类型。

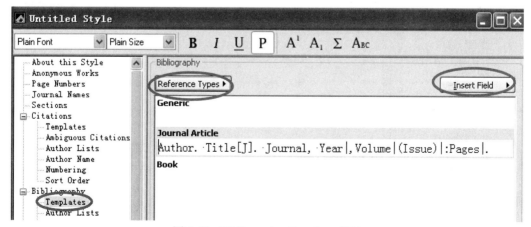

图 4-53　Bibliography- Templates 窗口

中文引文期刊一般格式：Author.Title[J].Journal，Year|，Volume|(Issue)|：Pages|.

注意：有些杂志不分卷期，在 Volume 和 Issue 插入半角的"| "，EndNote 在录入相应信息时会智能化处理。如果"Issue"字段为空，则参考文献格式中不会显示。

（6）Author Lists，如图 4-54。

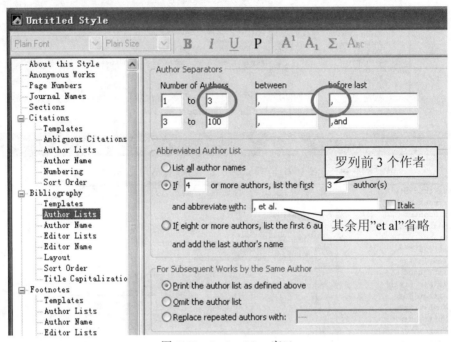

图 4-54　Author Lists 窗口

目前 EndNote 模板还未能兼容 2 种语言的混排，所以对于中文文献超过 3 个作者后用中文"等"，需要去格式化后再手动更改。

（7）Layout 设置文档末尾参考文献展示方式：以引文序号开头，所以在"Start each reference with"点击"Insert Field"，插入"Bibliography Number"，并用中括号括起来，如图 4-55。

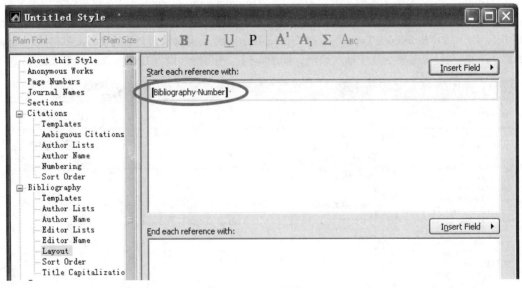

图 4-55　Layout 窗口

(8) Title Capitalization　设置英文标题大小写格式，选择"Leave titles as entered"，如图 4-56。

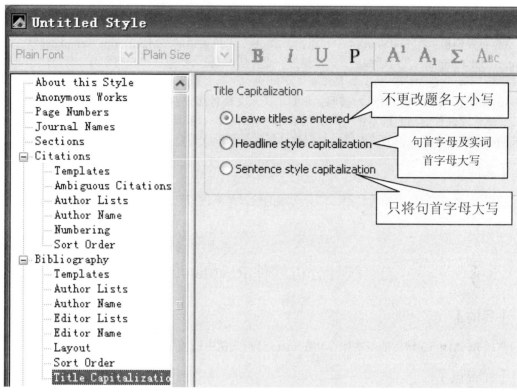

图 4-56　Title Capitalization 窗口

按照以上步骤设置保存后，在 Word 的 EndNote X4 的 "Style" 栏中找到 "中文期刊"，经格式化后转换成中文期刊样式，如图 4-57。

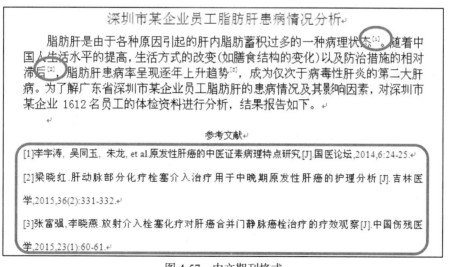

图 4-57　中文期刊格式

注意：我们也可以找一个接近中文期刊格式的模板进行编辑修改，如在 "Numbered" 的基础上进行修改。

9. 利用 EndNote 文稿模板撰写文章　EndNote 提供了二百种合乎各种杂志要求的文稿模板，

写文章实现了流水线模块化。各种文稿模板收集在"Templates"文件夹中，论文模板经过了格式化，对页边距、标题、行距、首页、摘要、图形位置、字型字号等都做了规范。

用模板书写文章的流程：

（1）打开模板：在 EndNoteX4 中，点击"Tools"下拉菜单的"Manuscript Templates"，弹出"Manuscript Templates"对话框后，选择模板；或者从 Word 中，点击"开始"→"打开"→"受信任模板"→"EndNote"→选择模板。

（2）模板在 Word 里打开后，按照提示要求插入文稿各部分内容。

文献管理软件的功能远不止上面所介绍的这些内容，本节只介绍了与制作一个系统评价密切相关的一些功能。感兴趣的读者可以根据软件提供的帮助文件自行尝试。

【实践】

应用 EndNote 软件对本教材第二部分实践的检索结果进行管理。

（李晓珍）

二、统计分析软件 RevMan 的应用

【目的】

掌握 RevMan5.3 软件的基本操作和在 meta 分析案例中的应用。

【知识点】

（1）RevMan5.3 软件简介。
（2）RevMan5.3 软件的下载与安装。
（3）RevMan5.3 软件操作入门。
（4）RevMan5.3 软件在 meta 分析案例中的应用。

【软件介绍】

（一）RevMan5.3 软件简介

Review Manager（简称 RevMan）是国际 Cochrane 协作网为系统评价（systematic review）工作者所提供的一个专用于 meta 分析的软件，是 Cochrane 系统评价的一体化、标准化软件，也可以说是专门提供给临床医生完成系统评价的专业软件。RevMan 软件和 Archie 数据库一起组成了 Cochrane 信息管理系统，其中 RevMan 软件主要包括了 Cochrane 系统评价的写作和 Meta 分析两大功能。它不仅能帮助我们完成 meta 分析的计算过程，还可以让我们学习系统评价的方法和了解其 meta 分析的架构。RevMan 软件作为 Cochrane 系统评价的专用软件，它实际已经内置了 Cochrane 系统的模板，研究人员只需要按照《Cochrane 系统评价员手册》的要求即可逐步完成系统评价的写作和分析。完成系统评价后，已经成功注册为 Cochrane 系统评价的成员可以将制作成统一格式的系统评价发送到 Cochrane 资料库，便于出版和日后的更新。

该软件的主要特点是可以制作和保存 Cochrane 系统评价的计划书和全文；可对录入的数据进行 Meta 分析，并以 Meta view（森林图）的图表形式展示分析结果；可对 Cochrane 系统评价进行更新；可以根据读者的反馈意见不断修改和完善。非 Cochrane 系统评价亦可使用该软件进行 meta 分析。

目前可以做 meta 分析的软件比较多，如 Stata、R 语言、Meta-Analyst 等都可以做一定类型的 meta 分析，那么与其他软件相比较 RevMan 软件有什么优势呢？RevMan 软件主要有以下优势：

首先 RevMan 软件易于操作,特别适合初学者使用,RevMan 软件只需要点一些快捷键和菜单栏就能完成 meta 分析。其次 RevMan 软件还提供了其他软件没有的 Cochrane 风险评估工具,便于评价者对纳入的研究进行风险评估和确定研究的质量。

Cochrane 协作网除了提供 Revman 5.3 软件的下载,还提供了长达 99 页的英文版的 PDF 格式的使用指南(RevMan 5.3 User Guide),对新手来说,这长达 99 页的英文版的 PDF 格式的使用指南着实让人望而却步,要想在短时间内把指南读完并能应用确实不现实,故本部分的编写工作,笔者将化繁为简,尽量做到图文并茂,让我们的读者能短时间内掌握 RevMan 5.3 的操作和应用。

(二)RevMan5.3 软件的下载与安装

1. RevMan5.3 软件的下载 目前 RevMan 软件最新版本是 2014 年 6 月 13 日发布的 Revman 5.3,该软件可以免费从网上下载,其下载地址为 http：//tech.cochrane.org/revman/download。点击该链接,网页中提供了 3 个版本的 Revman 5.3 软件,分别适用于 Windows、Linux 和 Mac OS X 操作系统,见图 4-58,读者可以根据自己电脑的操作系统选择相应的版本下载安装。

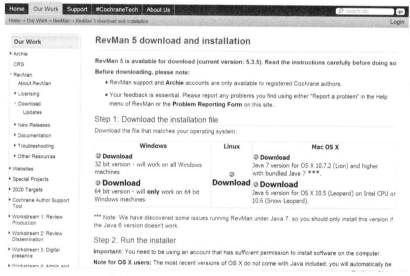

图 4-58 RevMan5.3 软件的下载界面

2. RevMan5.3 软件的安装 RevMan5.3 软件下载到电脑桌面后,双击程序图标开始安装,如图 4-59,随即弹出 RevMan5.3 软件安装向导对话框如图 4-60,连续点击 6 次“Next”,随即弹出 RevMan5.3 软件安装向导最后的对话框如图 4-61,点击“Finish”完成安装。

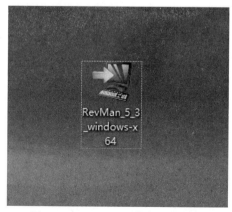

图 4-59 RevMan5.3 软件安装图标

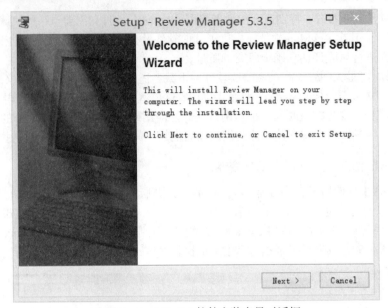

图 4-60　RevMan5.3 软件安装向导对话框

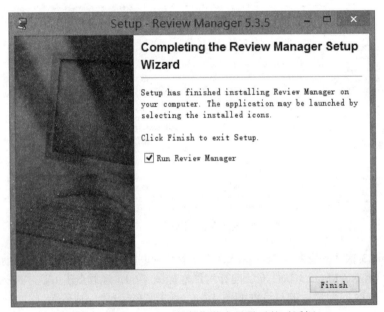

图 4-61　RevMan5.3 软件安装向导最后的对话框

3. 首次运行 RevMan5.3 的方法　安装成功后，首次运行 Review Manager 5.3 的方法因不同的电脑系统略有不同，例如 Windows8.0 的操作系统，最方便快捷的方法是直接双击桌面上的 Review Manager 5.3 图标，如图 4-62，Windows XP 和 Windows7.0 也可以直接双击桌面上的 Review Manager 5.3 图标，或者通过开始→程序→Review Manage→Review Manager 5.3 运行。首次运行 Review Manager 5.3，即弹出 Review Manager 5.3 的开始界面，如图 4-63。

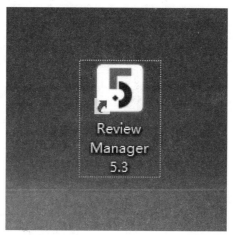

图 4-62 Review Manager 5.3 图标

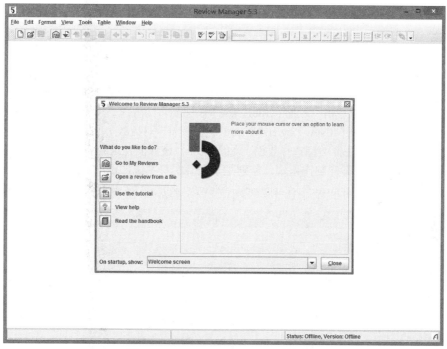

图 4-63 Review Manager 5.3 开始界面

（三）RevMan5.3 软件操作入门

1. RevMan5.3 软件界面的介绍 开始界面（图 4-63）中提示"你现在想要做什么?"（What do you like to do?），并列出了 5 个选项："进入我的综述"（Go to My Reviews）；"从文件夹中打开综述"（Open a review from a file）；"使用教材指南"（Use the tutorial）；"看帮助"（View help）和"阅读手册"（Read the handbook），如图 4-64，读者可以根据自己的需要选择相应的选项，若没有需要的选项，可以直接单击"关闭"（Close），进入 RevMan5.3 软件的主操作界面。

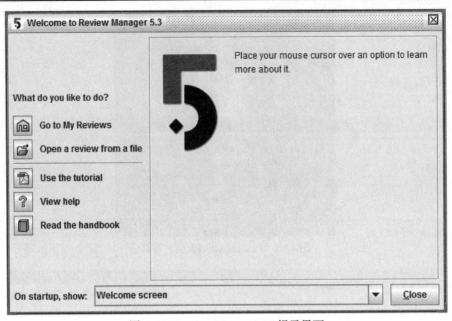

图 4-64　Review Manager 5.3 提示界面

2. 创建一个新的系统评价　进入 RevMan5.3 软件的主操作界面后，如何创建一个新的系统评价呢？读者只需要在菜单栏单击"文件"（file），然后单击选择"新的系统评价"（new），随即弹出"新的系统评价安装向导对话框"（New Review Wizard），在该向导对话框中单击按钮"下一步"（Next），如图 4-65，随即弹出系统评价类型选择界面，如图 4-66，该界面是 RevMan5.3 软件预先设置好的 Cochrane 系统评价的 5 种类型制作格式，分别是干预性实验系统评价（intervention review）、诊断性实验准确性系统评价（diagnostic test accuracy review）、方法学系统评价（methodology review）、

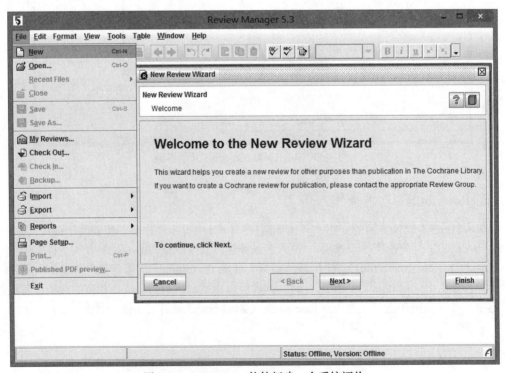

图 4-65　RevMan5.3 软件新建一个系统评价

系统评价再评价(overviews of reviews)和一个新的系统评价类型——灵活性系统评价(flexible reviews)，目前该系统评价类型可以做预后系统评价和定性系统评价。

　　读者可以根据自己的研究类型选择相应的系统评价类型。下面选择最常用的干预性实验系统评价(intervention review)给读者进行示范操作过程。单击图 4-66 中按钮"下一步"(Next)，随即弹出系统评价题目格式和录入界面，如图 4-67 所示。

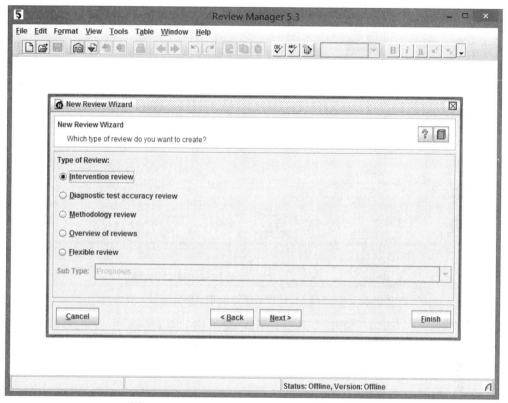

图 4-66　RevMan5.3 软件系统评价类型选择界面

　　读者可以根据自己的研究内容选择相应的系统评价题目格式进行录入，RevMan5.3 软件提供了 4 种题目格式，第一种是"某种干预措施"(Intervention)对"某种健康问题"(health problem)的研究；第二种是"某种干预措施 A"(Intervention A)与"某种干预措施 B"(Intervention B)对"某种健康问题"(health problem)的对比研究；第三种是在"某人群"(participant group/location)中"某种干预措施"(Intervention)对"某种健康问题"(health problem)的研究；第四种是"除以上 3 种格式外的格式，即没有特定格式，按自己的想法写"(Use if title does not fit any of the formats above)。我们选择第一种题目格式，然后单击该向导对话框下面的按钮"下一步"(Next)，随即弹出系统评价阶段选择界面，如图 4-68 所示，共有三种评价阶段供选择，第一种是"只有题目"(Title only)，系统默认不可选。第二种是"系统评价方案"(Protocol)，一般是写 Cochrane 系统评价的时候选择系统评价方案，我们一般选择第三种——"全文系统评价"(Full review)。

　　选择 Full review，单击按钮"完成"(Finish)，随即弹出 RevMan5.3 软件 Full review 操作界面，该界面从上到下依次为版本号、菜单栏、工具栏、大纲栏和内容栏，如图 4-69 所示，其中左边的面板显示综述的大纲。该面板称为大纲栏。右边的面板显示综述中的所有信息。该面板称为内容栏。内容栏通常显示综述的文本，但是也包括额外的标签页，如结果、图像等。在大纲栏可以使用标题旁边的钥匙图标展开到子标题，在内容栏则使用标题旁边的加号图标展开到子标题，显示减号的表明已经展开到子标题。

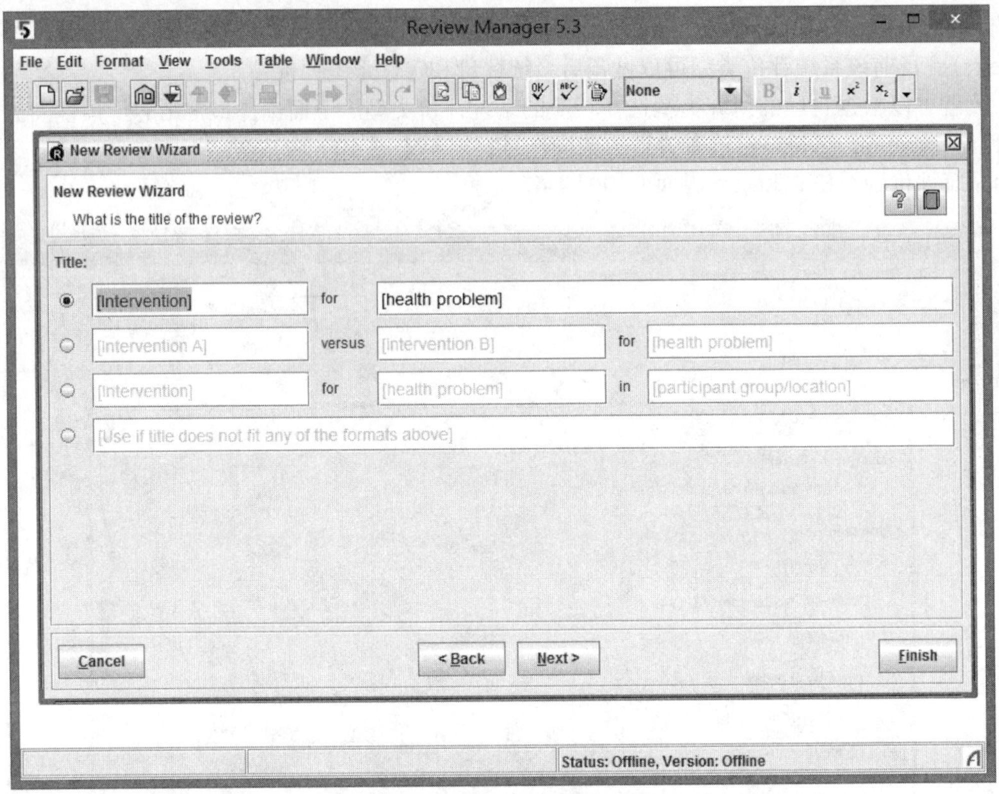

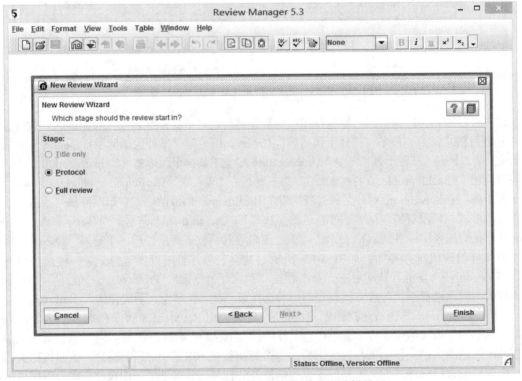

图 4-67　RevMan5.3 软件系统评价题目格式和录入界面

图 4-68　RevMan5.3 软件系统评价阶段选择界面

大纲栏里从上到下包含了八个部分，如图 4-70，第一部分是标题(Title)；第二部分是系统评价信息（Review information）；第三部分是正文（Main text）；第四部分是表格（Tables）；第五部分是研究与参考文献（Studies and references）；第六部分是数据与分析（Data and analyses）；第七部分是图（Figures）；第八部分是支持来源（Sources of support）。如果我们不是制作 Cochrane 系统评价的话，只需要学会第四部分的表格、第五部分的研究与参考文献、第六部分的数据与分析及第七部分图的操作，就可以完成我们所做的系统评价。故下面着重对这四个部分进行讲解。

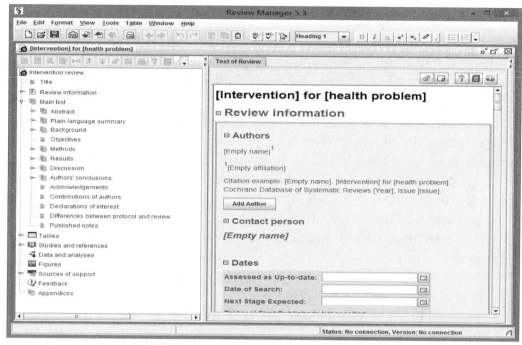

图 4-69　RevMan5.3 软件 Full review 主界面

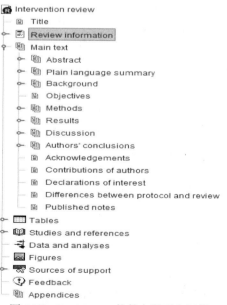

图 4-70　RevMan5.3 软件主界面大纲栏

3. 在系统评价中添加研究　前面讲解了如何在 RevMan5.3 软件里创建一个新的系统评价，实际上新的系统评价创建好后，还有很多工作需要去做，为了达到开篇讲到的化繁为简，图文并茂，让我们的读者能短时间内掌握 RevMan 5.3 的操作和应用的目的，下面笔者将着重讲解最为重要的操作部分，首先讲解如何在系统评价中添加研究。

要想对数据进行系统评价，首先需要把纳入和排除的研究添加到系统评价中，则需要为每个研究创建研究 ID（Study ID），然后添加相应的参考文献。对于 Cochrane 系统评价来说，研究 ID（Study ID）通常是第一作者和发布年份的组合。如果有多篇具有相同姓名和年份的研究，可以通过在年份后添加字母来区别，如 Zhang san 2015a，Zhang san 2015b。

在系统评价中添加研究的步骤是：

（1）在大纲栏中点击"研究与参考文献"（Studies and references）旁边的钥匙图标（图 4-71）。

（2）点击"研究参考文献"（Reference to studies）旁边的钥匙图标，右击"纳入文献"（Included studies），然后选择单击"添加研究"（Add Study）按钮，随即弹出"新研究向导"（New Study Wizard）对话框（图 4-72）。

（3）在"新研究向导"（New Study Wizard）对话框中输入"研究 ID"（Study ID）"Zhang san 2015"，点击下一步（Next），在"数据来源"（Data source）下拉框里，选择"出版与非出版数据"（Published and unpublished data），点击下一步（Next），研究年份将默认显示"2015"，点击下一步（Next）。如果你的研究有 ID 号码，比如试验注册号（trial registration number）或文档 ID（document ID），你可以点击"添加标识符"（Add Identifier）后添加这些信息，从下拉框里选择 ID 类型（ID type），然后输入 ID 后，点击下一步（Next）。

（4）选择"在同样的部分添加另一个研究"（Add another study in the same section），点击"继续"（Continue）。

（5）重复步骤三，添加下面的研究：Li si 2014；Wang wu 2013。

（6）当你添加完所有研究后，在步骤四中，选择"Nothing"，点击"完成"（Finish）。

（7）点击大纲栏中"纳入文献"（Included Studies）旁边的钥匙图标后就可以看到刚才输入的研究（图 4-73）。

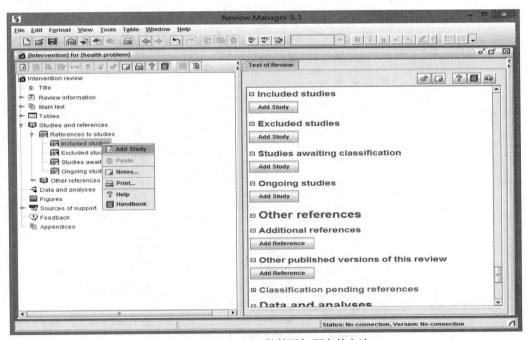

图 4-71 RevMan5.3 软件添加研究的方法

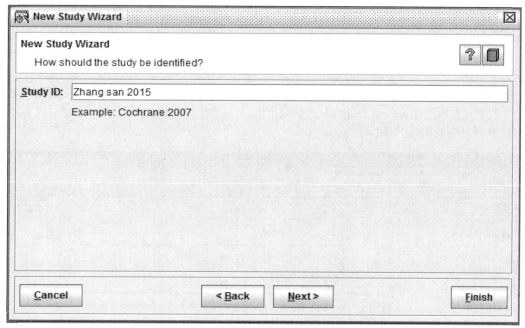

图 4-72　RevMan5.3 软件添加新研究向导

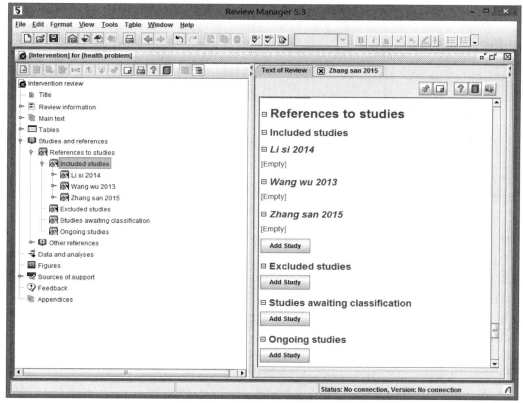

图 4-73　RevMan5.3 软件查看添加研究的方法

4. 研究数据的统计分析　在 RevMan5.3 软件的系统评价中添加完研究后，接下来我们需要对添加的研究进行统计分析。RevMan5.3 软件中，分析的第一步是建立一组比较，那么在 RevMan5.3 软件中如何建立一组比较呢？步骤如下所示：

(1) 在大纲栏，右键单击"数据与分析"(Data and analyses)，选择 "添加比较"(Add Comparison)，会弹出一个"新建比较向导"(New Comparison Wizard) 对话框(图 4-74)。

(2) 可以直接点击"下一步"(Next)，或者根据需要在"名字"(Name)里输入相关的对比研究信息，例如输入"手术方式 A 与手术方式 B 对肝癌的治疗"，然后再点击下一步(Next)。

(3) 选择默认选项"没什么"(Nothing)，然后点击"完成"(Finish)，就完成一组比较的建立。单击"数据与分析"(Data and analyses)的钥匙就可以看到刚才建立的一组比较"手术方式 A 与手术方式 B 对肝癌的治疗"(图 4-75)。

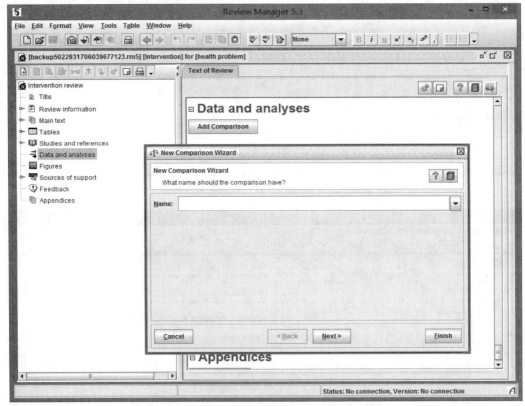

图 4-74　RevMan5.3 软件新建比较向导对话框

建立好比较后，我们接下来添加结局。步骤如下所示：

(1) 在大纲栏，右键单击"数据与分析"(Data and analyses) 下的比较"手术方式 A 与手术方式 B 对肝癌的治疗"(图 4-75)，选择单击"添加结局"(Add Outcome)，随即弹出"新建结局向导"(Data and analyses) 对话框(图 4-76)，该向导界面提示"你想创建什么类型的结局"(What type of outcome do you want to create?)，下面提供了五种类型的结局，分别是"二分类变量"(Dichotomous)、"连续型变量"(Continuous)、"期望方差法"(O-E and Variance)、"一般倒方差法"(Generic Inverse Variance)和"其他"(Other Data)。为给读者示范，我们此处选择默认的数据类型——"二分类变量"(Dichotomous)，然后点击下一步(Next)。

(2) 在"名字"(Name)里输入"死亡率"，在 "标签组 1"(Group Label 1)输入"手术方式 A"，在"标签组 2"(Group Label 2)输入"手术方式 B"，点击下一步(Next)。

(3) 选择 RevMan 5.3 软件将使用的统计方法，由于这些统计方法在后面的操作中也可以返回对其进行修改，故我们选择默认的选项："统计方法"(Statistical Method)选择"Mantel-Haenszel"；"分析模型"(Analysis Model)选择"固定效应模型"(Fixed effects)；"效应测量方式"(Effect Measure)选择"优势比"(Odds Ratio)。点击"完成"(Finish)或点击"下一步"(Next)，然后选择

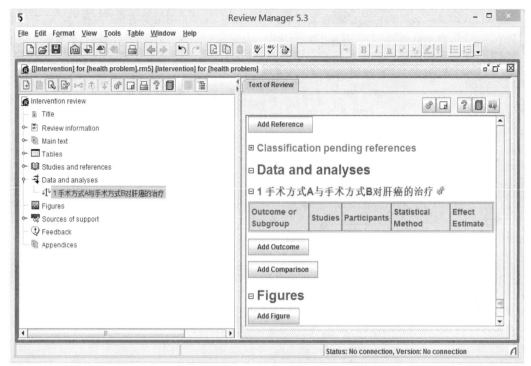

图 4-75　RevMan5.3 软件建立好的比较界面

默认的选项，再点击完成(Finish)，添加结局的操作即完成，如图 4-77 所示，在大纲栏，"数据与分析"(Data and analyses) 下的比较"手术方式 A 与手术方式 B 对肝癌的治疗"下方多出了刚才添加好的结局"死亡率"。在内容栏，左侧是没有添加数据的"手术方式 A"和"手术方式 B"的研究特征，右侧是没有数据的森林图。

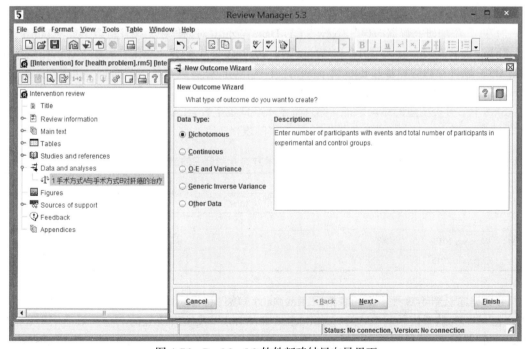

图 4-76　RevMan5.3 软件新建结局向导界面

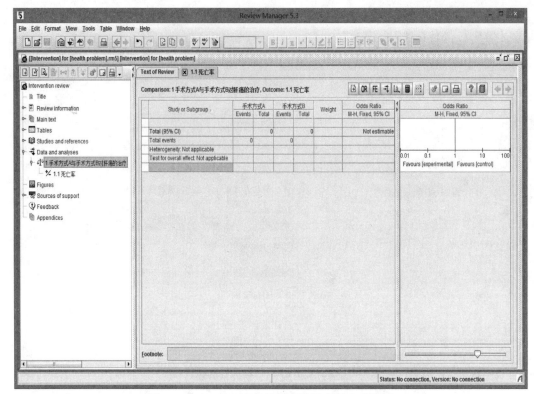

图 4-77　RevMan5.3 软件新建结局向导完成界面

添加好结局后，我们接下来需要做的是添加变量数据。步骤如下所示：

（1）在大纲栏，单击"数据与分析"（Data and analyses）左侧的钥匙，再选择单击"手术方式 A 与手术方式 B 对肝癌的治疗"左侧的钥匙，然后右击结局"死亡率"，选择单击"添加研究数据"（Add Study Data），随即弹出添加研究数据向导界面（图 4-78）。

（2）在"添加研究数据向导"（New Study Data Wizard）对话框中，按住键盘上的 Control 键，选择 Zhang san 2015、Li si 2014 和 Wang wu 2013 这 3 个研究。点击"完成"（Finish）。随即 RevMan5.3 软件在内容面板（content pane）打开一个新的标签页，显示结局——死亡率的表格。你可以看到选中的研究已在表格中（图 4-79）。

（3）对于二分类变量的结局来说，你只需输入事件发生数（在本例中，即发生死亡的人数）和每组的总人数。将表 4-2 的数据输入图 4-79 死亡率的表格中。

表 4-2　手术方式 A 与手术方式 B 对肝癌的治疗数据

Study or Subgroup	手术方式 A		手术方式 B	
	Events	Total	Events	Total
Li si 2014	4	50	6	45
Wang wu 2013	3	48	7	50
Zhang san 2015	6	55	5	60

（4）数据输入图 4-79 死亡率的表格后，RevMan5.3 软件将自动计算每个研究的"优势比"（Odds Ratio）和"95%的置信区间"（95% confidence interval）以及所有研究的"合并效应值"（pooled values）。这些结果也以"森林图"（forest plot）的形式呈现。每个研究的"优势比"（Odds Ratio）用蓝色方块表示，穿越方块的水平线则表示"置信区间"（confidence interval）。所有研究的合并结

果用黑色的菱形表示。在森林图下方有滑动尺度条(a sliding scale)，点击拖动这个白色滑动条就可改变森林图显示的数据范围和调整森林图的大小(图 4-80)。

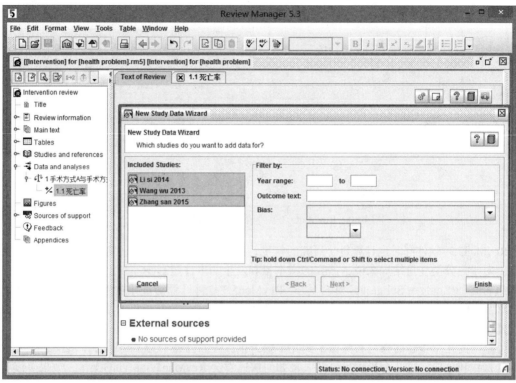

图 4-78　RevMan5.3 软件添加研究数据向导界面

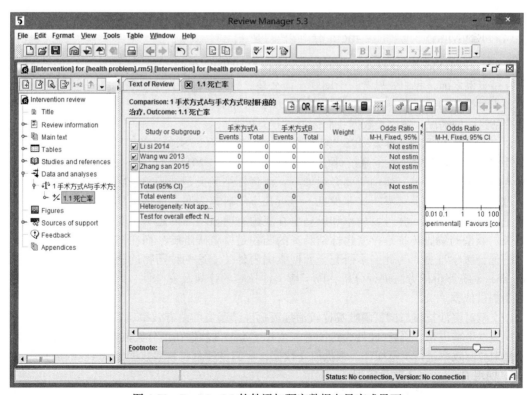

图 4-79　RevMan5.3 软件添加研究数据向导完成界面

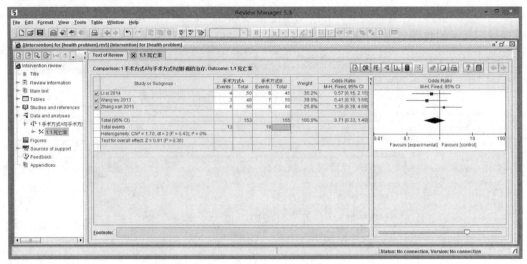

图 4-80　RevMan5.3 软件森林图和数据分析界面

RevMan5.3 软件同时也计算每个研究的权重，这些权重将决定单个研究对于合并估计值的影响力。对于二分类变量结局来说，研究的样本量和发生的事件数影响其权重。在结果表中"研究与亚组研究"(Study or Subgroup)栏的下方，RevMan5.3 软件计算衡量异质性主要依靠两个值：卡方值(Chi^2)和 I^2 值。对于随机效应模型来说，还会计算 Tau^2 值。在表格的第一行中，使用鼠标点击和拖动纵栏的边界可以显示这些统计值。

经过前面几个步骤的学习和操作，到此步骤为止，我们已经学会了利用 RevMan5.3 软件进行基本的操作和分析。这几个步骤只是教大家如何快速学会 RevMan5.3 软件的操作，如果有读者想把论文发表在 Cochrane 图书馆的话，还需要对其他部分进行完善，才能被 Cochrane 协作网收录、认可和更新。

(四)RevMan5.3 软件在 meta 分析中的应用

案例一：RevMan5.3 软件在二分类数据 meta 分析中的应用

在讲案例之前，我们先思考一个问题：什么是二分类数据？在这里我们提到的二分类数据是指每种干预措施的结果只有非此即彼的两种情况，例如某种手术方式对肝癌的治疗，患者只有死亡和存活这两种情况，像这类数据我们称为二分类数据。

1. 二分类数据案例　本案例以"柳汝明，吴斌，赵雨晋，等.美沙拉嗪与柳氮磺吡啶比较治疗溃疡性结肠炎疗效与安全性的系统评价.中国循证医学杂志.2011，11(2)：181～ 186"文献中的数据为例。根据该文献，案例简要介绍如下：溃疡性结肠炎是结肠黏膜层和黏膜下层连续性炎症。过去认为该病欧美多见，亚非少见，但近几十年研究表明，溃疡性结肠炎在我国也是一种较常见的消化道疾病，并且发病率和患病率在我国有明显增加的趋势。美沙拉嗪是治疗溃疡性结肠炎的新型药物，传统治疗溃疡性结肠炎的药物是柳氮磺吡啶，而在国内尚缺乏关于这两种药物的循证医学证据。为此，本研究全面搜索国内外关于这两种药物的随机对照试验，并采用 Cochrane 系统评价的方法进行分析，以了解美沙拉嗪的疗效及安全性，以期为临床治疗溃疡性结肠炎提供依据。

该文献对美沙拉嗪与柳氮磺吡啶比较治疗溃疡性结肠炎的总有效率、完全缓解率、复发率和不良反应发生率进行了研究，此处为给读者示范 RevMan5.3 软件在二分类数据 meta 分析中的应用，我们只对总有效率进行示范操作。根据原文数据，我们整理总有效率数据成表 4-3 的形式。

2. 使用 RevMan5.3 软件实现

(1)步骤一：添加纳入研究。打开 RevMan5.3 软件后，按照 RevMan5.3 软件操作入门的方法完成创建一个新的系统评价后，可在图 4-69 中左侧单击"题目"（Title），接着在右侧内容栏按住左键选择"[Intervention] for [health problem]"，然后对选中的文字单击右键选择"删除"（Cut），接着输入"美沙拉嗪与柳氮磺吡啶比较治疗溃疡性结肠炎疗效与安全性的系统评价"（图 4-81），此步骤也可以在图 4-67 中选择相应的题目格式进行录入。

在主界面左侧的大纲栏点击"研究与参考文献"（Studies and references）旁边的钥匙图标（图 4-71），点击"研究参考文献"（Reference to studies）的钥匙图标，接着右击"纳入文献"（Included studies），然后选择单击"添加研究"（Add Study）按钮。出现添加研究名的界面，在"研究 ID"（Study ID）里面填入作者姓名或者姓名+文章发表年份（该软件支持复制功能，可直接从 Excel 或者 Word 里面进行复制），如"Kam 1996"填好后，点击"完成"（Finish），第 1 个研究添加完成，其余研究按同样的方法进行添加。在大纲栏，点击"纳入文献"（Included Studies）旁边的钥匙图标后就可以看到刚才新输入的研究（图 4-82）。

表 4-3　美沙拉嗪对比柳氮磺吡啶治疗溃疡性结肠炎的疗效数据

研究和年份	美沙拉嗪组		柳氮磺吡啶组	
	有效例数	总例数	有效例数	总例数
Kam 1996	4	19	4	18
钱立平 2004	16	20	10	19
Riley 1988	18	21	10	19
宋海莉 2002	17	24	10	17
刘彦琦 2009	30	36	20	32
张守栓 2009	25	26	20	22
曹永胜 2006	23	24	22	24
王丹 2008	30	32	25	30
詹丽英 2005	29	30	28	30
陈志辉 2009	86	100	23	30
Rachmilewitz 1989	37	50	35	43
Munakata 1995	37	48	40	52
协作组 2004	55	61	53	59
冯百岁 2006	70	78	56	72

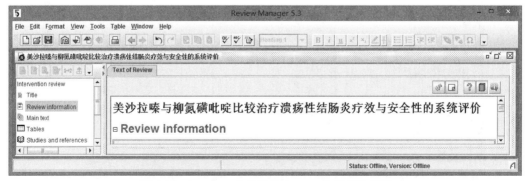

图 4-81　RevMan5.3 软件输入 meta 分析名称界面

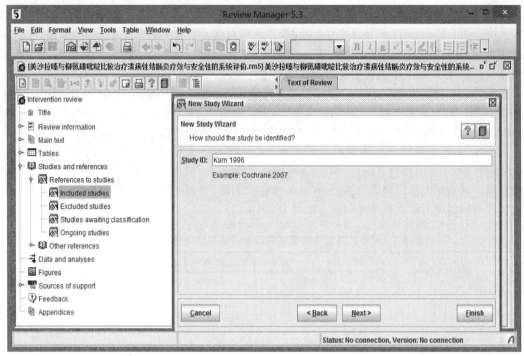

图 4-82　RevMan5.3 软件输入纳入研究界面（1）

（2）步骤二：添加比较。在图 4-74 的主界面左侧的大纲栏右键单击"数据与分析"（Data and analyses），选择 "添加比较"（Add Comparison），会弹出一个"新建比较向导"（New Comparison Wizard）对话框，直接点击"下一步"（Next），或者根据需要在"名字"（Name）里输入相关的对比研究信息，例如输入"美沙拉嗪对比柳氮磺吡啶治疗溃疡性结肠炎的总有效率"，然后再点击下一步（Next）。选择默认选项"没什么"（Nothing），然后点击"完成"（Finish），就完成一组比较的建立。单击"数据与分析"（Data and analyses）的钥匙就可以看到刚才建立的一组比较"美沙拉嗪对比柳氮磺吡啶治疗溃疡性结肠炎的总有效率"（图 4-74 和图 4-83）。

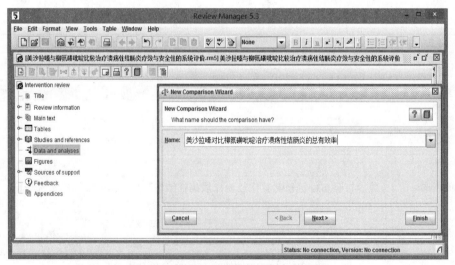

图 4-83　RevMan5.3 软件添加比较界面

（3）步骤三：添加结局指标。建立好比较后，我们接下来添加结局。在大纲栏，右键单击"数据与分析"（Data and analyses）下的比较"美沙拉嗪对比柳氮磺吡啶治疗溃疡性结肠炎的总有效率"(图4-84),选择单击"添加结局"(Add Outcome),随即弹出 ReMan5.3 软件新建结局向导对话框,我们此处选择"二分类变量"(Dichotomous),然后点击下一步(Next)。在"名字"(Name)里输入"总有效率",在"标签组 1"(Group Label 1)输入"美沙拉嗪",在"标签组 2"(Group Label 2) 输入"柳氮磺吡啶",点击下一步(Next)。选择 RevMan 5.3 软件将使用的统计方法,由于这些统计方法在后面的操作中也可以返回对其进行修改,故我们选择默认的选项,点击"完成"(Finish),完成添加结局的操作,如图4-85所示,在大纲栏,"数据与分析"(Data and analyses)下的比较"沙拉嗪对比柳氮磺吡啶治疗溃疡性结肠炎的总有效率"下方多出了刚才添加好的结局"总有效率"。在内容栏,左侧是没有添加数据的"美沙拉嗪"和"柳氮磺吡啶"的研究特征,右侧是没有数据的森林图。

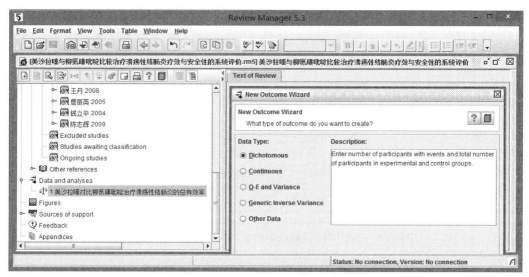

图4-84　RevMan5.3 软件添加结局指标界面

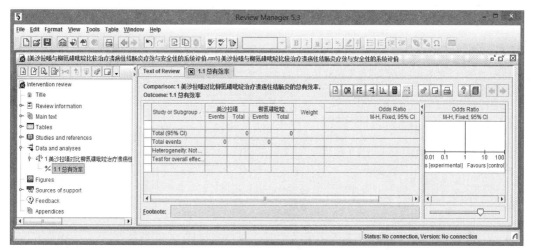

图4-85　RevMan5.3 软件完成添加结局操作后的界面

(4)步骤四:添加纳入研究数据。在大纲栏,单击"数据与分析"(Data and analyses)左侧的钥匙,再选择单击"美沙拉嗪对比柳氮磺吡啶治疗溃疡性结肠炎的总有效率"左侧的钥匙,然后右击结局"总有效率"(图4-85),选择单击"添加研究数据"(Add Study Data),随即弹出添加研究数据向导对话框。在"添加研究数据向导"(New Study Data Wizard)对话框中,按住键盘上的Control 键,选择 Kam 1996、Munakata 1995 和 Rachmilewitz 1989 等 14 个研究(图4-86),点击

"完成"（Finish）。随即 RevMan5.3 软件 在内容面板（content pane）打开一个新的标签页，显示结局——总有效率的表格。你可以看到选中的研究已在表格中（图 4-87）。在图 4-87 中，逐个输入表 4-3 中纳入研究的数据，每完成一个研究数据的输入，ReMan5.3 软件即自动计算出结果并展现森林图。在图 4-87 中，通过单击"FE"可以实现 FE/RE（固定效应模型/随机效应模型）的转换，单击"RR"可以实现 RR/RD/OR（相对危险度/危险度差值/比值比）的转换。

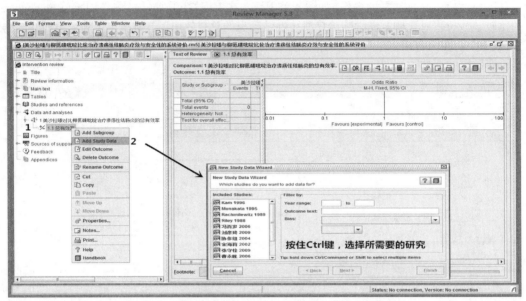

图 4-86　RevMan5.3 软件添加纳入研究至结局指标界面

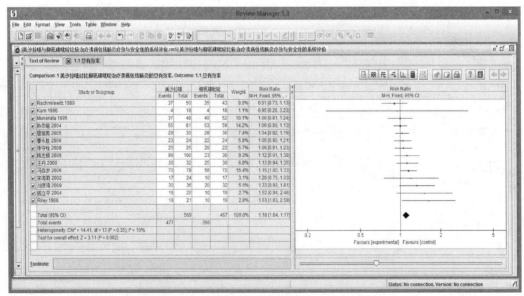

图 4-87　RevMan5.3 软件数据录入及录入后界面

（5）步骤五：分析结果的保存和图形的生成。数据输入或复制完成后，在图 4-87 中，就可左键单击右上角森林图的图标查看森林图和分析结果，如图 4-88 所示。得到结果后，点击左上角工具栏的保存按钮，进行保存，保存后，下次就可直接打开。要想生成漏斗图的话，在图 4-87 中左键单击右上角的漏斗图图标，即生成漏斗图（图 4-89），点击左上角工具栏的保存按钮即可保存漏斗图。

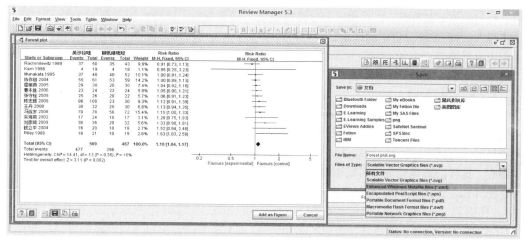

图 4-88 RevMan5.3 软件分析结果和森林图的生成和保存

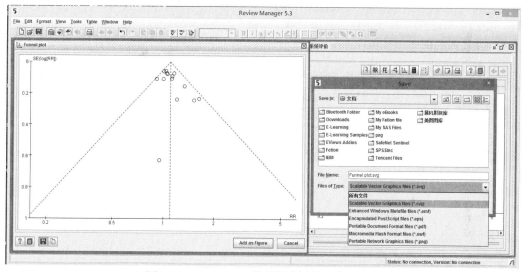

图 4-89 RevMan5.3 软件漏斗图的生成和保存

案例二：RevMan5.3 软件在连续性数据 meta 分析中的应用

在学习二分类数据案例后，我们现在开始学习连续性数据案例分析，我们首先也思考一个问题：什么是连续性数据？在这里我们提到的连续性数据是指一个具体的数据，是检测结果在某一特定范围内取的任意一个值，例如手术时间、手术失血量，血清天冬氨酸氨基转移酶水平等，像这类数据我们称为连续性数据。

1. 连续性数据案例 本案例以"丁贺义，邰沁文，周成明等.肝切除术应用半肝与全肝入肝血流阻断法效果的 Meta 分析.中国循证医学杂志.2014，14（4）：469～477"文献中的数据为例。根据该文献，案例简要介绍如下：目前肝切除术仍是治疗肝脏外科疾病的主要方法，尤其在肝脏肿瘤方面。术中能否有效控制出血仍是当前肝切除手术是否成功的关键所在，且术中出血是影响患者围手术期恢复的重要因素之一。目前全肝入肝血流阻断法和半肝入肝血流阻断法广泛应用于肝切除手术中。全肝入肝血流阻断（total hepatic inflow occlusion，THO）是完全阻断肝动脉、门静脉及胆道的术式。半肝入肝血流阻断（hemihepatic inflow occlusion，HHO）是仅阻断患侧半肝的入肝血流，不影响健侧半肝的正常血供。这两种术式各有优缺点，为了给临床医生选择手术治疗方式提供科学依据，本研究采用系统评价方法比较在肝切除术中应用 HHO 与 THO 的效果。

该文献对 HHO 与 THO 两种术式的手术时间、术中出血量、血清天冬氨酸氨基转移酶（AST）

水平、丙氨酸氨基转移酶（ALT）水平和住院时间等进行了研究，此处为给读者示范 RevMan5.3 软件在连续性数据 meta 分析中的应用，我们只对术中出血量进行示范操作。根据原文数据，我们整理术中出血量数据成表 4-4 的形式。

2. 使用 RevMan5.3 软件实现

（1）步骤一：添加纳入研究。打开 RevMan5.3 软件后，可在图 4-69 中左侧单击"题目"（Title），接着在内容栏按住左键选择"[Intervention] for [health problem]"，然后对选中的文字单击右键选择"删除"（Cut），接着输入"肝切除术应用半肝与全肝入肝血流阻断法效果的 Meta 分析"。点击菜单栏的"文档"（File），然后选择左键单击"保存"（Save），在软件操作过程中我们推荐边操作边保存，这样能确保前面辛苦的劳动能及时得到保存（图 4-90）。

在主界面左侧的大纲栏点击"研究与参考文献"（Studies and references）旁边的钥匙图标（图 4-71），接着点击"研究参考文献"（Reference to studies）的钥匙图标，接着右击"纳入文献"（Included studies），然后选择点击"添加研究"（Add Study）按钮。出现添加研究名的界面，在"研究 ID"（Study ID）里面填入"作者姓名和文章发表年份"，如"张忠宝 2011"填好后，点击"完成"（Finish），第 1 个研究添加完成，其余研究按同样的方法进行添加，直到最后一个文献"张玉惠 2011"。在大纲栏，点击"纳入文献"（Included Studies）旁边的钥匙图标后就可以看到刚才新输入的研究（图 4-91）。

表 4-4　肝切除术应用半肝与全肝入肝血流阻断法术中出血量

研究和年份	半肝入肝血流阻断法（HHO）			全肝入肝血流阻断法（THO）		
	Mean	SD	Total	Mean	SD	Total
张忠宝 2011	1179	321	33	1267	833	54
Figueras 2005	735	397	41	671	553	39
Liang 2009	649.35	279.05	40	569.8	285.56	40
Wu 2002	1159	221	30	1685	170	28
黄颖峰 2006	560.2	186.4	32	632.3	181.3	30
Fu 2011	354.4	240.3	60	339.5	205.1	60
张玉惠 2011	605.4	18.3	48	639.6	42.9	47

（2）步骤二：添加比较。在图 4-74 的主界面左侧的大纲栏右键单击"数据与分析"（Data and analyses），选择"添加比较"（Add Comparison），会弹出一个"新建比较向导"（New Comparison Wizard）对话框，直接点击"下一步"（Next），或者根据需要在"名字"（Name）里输入相关的对比研究信息，例如输入"肝切除术应用半肝与全肝入肝血流阻断法术中出血量"，然后再点击下一步（Next）。选择默认选项"没什么"（Nothing），然后点击"完成"（Finish），就完成一组比较的建立。单击"数据与分析"（Data and analyses）的钥匙就可以看到刚才建立的一组比较"肝切除术应用半肝与全肝入肝血流阻断法术中出血量"（图 4-74 和图 4-92）。

（3）步骤三：添加结局指标

建立好比较后，我们接下来添加结局。在大纲栏，右键单击"数据与分析"（Data and analyses）下的比较"肝切除术应用半肝与全肝入肝血流阻断法术中出血量"（图 4-93），选择单击"添加结局"（Add Outcome），随即弹出 RevMan5.3 软件新建结局向导对话框，我们此处选择"连续性变量"（Continuous），然后点击下一步（Next）。在"名字"（Name）里输入"术中出血量"，在"标签组 1"（Group Label 1）输入"半肝入肝血流阻断法"，在"标签组 2"（Group Label 2）输入"全肝入肝血流阻断法"，点击下一步（Next）。选择 RevMan 5.3 软件将使用的统计方法，由于这些统计方法在后面的操作中也可以返回对其进行修改，故我们选择默认的选项，点击"完成"（Finish），添加结局的操作即完成，如图 4-94 所示,在大纲栏，"数据与分析"（Data and analyses）

下的比较"肝切除术应用半肝与全肝入肝血流阻断法术中出血量"下方多出了刚才添加好的结局"术中出血量"。在内容栏，左侧是没有添加数据的"半肝入肝血流阻断法"和"全肝入肝血流阻断法"的研究特征，右侧是没有数据的森林图。

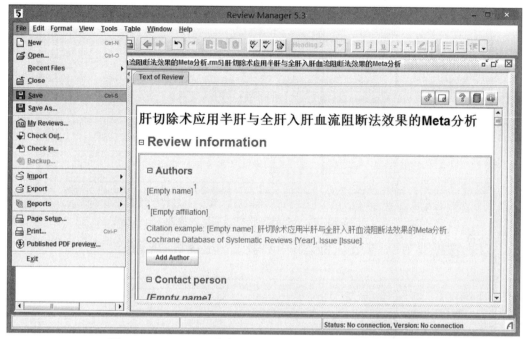

图 4-90　RevMan5.3 软件输入 meta 分析名称及保存方法界面

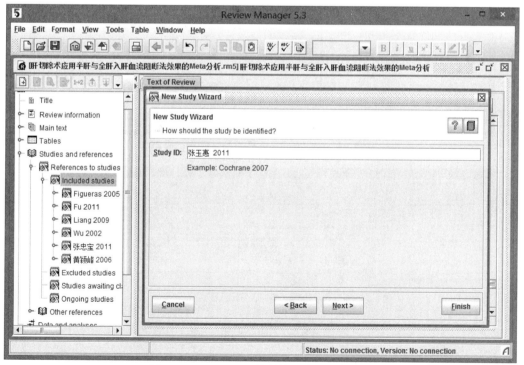

图 4-91　RevMan5.3 软件输入纳入研究界面

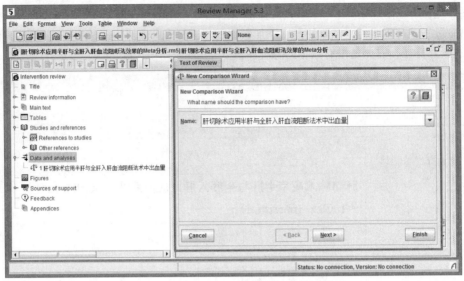

图 4-92　RevMan5.3 软件添加比较界面

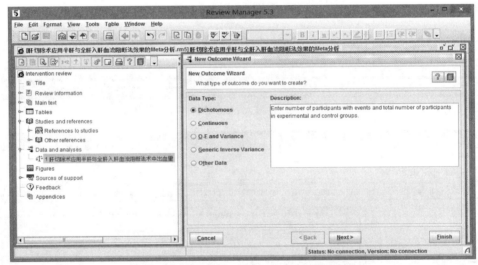

图 4-93　RevMan5.3 软件添加结局指标界面

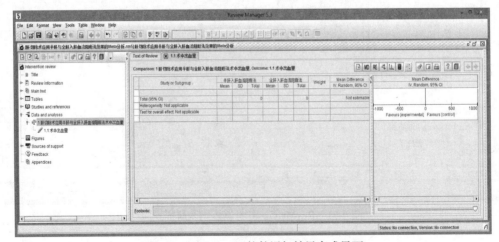

图 4-94　RevMan5.3 软件添加结局完成界面

（4）步骤四：添加纳入研究数据

在大纲栏，单击"数据与分析"（Data and analyses）左侧的钥匙，再选择单击"肝切除术应用半肝与全肝入肝血流阻断法术中出血量"左侧的钥匙，然后右击结局"术中出血量"，选择单击"添加研究数据"（Add Study Data），随即弹出添加研究数据向导界面（图4-95）。在"添加研究数据向导"（New Study Data Wizard）对话框中，按住键盘上的 Control 键，选择 Figueras 2005、Fu 2011 和 Liang 2009 等 7 个研究（图4-95）。点击"完成"（Finish）。随即 RevMan5.3 软件在内容面板（content　pane）打开一个新的标签页，显示结局——术中出血量的表格。你可以看到选中的研究已在表格中（图4-96）。在图4-96 中，逐个输入表4-4 中纳入研究的数据，每完成一个研究数据的输入，RevMan5.3 软件即自动计算出结果并展现森林图，如图4-97 所示。

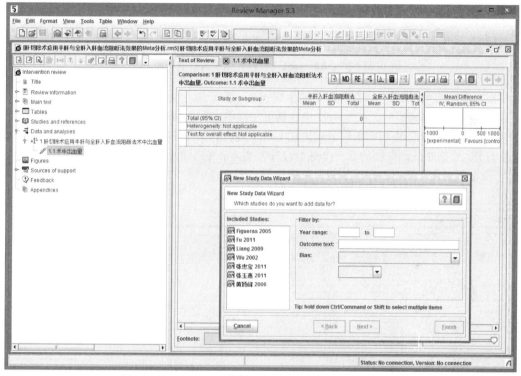

图 4-95　RevMan5.3 软件添加纳入研究至结局指标界面

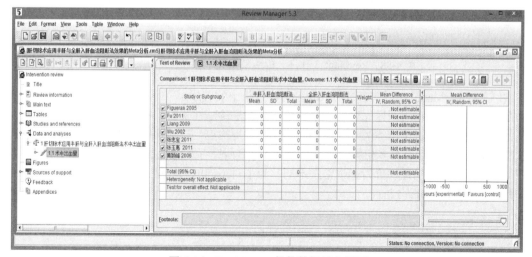

图 4-96　RevMan5.3 软件数据录入界面

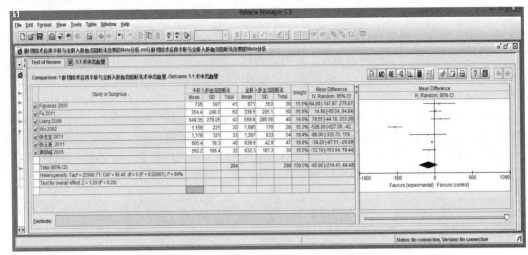

图 4-97　RevMan5.3 软件数据录入后的界面

（5）步骤五：分析结果的保存和图形的生成

数据输入或复制完成后，在图 4-97 中，就可左键单击右上角森林图的图标查看森林图和分析结果，如图 4-98 所示。得到结果后，点击左上角工具栏的保存按钮，进行保存，保存后，下次就可直接打开。要想生成漏斗图的话，在图 4-97 中左键单击右上角的漏斗图图标，即生成漏斗图（图4-99），点击左上角工具栏的保存按钮即可保存漏斗图。

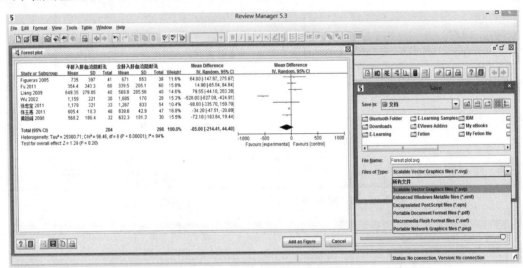

图 4-98　RevMan5.3 软件分析结果和森林图的生成和保存

案例三：RevMan5.3 软件在诊断性试验 meta 分析中的应用

在讲案例之前，我们同样先思考一个问题：什么是诊断性实验？在这里我们提到的诊断性实验是指应用各种实验、影像等医疗仪器手段对疾病进行检查，以对疾病做出诊断的试验。对于某个诊断试验，可能已经有很多相关的研究，但由于这些研究存在随机抽样误差和诊断界点的不同，所获得的诊断试验准确性评价指标也常常不同，为了对不同的研究结果进行综合评价和分析，需要进行诊断试验的 meta 分析。

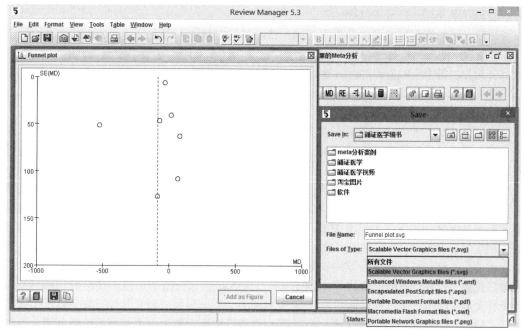

图 4-99 RevMan5.3 软件漏斗图的生成和保存

为了更好理解诊断试验 meta 分析的过程和结果，我们首先需要了解以下一些常用的概念：

金标准：是指诊断试验中，公认的、可靠的诊断方法。例如病理学检查、外科手术所见、特殊的影像学检查等。为了评价诊断性试验的准确性，常需要有适宜的金标准做比较，是诊断性试验不可缺少的部分。

真实性：是指临床诊断性实验所取得的结果与实际情况相符合的程度。主要的评价指标有灵敏度、漏诊率、特异度和误诊率等。为了更好地理解以上的评价指标和诊断试验的基本原理和方法，我们把采用某种新的诊断方法所测得的阳性和阴性结果与金标准诊断其为患者和非患者列入四格表中做比较，如表 4-5 所示。

表 4-5 诊断性试验评价四格表

诊断性实验	金标准诊断结果		合计
	阳性(有病)	阴性(无病)	
阳性	a 真阳性(TP)	b 假阳性(FP)	a+b
阴性	c 假阴性(FN)	d 真阴性(TN)	c+d
合计	a+c	b+d	N

灵敏度(sensitivity)，又称真阳性率，是指某种诊断试验正确检测出某疾病的能力，即病例组中被判定为有病的比例。理想的诊断试验灵敏度为 100%。灵敏度计算公式为：灵敏度=a/(a+c)。

假阴性率(false negative rate)，又称第二类错误或漏诊率，是指某种诊断试验错误将患者诊断为无病的比例。假阴性率越少，灵敏度越高。理想的诊断试验假阴性率为 0%。假阴性率计算公式为：假阴性率=c/(a+c)=1-灵敏度。

特异度(specificity)，又称真阴性率，是指某种诊断试验将实际无病的人正确判定为无病的能力，即非病例组中被判定为无病的比例。理想的诊断试验特异度为 100%。特异度计算公式为：特异度=d/(b+d)。

假阳性率(false positive rate)，又称第一类错误或误诊率，是指某种诊断试验错误将正常人诊断为有病的比例。假阳性率越少，特异度越高。理想的诊断试验假阳性率为 0%。假阳性率计算公式为：假阳性率=b/(b+d)=1-特异度。

可靠性：是指在相同的试验条件下，同一诊断试验对相同人群重复试验获相同结果的稳定程度。可靠性常用的评价指标是符合率，符合率是指真阳性和真阴性在整个检测病例中所占的比例。其计算公式为：符合率=(a+d)/(a+b+c+d)。

综合受试者工作特征曲线法(symmetric receiver operator characteristic，SROC)是诊断性试验综合评价的常用方法，SROC 曲线法通过对同一检测指标的多个不同试验进行 meta 分析，根据它们的权重来拟合 SROC 曲线综合评价诊断性试验的准确性。SROC 曲线下面积是不依赖于诊断阈值的一个综合评价诊断试验准确性的方法，良好的诊断试验 SROC 曲线下面积接近于 1，而不佳的诊断试验 SROC 曲线下面积接近于 0.5。

1. 诊断性试验案例 本案例以"陈捷，王兰兰，秦莉等.葡萄糖-6-磷酸异构酶对类风湿关节炎诊断价值的系统评价.生物医学工程学杂志.2010，27(1)：157~164"文献中的数据为例。根据该文献，案例简要介绍如下：类风湿关节炎是一种致畸性自身免疫性疾病，患者体内存在多种自身抗原和相应的自身抗体，与正常组织的免疫病理损伤有密切关系。早期诊断类风湿关节炎一直是各国学者关注的问题，目前类风湿关节炎的诊断主要依靠临床症状和血清学指标，如类风湿因子、抗角蛋白抗体、抗环瓜氨酸肽抗体等。2001 年有研究人员首次报道葡萄糖-6-磷酸异构酶与类风湿关节炎相关后，许多研究者都对葡萄糖-6-磷酸异构酶与类风湿关节炎及其他自身免疫性疾病的关系进行了研究。本研究的目的旨在评价葡萄糖-6-磷酸异构酶对类风湿关节炎的诊断价值，为类风湿关节炎诊断和评估提供新的指标。

该文献对葡萄糖-6-磷酸异构酶对类风湿关节炎诊断价值进行了整体 meta 分析和亚组分析，此处为给读者示范 RevMan5.3 软件在诊断性试验 meta 分析中的应用，我们只对整体 meta 分析进行示范操作。根据原文数据，我们整理该文献 meta 分析数据成表 4-6 的形式。

表 4-6 葡萄糖-6-磷酸异构酶对类风湿关节炎诊断价值系统评价数据

研究者和年份	真阳性(TP)	假阳性(FP)	假阴性(FN)	真阴性(TN)
Isao Matsumoto 2003	50	8	286	106
C A Herve 2003	5	9	18	56
Schaller M 2004	18	15	19	39
Monica Schaller 2001	44	6	25	140
David Schubert 2002	15	10	46	43
F Jouen 2004a	45	71	54	213
F Jouen 2004b	33	11	83	30
Daniela 2002	10	22	214	155
Qing Zhiju 2005	39	1	7	73
Guo Pine 2005	23	26	37	179
Bao Chunde 2005	23	1	77	205
Zhu Xinxing 2006	32	12	19	64
Zhao Guanfei 2007	58	1	70	127
Zhang jiong 2007	95	16	17	165
Chen jie 2008	117	40	33	122

注：该文献有两个研究 F Jouen 2004，为了 ReMan5.3 软件能识别，在其后分别添加 a 和 b。

2. 使用 RevMan5.3 软件实现

(1)步骤一：创建一个新的诊断性试验系统评价。进入 RevMan5.3 软件的主操作界面后，在菜单栏单击"文件"(file)，然后单击选择"新的系统评价"(new)，随即弹出"新的系统评价安装向导对话框"(New Review Wizard)，单击该向导对话框下面的按钮"下一步"(Next)(如图 4-66 所示)，随即弹出系统评价类型选择界面，选择"诊断性试验准确性系统评价"(diagnostic test accuracy review)，然后单击该向导对话框下面的按钮"下一步"(Next)(如图 4-100 所示)。

随即弹出系统评价题目格式和录入界面(如图 4-101 所示)，读者可以根据自己的研究内容选择相应的系统评价题目格式进行录入，RevMan5.3 软件提供了 4 种题目格式，我们选择第四种"[Index test(s)] for [target condition(s)]"(对某种情况的指标试验)，我们在"[Index test(s)]"方框内输入"葡萄糖-6-磷酸异构酶"，在"[target condition(s)]"方框内输入"类风湿关节炎"，然后单击该向导对话框下面的按钮"下一步"(Next)(如图 4-101 所示)，随即弹出系统评价阶段选择界面(如图 4-68 所示)，接下来我们选择"全文系统评价"(Full review)，单击该向导对话框下面的按钮"完成"(Finish)，即完成创建一个新的诊断性试验系统评价(如图 4-69 所示)。点击菜单栏的"文档"(File)，然后选择"保存"(save)完成保存(图 4-102)。

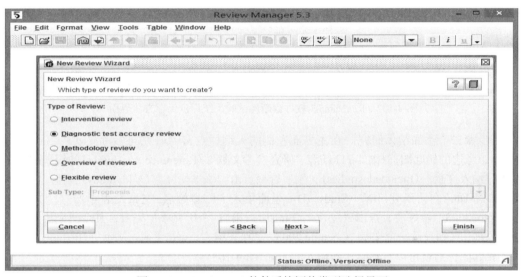

图 4-100　RevMan5.3 软件系统评价类型选择界面

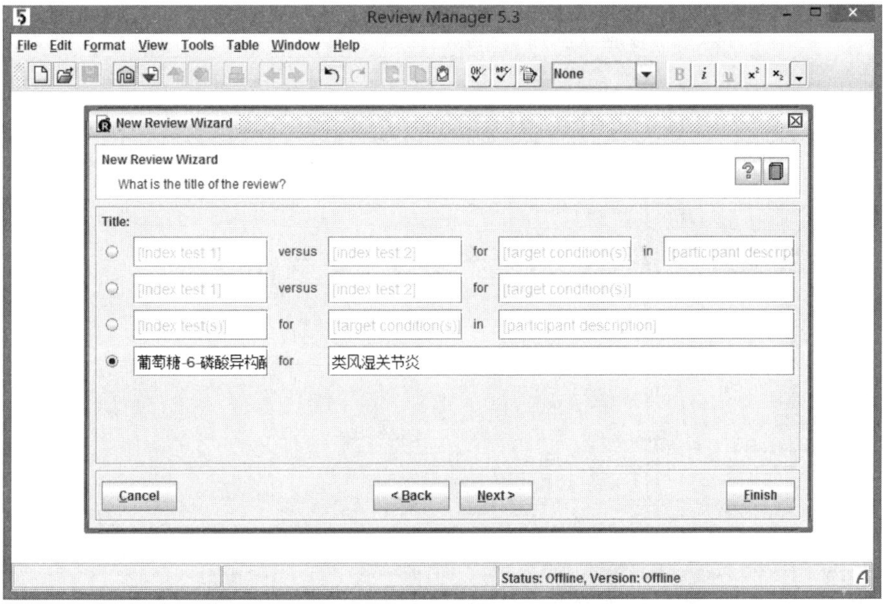

图 4-101　RevMan5.3 软件系统评价题目格式和录入界面

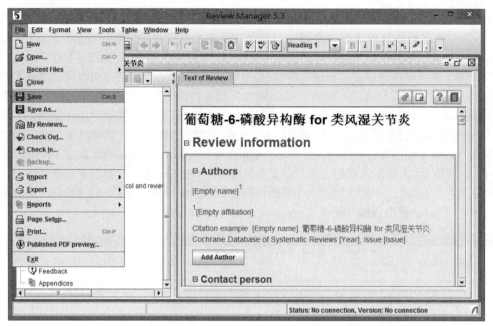

图 4-102　RevMan5.3 软件诊断性试验系统评价保存方法界面

(2)步骤二：添加纳入研究。在主界面左侧的大纲栏点击"研究与参考文献"(Studies and references)旁边的钥匙图标(图 4-71)点击"研究参考文献"(Reference to studies)的钥匙图标，接着右击"纳入文献"(Included studies)，然后选择点击"添加研究"(Add Study)按钮。出现添加研究名的界面，在"研究 ID"(Study ID)里面填入"作者姓名+文章发表年份"，如"Isao Matsumoto 2003"填好后，点击"完成"(Finish)，第 1 个研究添加完成，其余研究按同样的方法进行添加，直到最后一个文献"Chen jie 2008"。在大纲栏，点击"纳入文献"(Included Studies)旁边的钥匙图标后就可以看到刚才新输入的研究(图 4-103)。

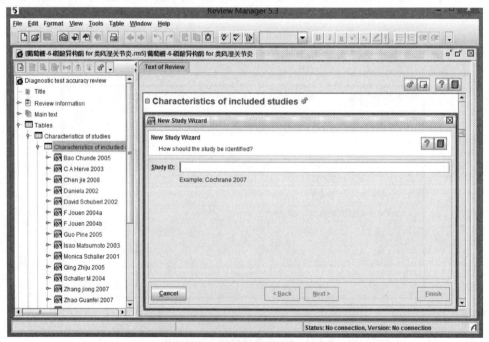

图 4-103　RevMan5.3 软件输入纳入研究界面

　　(3)步骤三：添加试验组。在图 4-104 的主界面左侧的大纲栏左键单击展开树形目录分支"数据与分析"(Data and analyses)，选中"按试验的数据表格"(Data tables by test)并单击右键，选择"添加试验"(Add Test)，出现"新试验向导"(New Test Wizard)对话框，在其"名称"(Name) 和"全称"(Full Name) 信息框中定义此次分析的名称，分别输入"葡萄糖-6-磷酸异构酶"和"葡萄糖-6-磷酸异构酶对类风湿关节炎诊断价值系统评价"，再点击"下一步"(Next)，即进入"描述"(Description)对话框进一步对其进行描述说明，也可直接点击"完成"(Finish)。本例直接点击"完成"(Finish)，即可以看到主体区已经呈现了(图 4-105)。

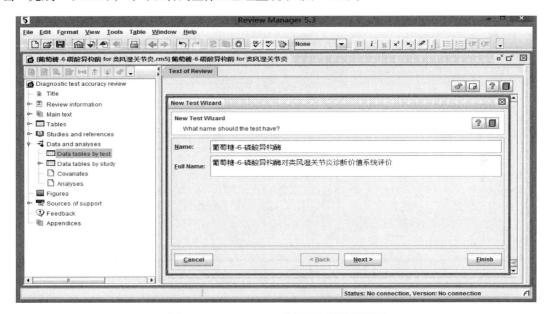

图 4-104　RevMan5.3 软件添加试验组界面

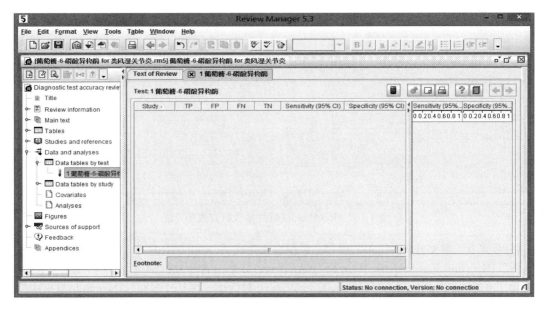

图 4-105　RevMan5.3 软件诊断试验主体区界面

(4)步骤四：添加纳入研究和输入数据。在图 4-104 的主界面左侧的大纲栏左键单击展开"数据与分析"（Data and analyses），左键单击"按试验的数据表格"（Data tables by test），选择"葡萄糖-6-磷酸异构酶"单击右键，选择"添加试验数据"（Add Test Data），系统弹出"新试验数据向导"（New Test Data Wizard）对话框，按住"ctrl"键选择要分析的原始研究进行添加，点击"完成"（Finish），即完成纳入研究的添加（图 4-106）。在完成这一步后，即可进入到数据的输入界面，数据的输入可以逐个手工输入，亦可以先在 Excel 表格中将顺序排好后，再用"复制→粘贴"的方式实现，按照表 4-6 对应输入数据，则自动呈现分析结果（图 4-107）。

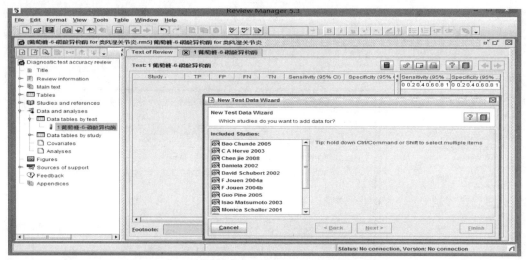

图 4-106　RevMan5.3 软件添加纳入研究界面

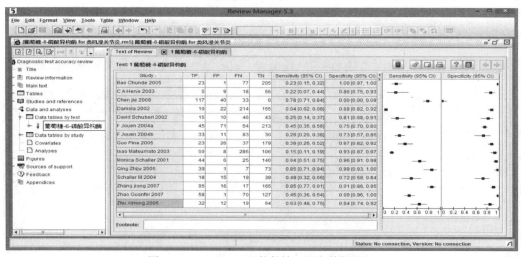

图 4-107　RevMan5.3 软件输入研究数据界面

(5)步骤五：数据分析和结果的保存。数据输入完成后，在图 4-107 中，左键单击展开"数据与分析"（Data and analyses），选中"分析"（Analyses）并单击右键，选择"添加分析"（Add Analyses）按钮后，出现"新分析向导"（New Analyses Wizard）对话框，在其"名称"（Name）信息框中输入此次分析的名称"葡萄糖-6-磷酸异构酶对类风湿关节炎诊断价值的系统评价"（图 4-108）。再点击"下一步"（Next）进行"类型"（Type）和"试验"（Tests）的选择，本例选择"单个试验分析"（Single test analysis）和试验对象"葡萄糖-6-磷酸异构酶"，完成后点击"完成"（Finish）（图 4-109）。

随即 RevMan5.3 软件会呈现 Meta 分析的结果（图 4-110）。在图 4-110 中，点击森林图图标，即可显示相应的图形，然后再点击保存按钮并选择相应的保存位置及格式后，即可保存，如图 4-111 所示。保存 SROC 图的方法和森林图类似，如图 4-112 所示。

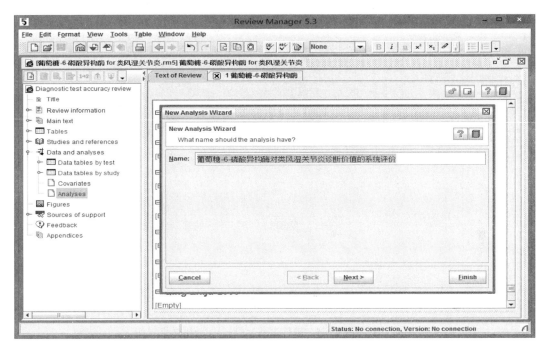

图 4-108　RevMan5.3 软件添加新的诊断试验 meta 分析界面

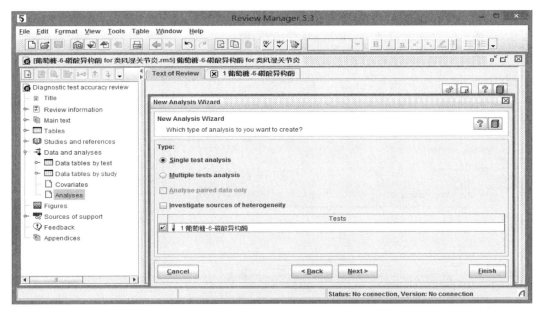

图 4-109　RevMan5.3 软件定义新的诊断试验 meta 分析类型界面

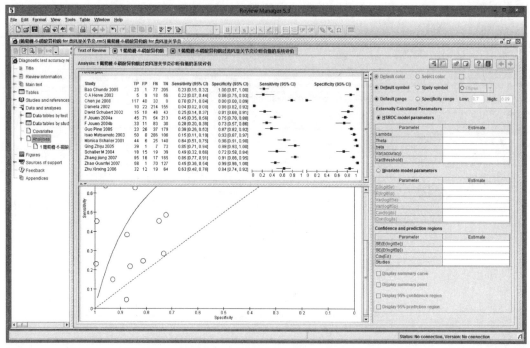

图 4-110　RevMan5.3 软件诊断试验 meta 分析结果界面

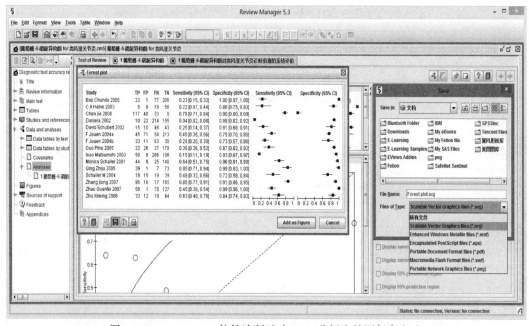

图 4-111　RevMan5.3 软件诊断试验 meta 分析森林图保存方法

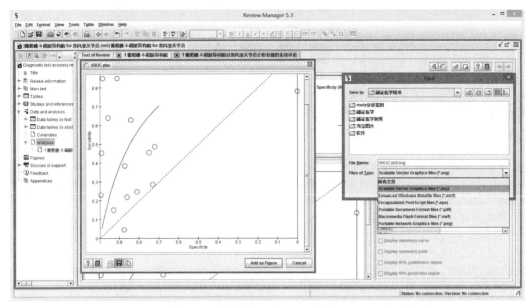

图 4-112 RevMan5.3 软件诊断试验 meta 分析 SROC 图保存方法

(莫景富)

参 考 文 献

陈捷, 王兰兰, 秦莉, 等.2010. 葡萄糖-6-磷酸异构酶对类风湿关节炎诊断价值的系统评价. 生物医学工程学杂志, 27(1): 157-164.

代涛. 2010. 医学信息检索与利用. 北京: 人民卫生出版社.

代涛. 2014. 医学信息搜集与利用. 第2版. 北京: 人民卫生出版社.

刁骧, 艾昌林. 2007. QUADAS的制定: 用于系统评价中评价诊断性研究质量的工具. 中国循证医学杂志, 7(4): 296-306.

丁贺义, 邰沁文, 周成明, 等.2014. 肝切除术应用半肝与全肝入肝血流阻断法效果的Meta分析. 中国循证医学杂志, 14(4):469-477.

郭艳, 宋宁, 梁志兵, 等. 2015. 小剂量托瑞米芬联合消结安胶囊治疗乳腺增生症200例临床观察. 临床合理用药杂志, (1): 81-82.

何俐. 2001. Cochrane系统评价软件RevMan简介. 中国循证医学, 1(3): 168-169.

贺兰芳. 2010. 如何设置和调整EndNote11.0参考文献输出格式. 甘肃科技, 26(2): 109-111.

黄剑青, 陈惠霞, 叶敏仪, 等.2014. 淋巴细胞主动免疫治疗不明原因复发性流产患者治疗效果观察. 安徽医药, 18(5): 872-873.

金钦阳. 2011. EndNote在医学文献撰写中的应用. 中国信息界: e医疗, 1: 62-63.

李鹤, 夏苏建, 马含情, 等.2015. 达沙替尼治疗伊马替尼耐药的慢性粒细胞白血病的药物经济学评价. 中国药房, 26(2): 145-149.

李幼平. 2009. 循证医学. 第2版. 北京: 高等教育出版社.

李幼平. 2013. 循证医学. 第3版. 北京: 高等教育出版社.

李幼平. 2014. 循证医学. 北京: 人民卫生出版社.

林营志, 苏明星, 刘波. 2005. 应用EndNote和维普期刊库实现中文文献管理. 科技导报, 23(4): 34-36.

柳汝明, 吴斌, 赵雨晋, 等. 2011. 美沙拉嗪与柳氮磺吡啶比较治疗溃疡性结肠炎疗效与安全性的系统评价. 中国循证医学杂志, 11(2): 181-186.

罗爱静. 2010. 医学文献信息检索. 第2版. 北京: 人民卫生出版社.

马清河, 胡常英, 刘丽娜, 等. 2011. 介绍一个功能强大的科技文献管理软件-EndNote. 医学信息, 18(7): 687-689.

孟艳, 王婵, 刘嘉茵. 2012. 体外受精胚胎移植前检测宫颈分泌物支原体及衣原体意义的探讨. 临床皮肤科杂志, 41(1): 7-10.

任爱国. 2007. 参考文献管理软件——EndNote简介(一). 中国生育健康杂志, 18(2): 126-129.

任爱国. 2007. 文献管理软件——EndNote简介(二). 中国生育健康杂志, 18(3): 190-193.

王波, 詹思延. 2006. 如何撰写高质量的流行病学研究论文(第三讲诊断试验准确性研究的报告规范——STARD介绍). 中华流行病学杂志, 27(10): 909-912.

王玲君, 梁小裕, 江雪娟, 等.2015. 浙江台州地区已婚妇女早期自然流产的相关危险因素分析. 中国预防医学杂志, 16(2): 116-120.

温素平, 温素梅. 2010. 简述EndNote在Word文档中的应用. 福建电脑, (1): 149.

熊俊, 陈日新. 2011. 系统评价/Meta分析方法学质量的评价工具AMSTAR. 中国循证医学杂志, 11(9): 1084-1089.

徐德忠. 2006. 循证医学入门. 临床科研方法与实例评价. 第2版. 西安: 第四军医大学出版社.

徐晓卫, 林观样, 袁拯忠, 等.2011. 康莱特联合化疗治疗非小细胞肺癌的系统评价. 中华中医药学刊, 32(4): 733-739.

严军英. 2007. 应用EndNote管理电子版医学全文文献. 医学信息, 20(4): 532-538.

杨克虎.2010 系统评价指导手册. 北京: 人民卫生出版社.

姚炜, 陈兰, 王德英.2007. 用Endnote组织参考文献目录的方法——以CJFD、唯普、万方中文期刊数据库为例. 中国索引, 5(4): 48-51.

曾宪涛, 黄伟, 田国祥. 2013. Meta分析系列之九: Meta分析的质量评价工具. 中国循证心血管医学杂志, 5(1): 3-5.

曾宪涛, 李胜, 雷晋, 等. 2013. Review Manager 5软件在诊断准确性试验的Meta分析中的应用. 湖北医药学院学报, 32(1): 6-16.

曾宪涛, 李胜, 马钻, 等.2012. Meta分析系列之八: Meta分析的报告规范. 中国循证心血管医学杂志, 4(6): 500-503.

张爱红. 2007. EndNote在科技论文写作中的应用. 甘肃科技, 23(8): 231-233.

张天嵩, 钟文昭. 2012. 实用循证医学方法学. 长沙: 中南大学出版社.

钟文昭, 吴一龙, 谷力加. 2003. Review Manager(RevMan)——临床医生通向Meta分析的桥梁. 循证医学, 3(4): 234-246.

钟燕. 2009. EndNote在文献管理和论文写作中的应用. 电脑知识与技术, 5(31): 8639-8641.

Drummond, et al. 1997. Methods for the economic evaluation of health care programmes. 2nd ed. Oxford: Oxford Medical Publications.

Rokni L, PourAhmad A, Rokni MB. 2010. A Comparative Analysis of Writing Scientific References Manually and by Using Endnote Bibliographic Software. Pakistan Journal of Medical Sciences, 26(1): 229-232.